KB120935

오늘도,
처음 뵙겠습니다

오늘도,
처음 뵙겠습니다

「マンガでわかる!認知症の人が見ている世界」(監修：遠藤英俊、著：川畑智、マンガ：浅田アーサー)
MANGA DE WAKARU! NINCHISHO NO HITO GA MITEIRU SEKAI

Supervised by Hidetoshi Endo
Original Japanese edition published by Bunkyosha Co., Ltd.,
Tokyo, Japan
Korean edition published by arrangement with Bunkyosha Co., Ltd.
through Japan Creative Agency Inc., Tokyo and Lee&Lee Foreign Rights Agency, Seoul

ISBN : 978-89-314-7237-0

독자님의 의견을 받습니다.
이 책을 구입한 독자님은 영진닷컴의 가장 중요한 비평가이자 조언가입니다. 저희 책의 장점과 문제점이 무엇인지, 어떤 책이 출판되기를 바라는지, 책을 더욱 알차게 꾸밀 수 있는 아이디어가 있으면 팩스나 이메일, 또는 우편으로 연락주시기 바랍니다. 의견을 주실 때에는 책 제목 및 독자님의 성함과 연락처(전화번호나 이메일)를 꼭 남겨주시기 바랍니다. 독자님의 의견에 대해 바로 답변을 드리고, 또 독자님의 의견을 다음 책에 충분히 반영하도록 늘 노력하겠습니다.

주　소 : (우)08507 서울특별시 금천구 가산디지털1로 128 STX-V타워 4층 401호 ㈜영진닷컴
이메일 : support@youngjin.com
※ 파본이나 잘못된 도서는 구입처에서 교환 및 환불해 드립니다.

STAFF
저자 가와바타 사토시 / 엔도 히데토시 | **감수** 김미령 | **역자** 김동희 | **총괄** 강상희 | **진행** 한지수
디자인·편집 김유진 | **영업** 박준용, 임용수, 김도현, 이윤철
마케팅 이승희, 김근주, 조민영, 김민지, 김진희, 이현아 | **제작** 황장협 | **인쇄** 제이엠

오늘도, 처음 뵙겠습니다

치매가 있는 사람의 세계로
들어가는 열쇠

1 치매가 있는 사람을
어떻게 대해야 할까?

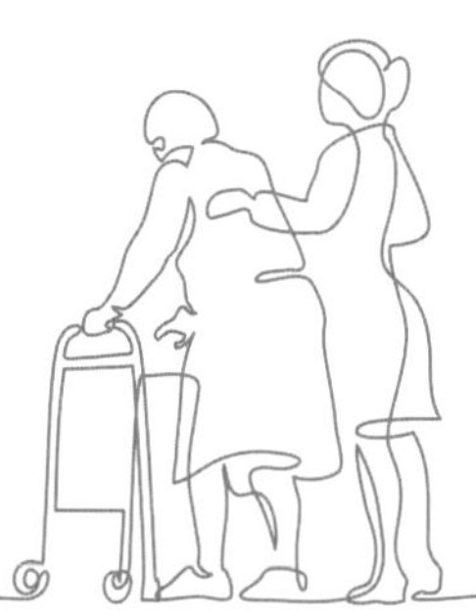

YoungJin.com Y.
영진닷컴

추천사

한국은 2025년이면 65세 이상 인구가 전체 인구의 20%를, 2050년이면 40%를 넘고, 노인인구 중 80세 이상이 차지하는 비율도 40%를 넘게 됩니다. 2022년 중앙치매센터의 연차 보고서에 의하면 치매 유병률은 60세 이상이 7.3%이며 이 중 80세 이상이 26.73%, 85세 이상이 36.66%로, 치매는 나이와도 상관관계가 높은 것으로 나타났습니다. 인구의 고령화와 더불어 치매 인구는 더 늘어날 전망입니다. 이러한 추세라면, 치매 당사자를 돌보는 가족과 요양보호사도 더욱 증가하게 될 것입니다.

치매가 있는 사람의 알 수 없는 언행은 일반인의 입장에서 받아들이기가 쉽지 않습니다. 그렇기 때문에 돌봄이 힘들어지는 경우가 많으며, 치매 당사자는 당사자대로 어려움을 겪는 것입니다.

이 책은 치매가 있는 사람들을 이해하기 쉽도록 만화를 통해 다양한 사례를 소개하고 있습니다. 치매에 대한 편견을 바로잡고, 독자들이 치매가 있는 사람의 심리나 상황을 이해하여 어떻게 대처해야 하는지를 '치매 당사자의 입장'에서 안내하고 있습니다. 치매가 있는 사람들의 심리나 행동을 알면, 그들의 입장을 잘 이해하고 살필 수 있으며, 동시에 치매 당사자도 안심시킬 수 있기에, 이 책이 치매에 대한 이해와 돌봄에 큰 도움이 될 것으로 생각됩니다.

1장에서의 치매가 있는 사람의 증상에 대한 '대응 포인트'나 2장의 사례에 대한 '포인트'는, 돌봄노동자나 가족들이, 당황스러울 수밖에 없는 치매 당사자의 돌발 행동에 효과적으로 대응할 수 있는 방법을 알려주고 있습니다. 그러므로 돌봄을 담당하는 가족이나 요양보호사들이 이 책을 본다면, 스트레스를 받지 않고 치매가 있는 사람을 돌볼 수 있을 것입니다. 《오늘도, 처음 뵙겠습니다》를 통해 치매가 있는 사람들을 잘 이해하고 돌봄으로써, 치매 당사자뿐 아니라 가족이나 돌봄 서비스를 담당하는 요양보호사의 삶의 질도 개선될 수 있기를, 기대해 봅니다.

김미령(대구대 명예교수, 골든에이지포럼 대표)

감수자의 말

치매는 누구에게나 친숙해질 것입니다

치매는 오랫동안 오해받고 편견의 대상이 되었던 질환입니다. 역사적으로 보면, 해당 질환을 '노망' '망령' 등으로 불렀던 시대에는 치매가 생긴 사람의 몸을 묶거나 가두기도 했습니다. 지금은 그런 면이 많이 개선되었지만 여전히 '치매에 걸리면 아무것도 모르게 된다' '치매에 걸리면 인생 끝이야'라고 생각하는 사람들이 적지 않습니다. '본인이야 아무것도 모르니 편하겠지. 괴로운 건 가족뿐'이라고 말하기도 하고요.

확실히 뇌기능이 떨어져 치매에 걸리면, 기억장애를 시작으로 이해력이나 판단력이 저하돼 여러모로 생활이 불편해집니다. **그러나 치매가 생겼다고 해서 아무것도 모르게 되는 건 아닙니다.** 적절한 도움을 받으면 병이 진행되어도 자립해서 생활할 수 있습니다.

최근 일본에는 치매 당사자 모임이 많이 생겨서, 치매에 걸린 사람이 강연이나 수기를 통해 자신의 심경이나 체험을 발표하고 있습니다[일본에서는 공공기관 통계에서나 치료 대상으로서 '치매환자'라는 표현을 쓰고, 치매가 있는 개인의 활동을 언급할 때는 치매환자 대신 '치매 당사자' 같은 표현을 쓰는 경우가 많다−옮긴이 주]. **그런 활동을 통해 치매가 있는 사람이 장래의 불안이나 고독, 주변의 몰이해로 인해 고통을 받으면서도 풍부한 감정을 지니고 있음을 알게 되었습니다.** 이런 치매 당사자분들의 메시지는 더없이 중요합니다.

일본의 치매 인구 장래 추계

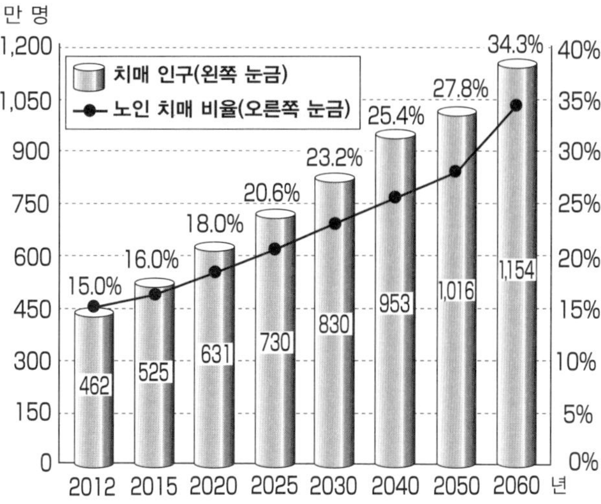

▲ 각 연령별 치매 유병률[전체 인구 중 치매가 있는 사람의 비율 – 옮긴이 주]이 상승 중인 장래 추계[장래의 인구를 추정 계산한 것. 중앙치매센터 자료에 의하면 우리나라 전국 65세 이상 노인 인구 추정 치매 유병률은 2023년 기준 10.51%이다– 옮긴이 주].

※ 〈일본 치매 노인 인구의 장래 추계에 관한 연구〉(2014년 일본 후생노동과학 연구비 보조금 특별 연구 사업, 규슈대학 니노미야 도시하루 교수)를 바탕으로 작성함.

현재 고령화와 함께 일본의 치매환자 수는 점점 증가하고 있습니다. 후생노동성[보건 · 복지 · 노동 · 연금 등을 담당하는 일본 행정 부서. 우리나라의 보건복지부와 고용노동부를 합친 것과 같은 기능을 수행한다–옮긴이 주] 발표에 따르면 그 수는 2025년에는 700만 명에 이르러, 65세 이상 노인 5명 중 1명에게 치매가 생깁니다. 이렇게 늘어나면 2050년에 치매환자 수는 1천만 명을 넘게 되지요[2023년 중앙치매센터 보고서에 의하면 우리나라는 2050년 310만 명을 넘을 것으로 추산한다–옮긴이 주].

치매는 누구에게나 친숙해질 것입니다. 이에 따라 일본 정부는 2019년

치매 대책 지침을 마련해 '치매시책추진 대강령'을 발표했습니다. 이 지침은 치매가 생겨도, 익숙한 지역에서 안심하고 살 수 있는 '공생'과, 치매의 발병과 진행을 늦추는 '예방', 두 가지를 중심으로 구성되어 있습니다. 치매가 있는 사람을 지원하는 '서포터'를 양성하고, 노인을 위한 '교류 센터(카요이노바)通いの場[노인을 비롯해 지역 주민이 주체가 되어 치매 예방, 노화 예방 등을 목적으로 교류하며 활동하는 장소 – 옮긴이 주]'를 설치합니다. 그 밖에도 병원 · 요양 시설 · 생활 지원 서비스 등을 긴밀히 연계해 치매가 있는 사람의 생활을 돕는 '지역 포괄지원센터(치매안심센터) 케어 시스템'을 구축하고 있습니다. 치매가 있어도 사회참여가 가능하고, 정든 지역에서 살 수 있는 구조를 만들고 있지요.

앞으로 우리가 살아갈 세상을 위해 의사나 전문직뿐 아니라 가족이나 지역사회 모두가 치매에 대한 바른 지식을 익히면 좋겠습니다. 불안이나 고독으로 괴로워하는 치매환자분들에게 필요할 때 손 내밀어 주는 사람이 있으면 얼마나 행복할까요. 가까운 사람이 버팀목이 되어주면 치매가 있는 사람도 희망과 존엄을 지닌 채 평생 행복하게 살 수 있습니다. 실제로 젊은 치매 당사자 중에는 지원을 받으며 생업을 계속하는 사람도 있습니다.

2017년에는 일본 치매 연구 1인자인 하세가와 가즈오 선생님이 치매 진단을 받으셨습니다. 하세가와 선생님은 치매 진단에 널리 사용되는 '하세가와식 간이 지능 평가 스케일' 개발자입니다. 저는 치매 전문의가 된 이후 선생님과 함께 학회를 운영하기도 하고, 공저자로 참여하기도 했습니다. 그렇기에 선생님의 치매는 제게 큰 충격이었지요. 하지만 치매가 생긴 후에도 선생님은 저서나 TV 방송을 통해 자신의 상태나 체험을 직접 본인의 언어로 알리고 계십니다. **이제 '치매가 생기면 인생 끝'이라는 생각은 옳지 않습니다.**

이 책은 치매 당사자와 함께 살아갈 수 있는 지역을 만들기 위해 앞장서는 리가쿠가의 대표이사이자 물리치료사인 가와바타 사토시 씨가 썼습니다. 저자는 물리치료사로서, 오랜 기간 요양 현장에서 치매가 있는 사람을 접하며 얻은 식견을 바탕으로 치매 당사자가 갖는 심리나 사고, 감각 등을 해설하고 있습니다. 이를 통해 우리는 치매가 있는 사람을 대하는 방법과 이들과 함께 살기 위해 필요한 지혜를 얻을 수 있을 것입니다.

이 책이, 치매가 있는 사람과 그 가족이 희망찬 미래를 만드는 데 도움이 되길 바랍니다.

엔도 히데토시(세이루카국제대학 임상 교수)

프롤로그 「여기는 무릎!」

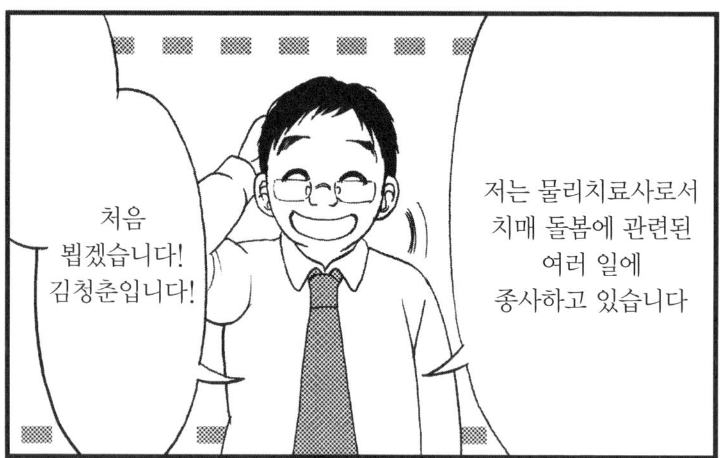

처음
뵙겠습니다!
김청춘입니다!
저는 물리치료사로서
치매 돌봄에 관련된
여러 일에
종사하고 있습니다

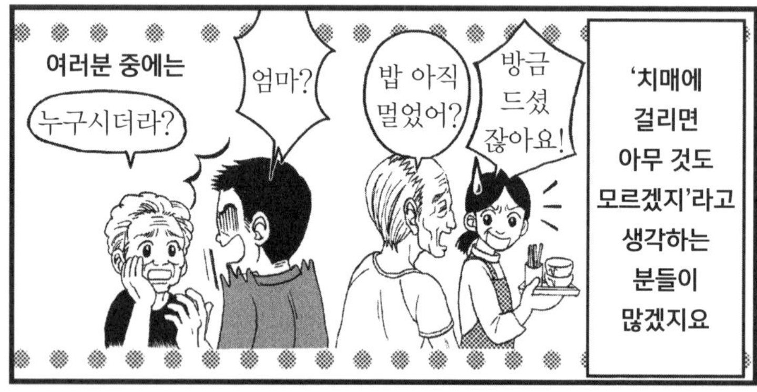

'치매에
걸리면
아무 것도
모르겠지'라고
생각하는
분들이
많겠지요
방금
드셨
잖아요!
밥 아직
멀었어?
엄마?
여러분 중에는
누구시더라?

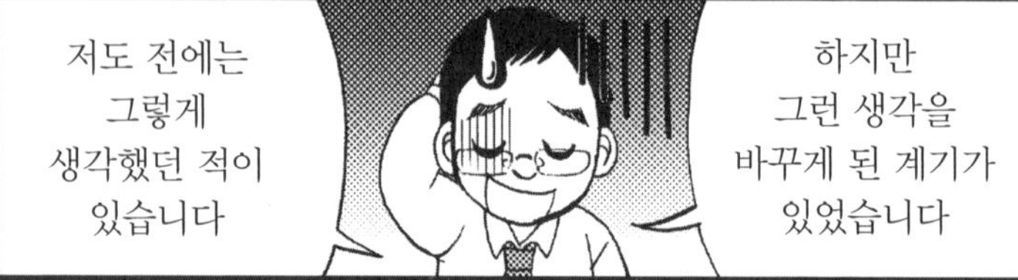

하지만
그런 생각을
바꾸게 된 계기가
있었습니다
저도 전에는
그렇게
생각했던 적이
있습니다

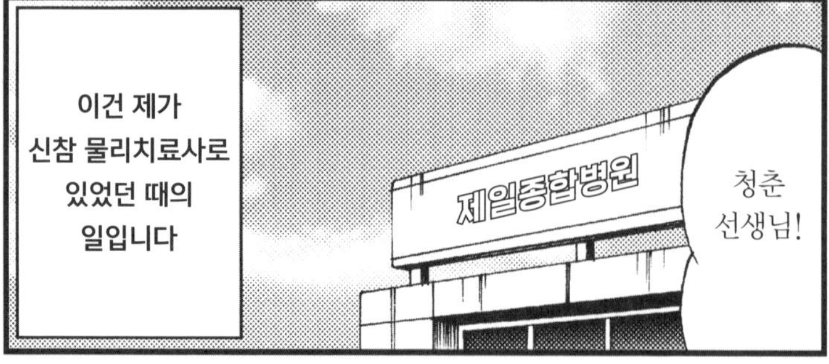

청춘
선생님!
제일종합병원
이건 제가
신참 물리치료사로
있었던 때의
일입니다

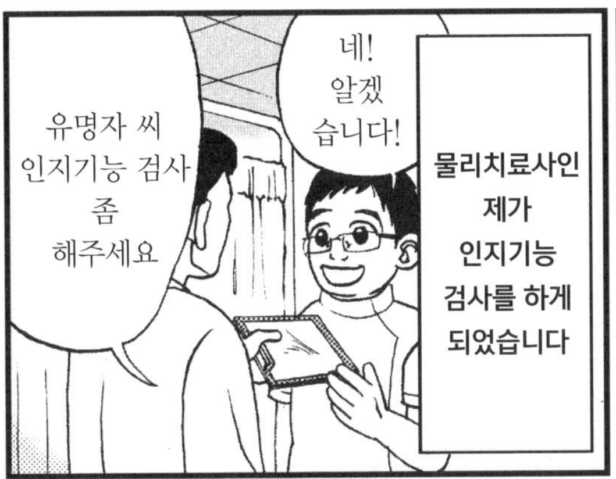
유명자 씨 인지기능 검사 좀 해주세요
네! 알겠습니다!
물리치료사인 제가 인지기능 검사를 하게 되었습니다

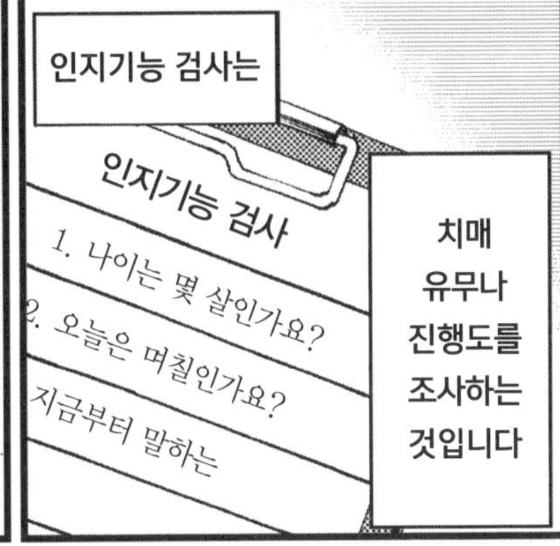
인지기능 검사는
인지기능 검사
1. 나이는 몇 살인가요?
2. 오늘은 며칠인가요?
지금부터 말하는
치매 유무나 진행도를 조사하는 것입니다

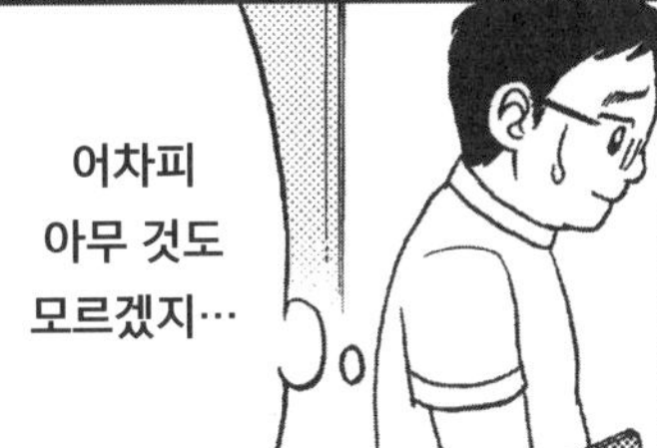
어차피 아무 것도 모르겠지…

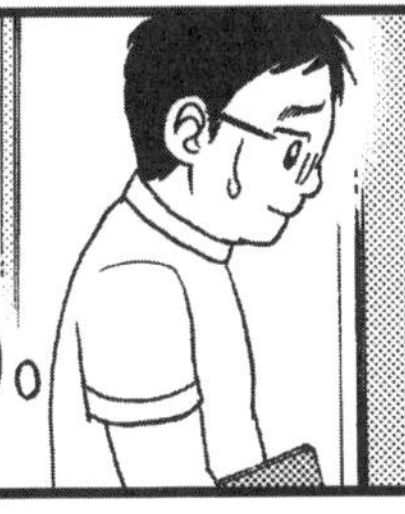
당시 저는 '치매에 걸리면 아무 것도 모르겠지'
그렇게 생각했습니다
분명 오늘 볼 환자도 똑같을 거라고 말이지요

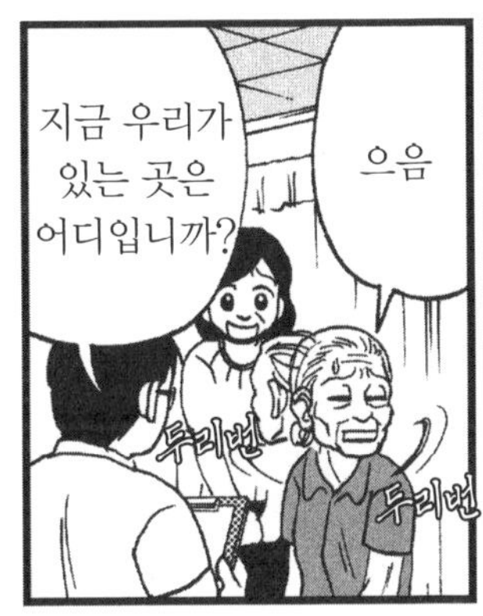
지금 우리가 있는 곳은 어디입니까?
으음
두리번
두리번

계속 이런 상태야 통 진도가 안 나가네 증상이 좀 심하신 것 같다
지금 있는 곳은 어디입니까?

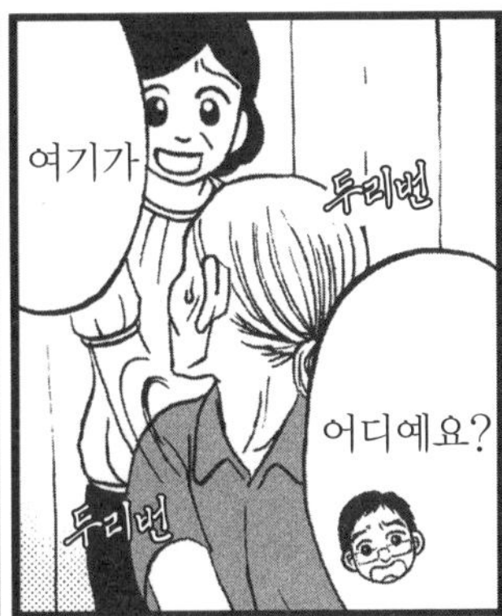
여기가
두리번
어디예요?
두리번

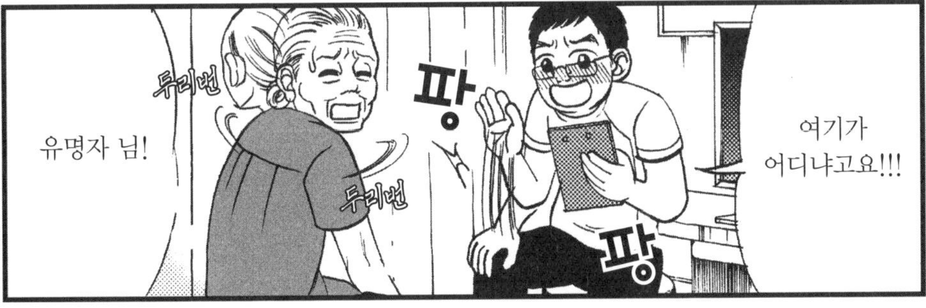
두리번
유명자 님!
두리번
팡
팡
여기가 어디냐고요!!!

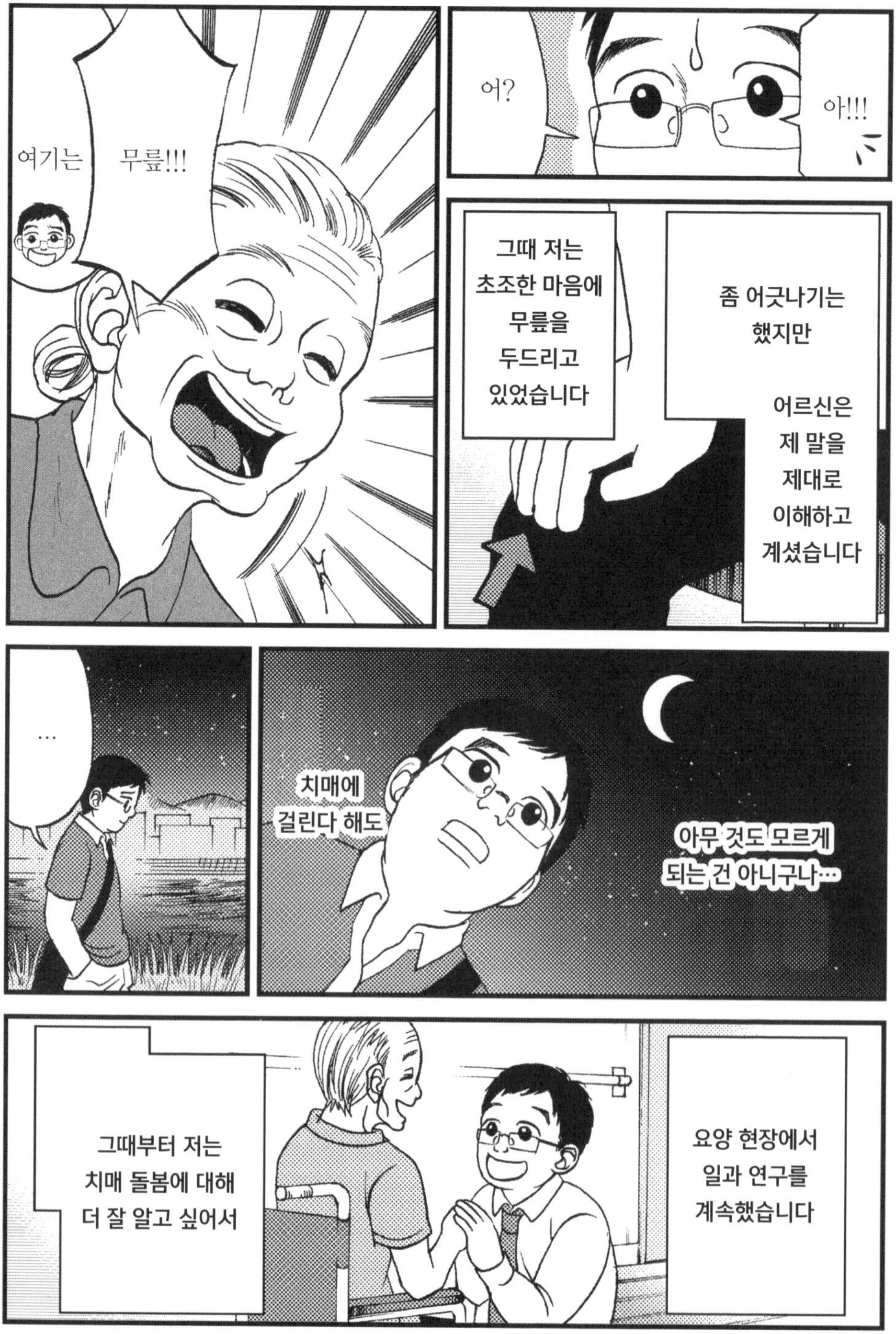

여기는 무릎!!!

어?

아!!!

그때 저는 초조한 마음에 무릎을 두드리고 있었습니다

좀 어긋나기는 했지만

어르신은 제 말을 제대로 이해하고 계셨습니다

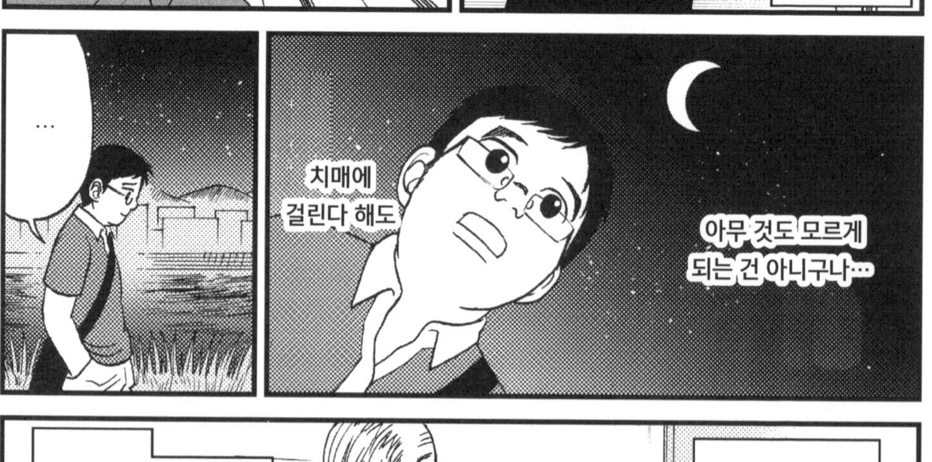

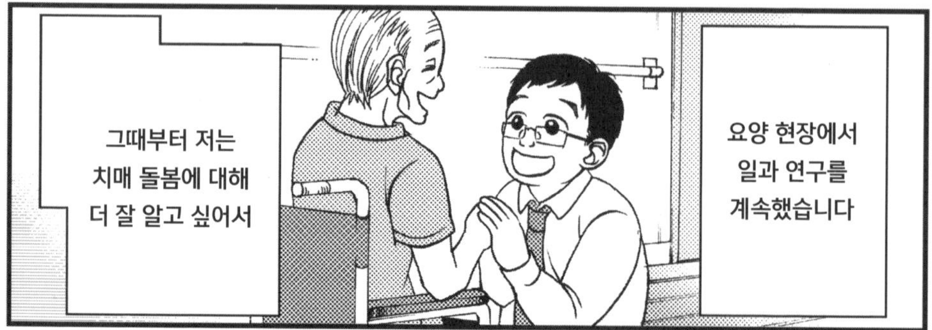

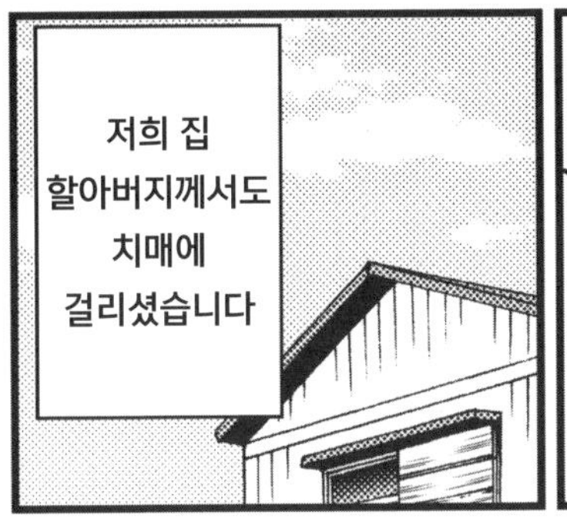
저희 집
할아버지께서도
치매에
걸리셨습니다

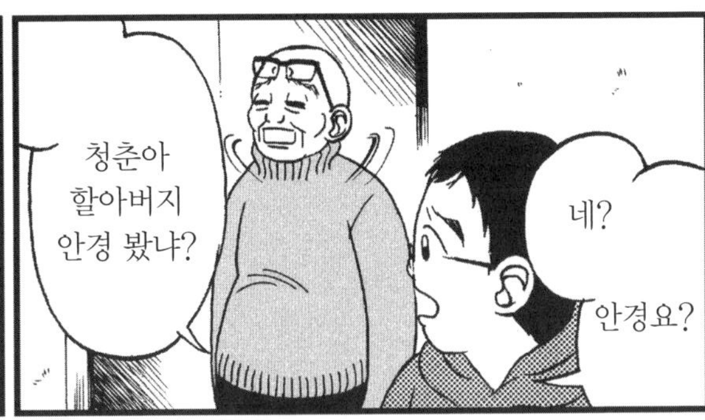
청춘아
할아버지
안경 봤냐?
네?
안경요?

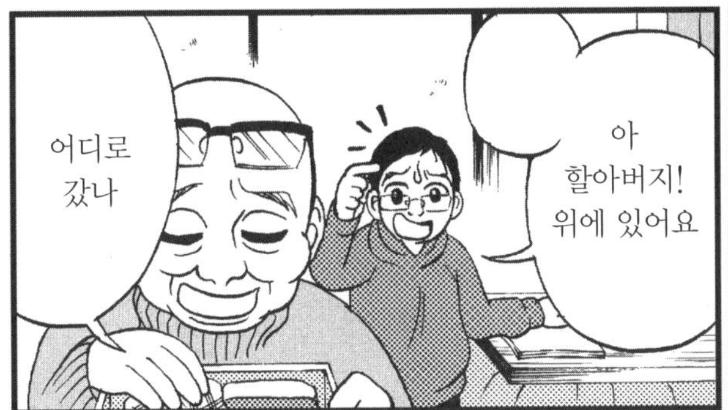
어디로
갔나
아
할아버지!
위에 있어요

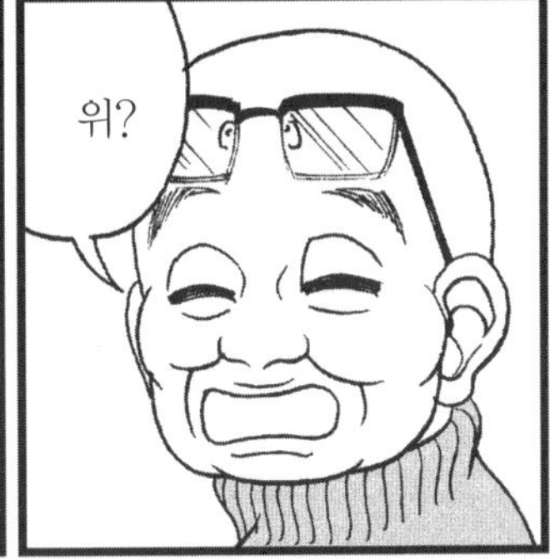
위?

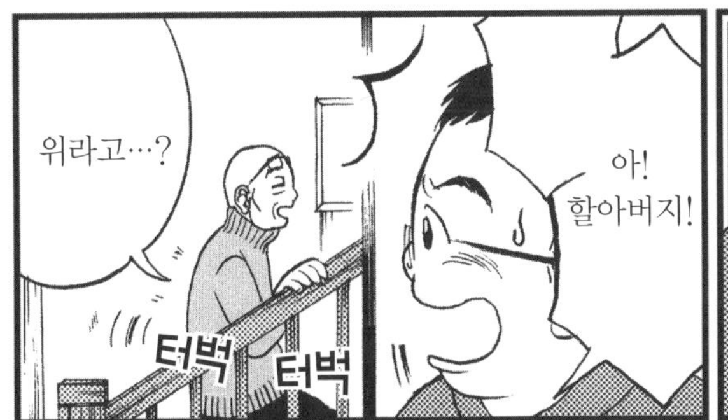
위라고…?
터벅
터벅
아!
할아버지!

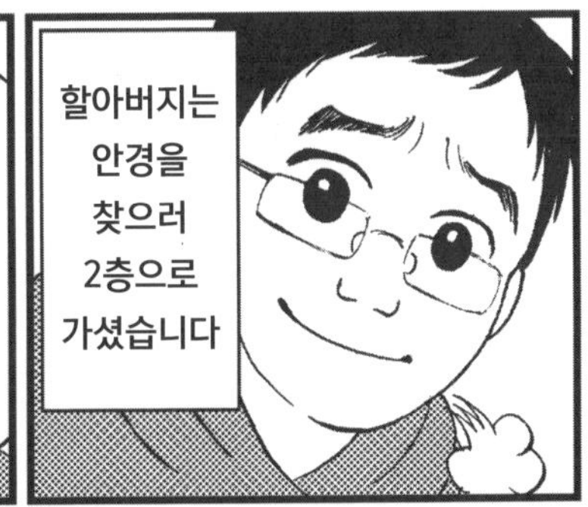
할아버지는
안경을
찾으러
2층으로
가셨습니다

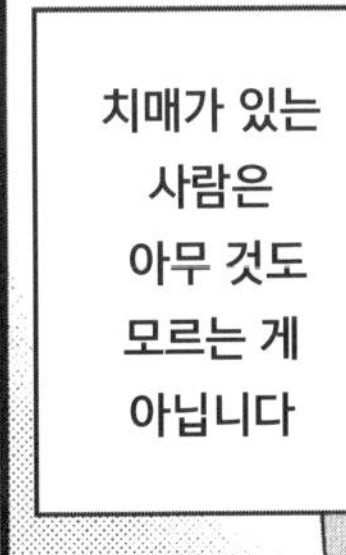
치매가 있는
사람은
아무 것도
모르는 게
아닙니다

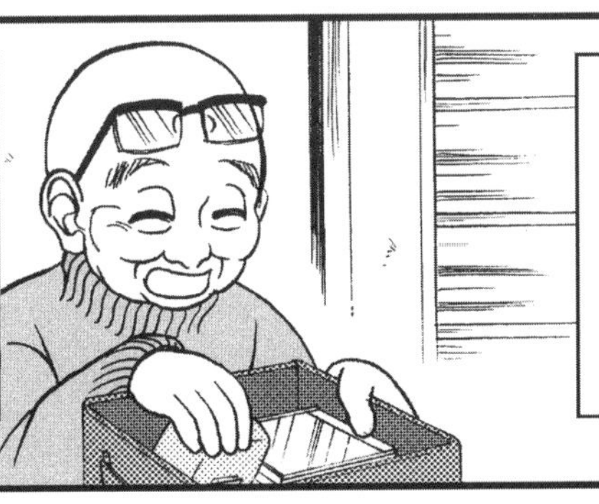
치매가 있는 사람이
보는 세계와
치매가 없는 사람이
보는 세계가 약간
어긋나 있을 뿐이지요

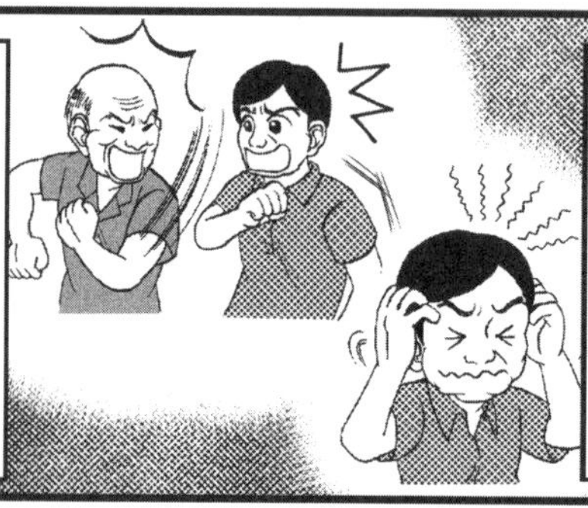
치매 돌봄 현장에서
치매 특유의 이해할 수 없는
증상에 어떻게 대응해야
할지 몰라, 초조해하며
심각하게 고민하는 사람들이
적지 않습니다
하지만
이해할 수 없는
증상 하나하나에도
각각의
이유가 있습니다

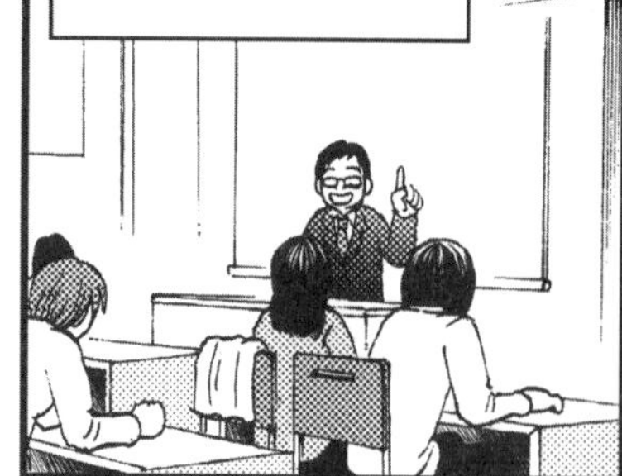
저는 그 수수께끼 같은
증상 이면의 심리를
이해하는 돌봄을
널리 전파하고 있습니다

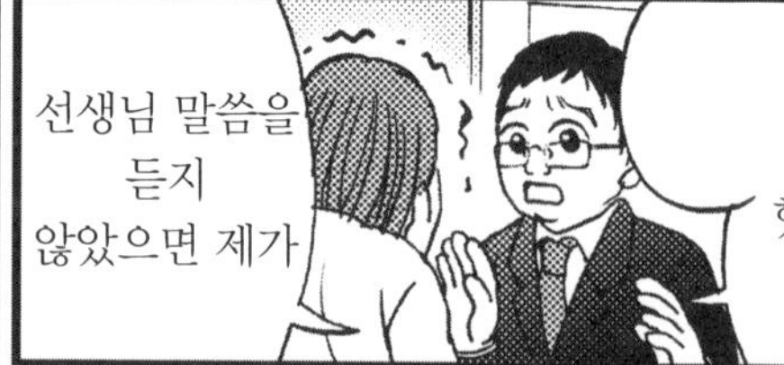
선생님 말씀을
듣지
않았으면 제가
엄마를
다치게
했을지도
몰라요

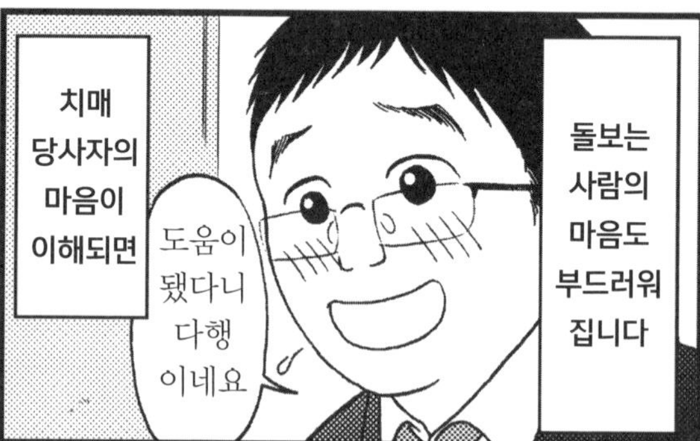
도움이
됐다니
다행
이네요
치매
당사자의
마음이
이해되면
돌보는
사람의
마음도
부드러워
집니다

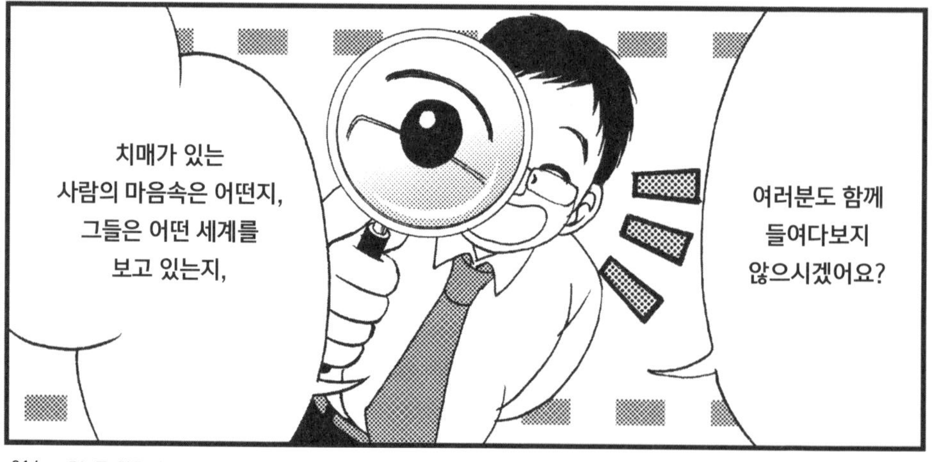
치매가 있는
사람의 마음속은 어떤지,
그들은 어떤 세계를
보고 있는지,
여러분도 함께
들여다보지
않으시겠어요?

치매에 걸리면 밥을 다 먹자마자 “밥 아직 멀었어?”라고 하거나, 한여름에 코트를 껴입거나, 사소한 일로 벌컥 화를 내고, 집에 있는데 “집에 갈래”라고 하는 등 얼핏 이해할 수 없는 말과 행동을 합니다. 내 소중한 가족(부모)이 이런 말과 행동을 하면 초조해지거나 비탄에 잠기는 것도 무리는 아니지요. 치매가 있는 분을 돌보다 보면 당사자가 무슨 생각을 하는지 알 수가 없으니 고민하게 되고, 미움으로 속이 점점 곪기도 하고, 학대 같은 가슴 아픈 사건이 일어나기도 합니다.

하지만 치매가 있는 사람은 이유 없이 수수께끼 같은 말이나 행동을 하는 게 아닙니다. 오히려 치매 당사자는 현명하게 생각하고 있습니다. 그 속마음을 알면 이해할 수 없던 말과 행동에도 나름의 이유나 의미가 있다는 것을 알게 돼 돌보는 입장에서의 부담감도 줄어들게 됩니다. 치매가 있는 사람이 사랑스럽게도 보이며 상냥하게 대할 수 있게 되지요.

이 책에서는 치매가 있는 사람이 보는 세계나, 제가 경험한 적절한 돌봄 사례를 만화 형식으로 소개합니다.

치매가 있는 사람의 마음은 어떻게 되어 있을까요?

치매가 없는 우리가, 치매가 있는 사람이 보는 세계를 함께 보게 된다면, 치매 당사자의 불안감을 덜어주고, 더 높은 수준의 돌봄도 가능해지지 않을까 싶습니다.

가와바타 사토시(주식회사 리가쿠 대표이사, 물리치료사)

차례

일러두기

- 이 책은 국립국어원의 원칙을 따르되 만화 속의 대사는 특정 상황의 감정 표현을 위해 문장부호 등을 자유롭게 사용하였으며, 전문 분야에서 통용되는 용어는 한 단어로 표기하였습니다.
- 이 책의 설정은 원서를 따랐으나 만화는 우리나라의 역사적 배경과 사회적 환경을 고려하여 국내 정서에 맞게 수정하였으며, 만화 속 저자 '가와바타 사토시' 선생님은 '김청춘'으로 이름을 변경하였습니다.
- 볼드로 표시된 문장은 원서의 표기를 따랐습니다.
- 원서의 주석 표기는 [ ]로 하였으며 옮긴이 주석을 추가하였습니다.

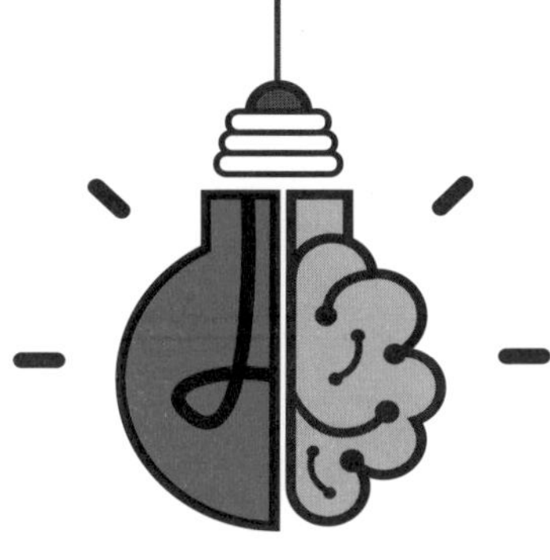

제 1 장

치매의 세계를 들여다보자

치매가 있는 사람이 보는 세계를 알면, 아는 만큼 잘 돌볼 수 있습니다

저는 지금까지 물리치료사로서, 수많은 치매 당사자를 만나왔습니다. 그들을 오랜 시간 지켜보며 심리 상태를 연구해 왔고, 그 결과 저는 새로운 사실을 알게 되었습니다. 그것은 바로, 치매가 있는 사람이 보는 세계와 치매가 없는 사람이 보는 세계가 다소 어긋나 있다는 것이었습니다.

예를 들어, 치매가 있는 80~90대분들에게 나이를 여쭤보면 40대 혹은 그보다 어리게 답하기도 합니다. 지금 본인이 있는 장소·날짜·시간을 파악하기 어려워지는 '지남력指南力[시간과 장소, 상황이나 환경 따위를 올바로 인식하는 능력. 보통 시간 및 장소에 대한 지남력과 자신 및 주위 사람에 대한 지남력으로 구분한다-옮긴이 주]장애' 때문에 진짜 나이를 말할 수 없는 것이지요.

그래서 1장에서는 치매로 인한 생활 속 다양한 어려움에 대해 살펴봅니다. 그 어려움의 원인이 되는, '치매가 있는 사람이 보는 세계'와 '가족이나 요양보호사[치매나 노인성 질환자의 활동을 지원하는 전문가. 소정의 교육과정을 이수하고 국가시험에 합격한 뒤 자격을 취득한 사람을 말한다-옮긴이 주]가 보는 세계'의 차이를 만화로 알기 쉽게 소개합니다. 또 에피소드 뒤에는 각각의 증상에 대해 자세히 설명합니다.

《오늘도, 처음 뵙겠습니다》를 읽으면, 치매가 있는 사람은 매사에 당황스러워하고 불안해하며 고독하지만, 또 그만큼 열심히 살고 있음도 알게 될 겁니다. 치매가 있는 사람의 심리를 알면, 아는 만큼 그들을 잘 돌볼 수 있게 되지요.

치매 돌봄에서는 무엇보다 당사자를 안심시키는 것이 가장 중요합니다. 당사자가 뭘 생각하고 뭘 원하는지 상상할 수 있으면, 어떻게 대해야 당사자의 마음이 편해질지도 알 수 있습니다. 치매가 있는 사람을 안심시키는 데 성공하면 배회나 폭언, 돌봄을 거부하는 행동·심리증상(BPSD Behavioral and Psychological Symptoms in Dementia[치매의 행동 및 심리적 증상. 치매로 인해 발생하는 다양한 이상행동과 비인지적 증상을 포괄한다-옮긴이 주])이 완화되어 가족이나 요양보호사의 부담도 줄어듭니다. 즉, 치매가 있는 사람과 없는 사람 모두에게 도움이 되지요.

다만 치매의 세계는 본인의 심리 상황과 성격, 어떻게 살아왔는지에 대한 생활 이력 등이 복합적으로 연결되어 있습니다. 그 때문에 증상이 비슷하게 보여도 어떻게 대응하는 게 적절한지는 사람마다 다르므로, 정답이 없습니다. 그러니 이 책에서 힌트를 얻어, 치매가 있는 사람의 모습을 주의 깊게 관찰하고, 이야기를 들어보시길 바랍니다. 그리고 어떻게 대하면 안심시킬 수 있을지 융통성 있게 생각해 봅시다.

등장인물

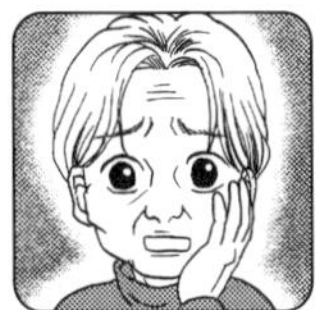

유인자 씨 78세
증상 1, 5, 6 등장

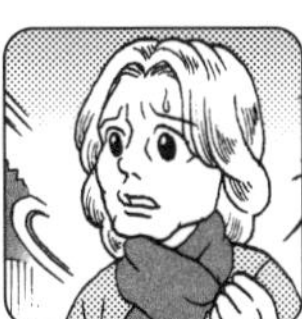

권영희 씨 80세
증상 3, 4, 8 등장

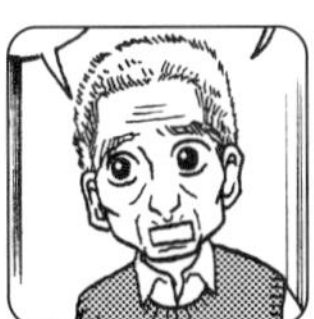

최병인 씨 82세
증상 2, 7 등장

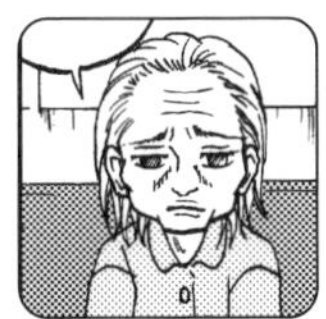

이순복 씨 85세
증상 9, 10 등장

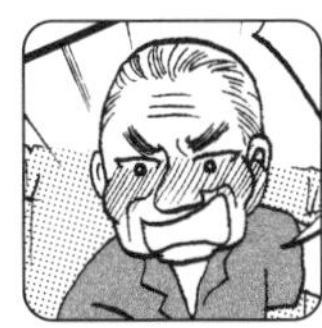

유훈동 씨 81세
증상 11, 12 등장

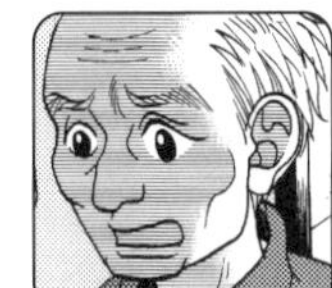

오장수 씨 79세
증상 13 등장

증상1

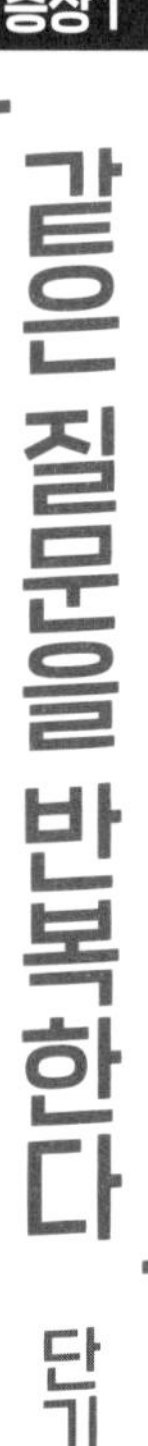

가족이나 요양보호사가 보는 세계

수희 씨
주간보호센터*
가는 날이
언제지?

모레요

* 치매 등 노인성질환으로 장기요양등급을 받은 대상자를 일정 시간 동안 보호하고 학습·여가 프로그램을 제공한다-옮긴이 주.

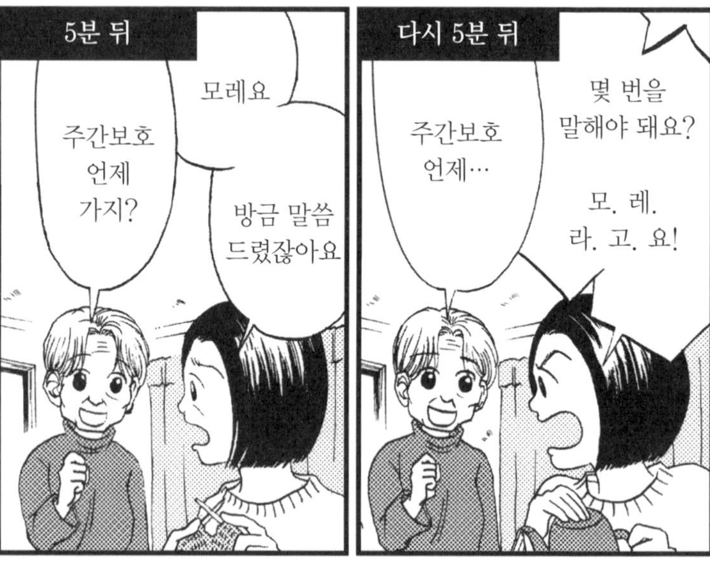

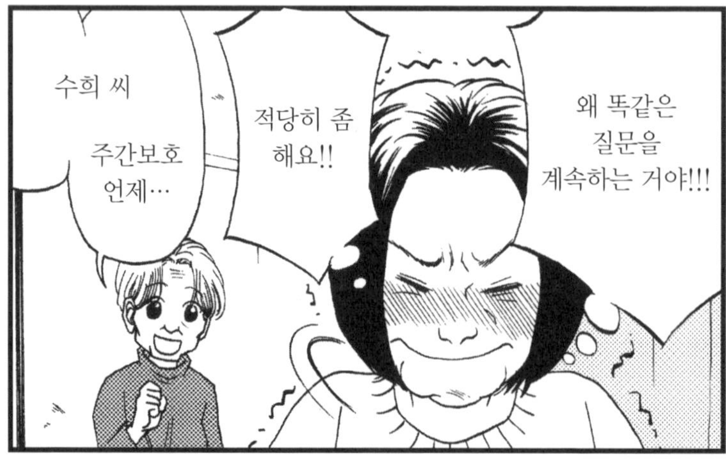

치매가 있는 사람이 보는 세계

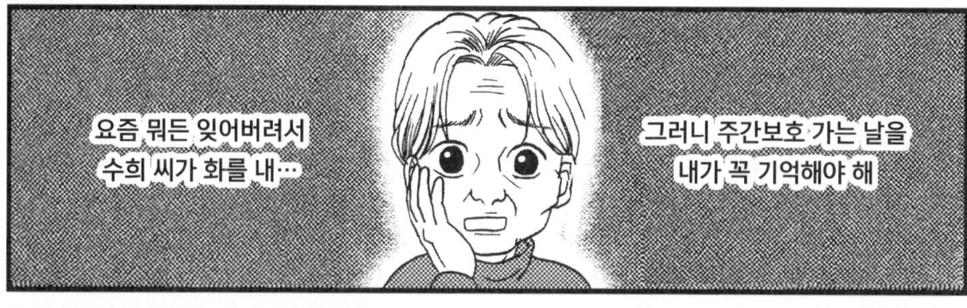

어라?

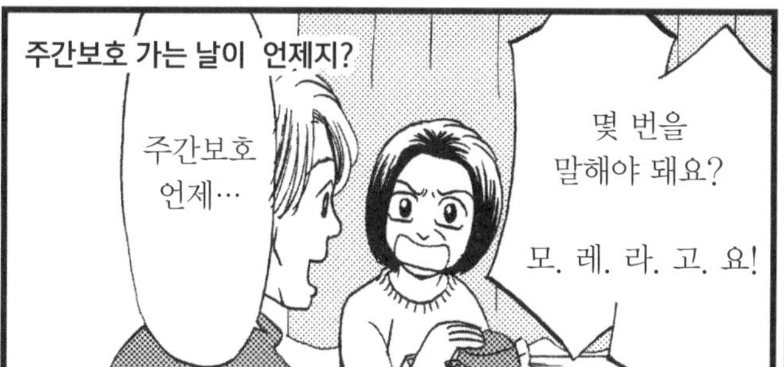

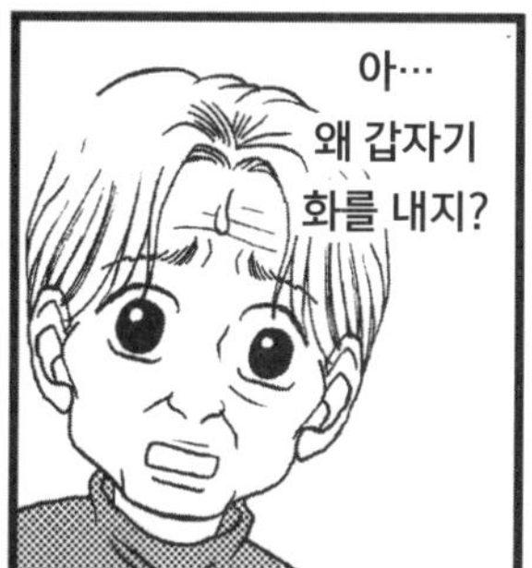

어라?

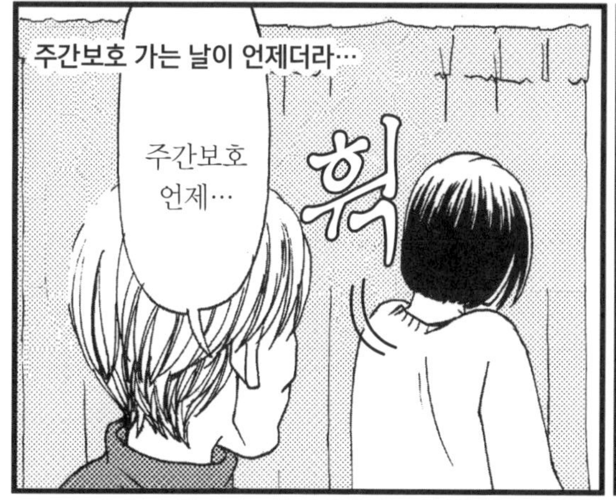

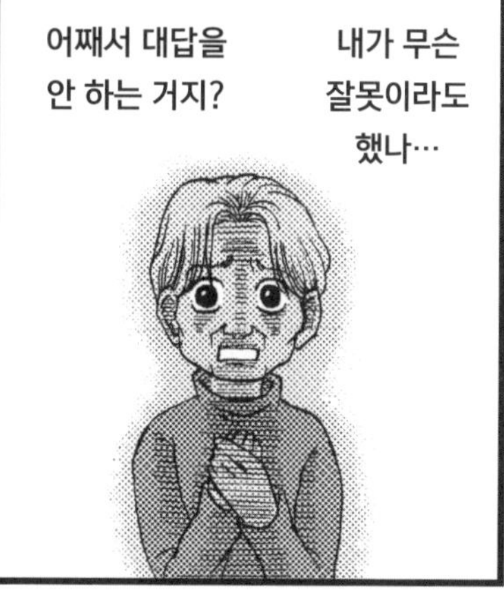

치매가 있는 사람은 늘 「기억하자」 「잊지 말자」고 애쓰고 있습니다

치매 중에서 가장 흔한 게 '알츠하이머'입니다. 알츠하이머치매는 뇌의 '해마海馬'라는 영역이 위축되면서 생기는 증상입니다. 해마는 뇌에 들어온 정보를 일시적으로 보관하고 필요한 정보를 취사선택하는 부위인데, 이 해마가 위축되면 단기 기억력이 저하돼, 건망증이 늘고 학습이 어려워지는 것이지요.

단기기억에 장애가 생기면, 같은 행동을 반복하거나, 같은 것을 계속 묻는 일이 많아집니다. 본인은 잘 기억이 나지 않고 곧장 잊어버리곤 하니, '그걸 꼭 물어봐야겠다' '그 말을 했던가?' 하고 불안해합니다. 그래서 가족이나 요양보호사에게 자주 확인하려 하고, 잊어버리지 않기 위해 수시로 메모를 해두니, 메모장이 사전처럼 두꺼워지기도 하지요.

어떻게 보면, **같은 이야기를 반복하는 건 단기기억 장애 때문이 아닙니다. '제대로 기억하고 싶다' '주위에 폐를 끼치고 싶지 않다'는 마음가짐이 그렇게 나타나는 겁니다.** 치매가 있는 사람은 우리들 이상으로 '기억'하려는 노력을 하고 있습니다. 잊어버리는 게 불안해서 늘 '꼭 기억해야지' 의식하고 있는 것이지요. 굳이 필요하지 않은 정보까지 기억하려다 보니 과부하가 걸린 경우도 적지 않습니다.

돌보는 사람이 마음에 여유가 없으면 앞의 사례와 같이 "몇 번을 말해야 해요?" "아까 말했잖아요"라는 식으로 대응할 때가 많습니다. 치매가 없으면 크게 의식하지 않아도 필요한 정보를 기억할 수 있지요. 잊어버렸다가도 지적을 받으면 다시 생각이 나고요. 그러니 치매를 겪는 사람의 어려움을 잘 모를 수밖에 없습니다.

치매가 있는 사람은 단기기억 장애 때문에 늘 불안해합니다. 그렇기 때문에 그 불안을 먼저 이해하고 다가서야 한다는 걸 잊지 마세요. 이미 한 이야기라도 다시 정중하게 말해주세요. 그러면 치매가 있는 사람이 안심할 수 있습니다. **계속 같은 질문을 하면 "제가 기억해 둘 테니 염려 마세요"라고 말해주는 등 심리적으로 안정감을 취할 수 있는 표현을 찾아보는 것이 좋습니다.**

대응 포인트

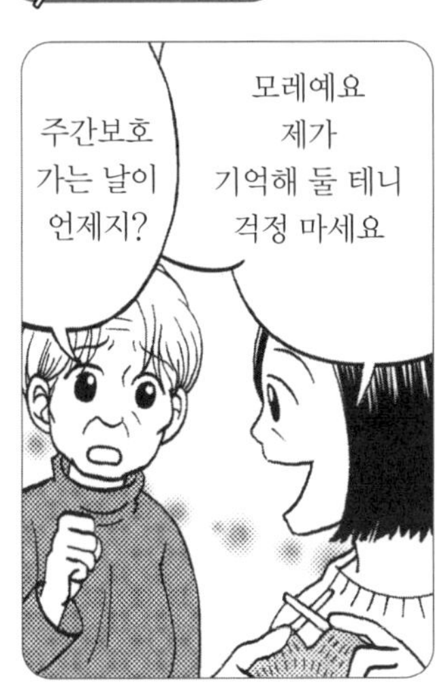

- 같은 걸 여러 번 물을 때는 표현 방식을 바꿔서 설명하는 것이 도움이 된다.
- '기억하고 싶다'는 기분을 존중해서 처음 이야기하는 것처럼 설명하자.
- "제가 기억해 둘 테니 염려 마세요"라고 하면 안심하기도 한다.

증상 2

「어디에 있는지 모르겠어」

시간과 장소에 대한 지남력 장애

가족이나 요양보호사가 보는 세계

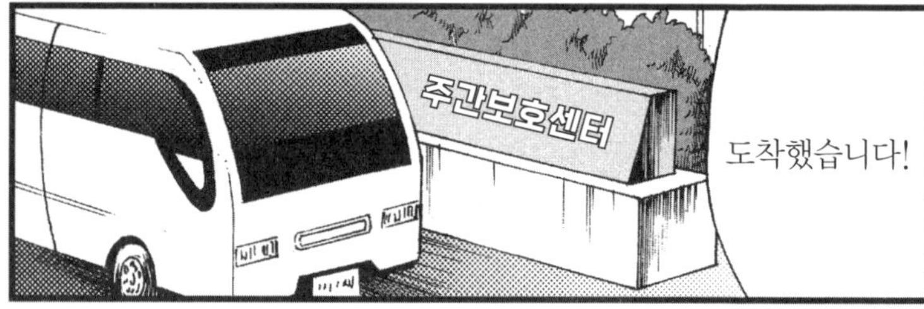

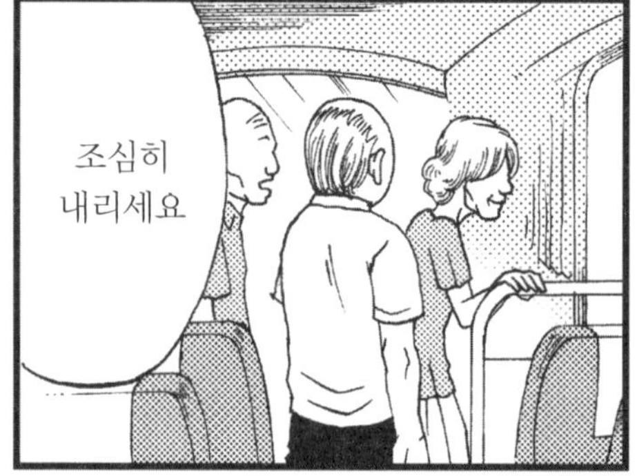

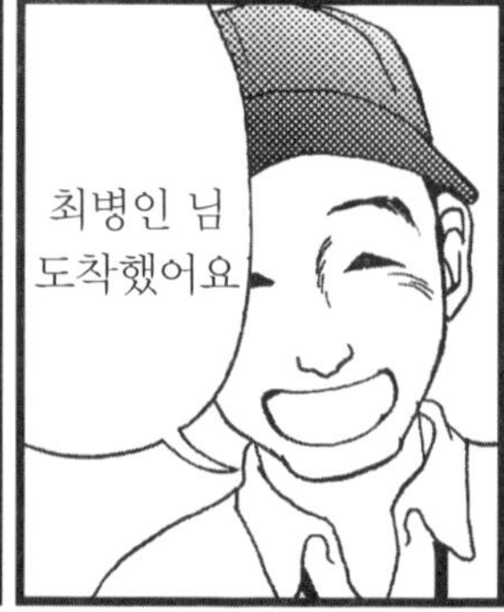

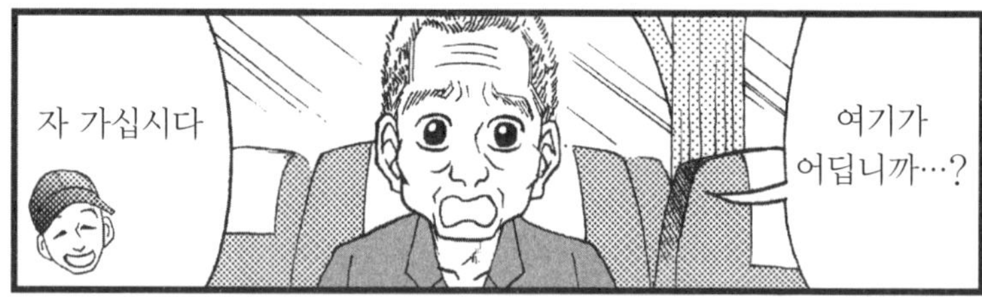

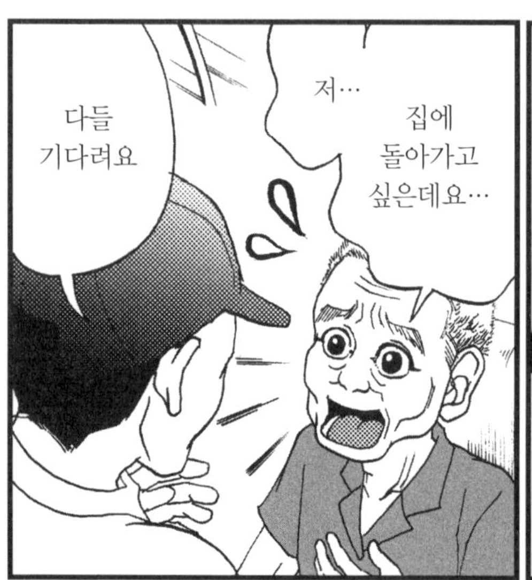

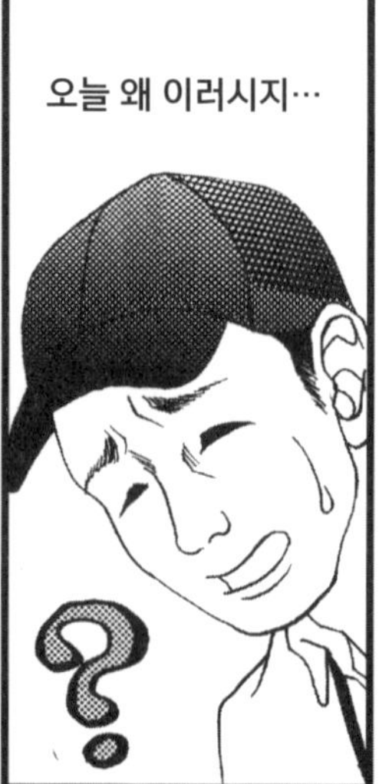

치매가 있는 사람이 보는 세계

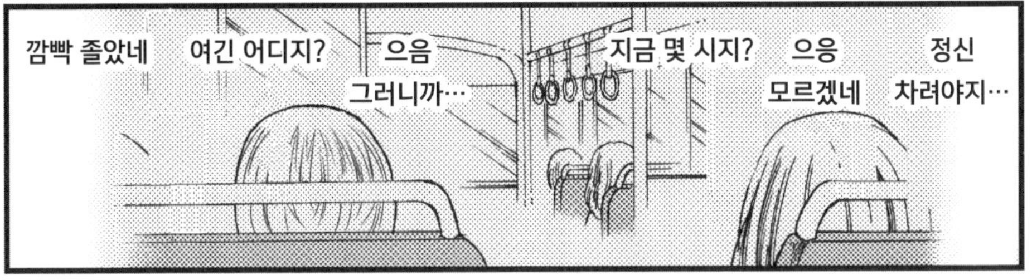

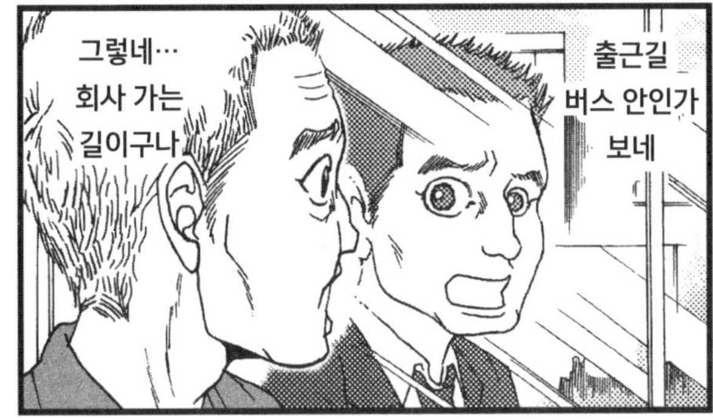

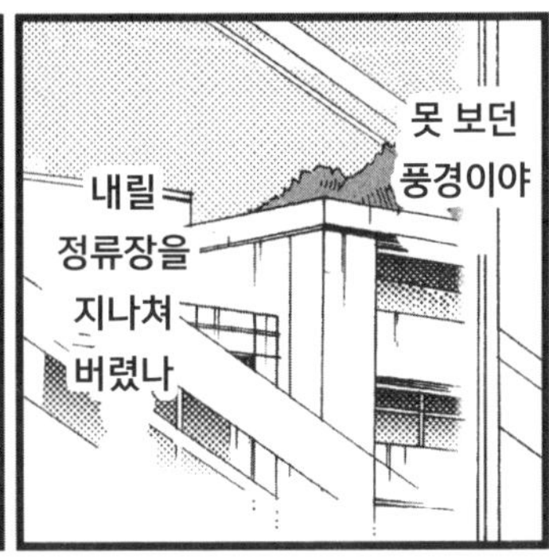

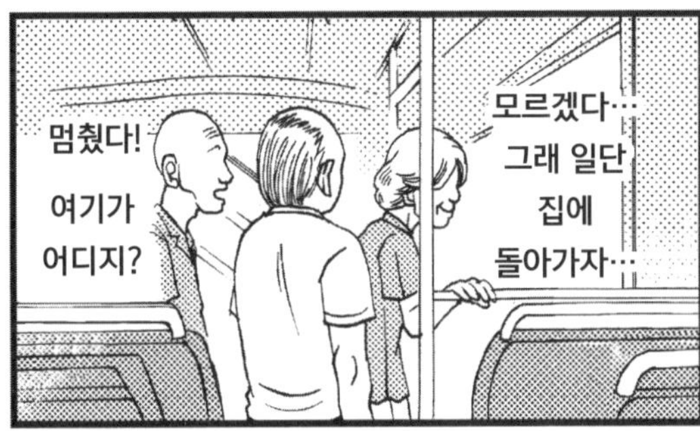

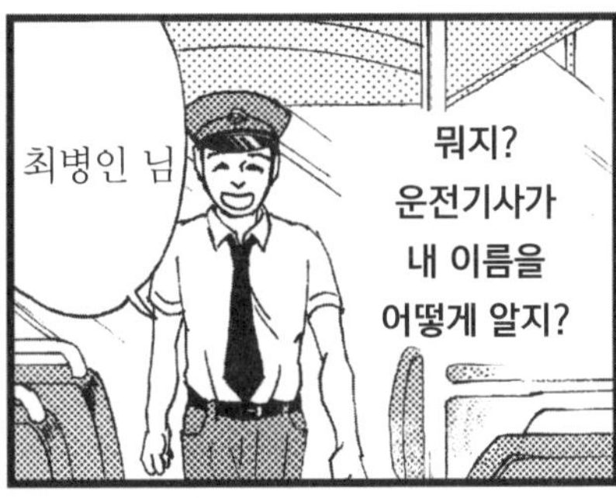

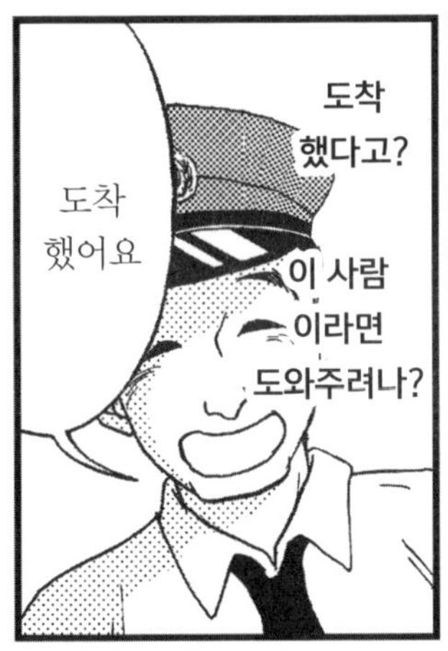

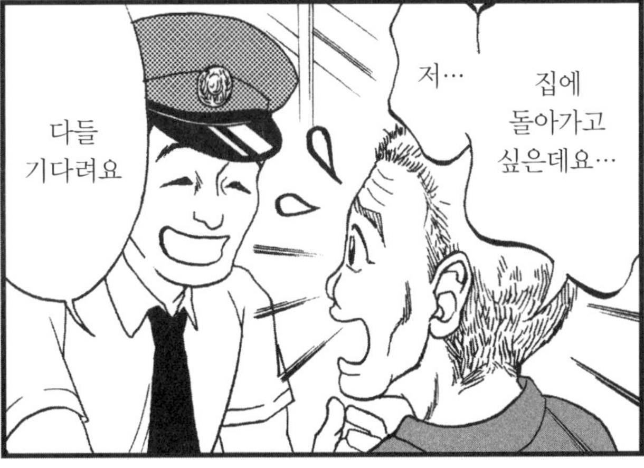

치매가 있는 사람의 기억은 자신이 확실히 아는 시대나 좋았던 장소·시간으로 되돌아갑니다

지남력장애는 사람·시간·장소를 제대로 인식하지 못하는 것입니다. 지금이 '언제'인지, 앞에 있는 사람이 '누구'인지, 여기가 '어디'인지 인식하기가 힘들어 매우 두렵고 불안해지지요. 우리는 나 자신이 지금 어디에 있는지, 오늘이 몇 년 몇 월 며칠인지를 쉽게 인식하며 살아갑니다. 스마트폰에, 위치 정보를 인식하는 GPS와 시계 기능이 있는 것처럼, 우리 뇌에도 똑같은 기능이 있습니다. 그러나 치매에 걸리면 그 기능이 떨어져 자신이 어디에 있는지 모르게 됩니다. 자신이 실제 나이보다 젊다고 생각하고, 과거의 세계로 돌아가기 때문이지요. **남성은 한창 일할 나이인 30~40대로 돌아가는 경우가 많은데, 치매에 따른 불안을 해소하기 위해 자신이 확실히 아는 시대나 활기 넘치고 좋았던 옛 시절로 돌아가는 게 아닐까 추측합니다.**

만화 속 노인의 기억은 버스로 통근을 하던 현역 시절로 돌아가, 주간보호센터 버스를 통근 버스로 인식하게 되었어요. 실제로는 주간보호센터 운전기사가 버스에 타고 내리는 것을 도와주고 있지만, 본인의 세계에서는 갑자기 통근 버스 운전기사가 말을 거는 상황이 된 겁니다. 그러니 운전기사가 "버스에서 내립시다"라며 손을 내밀면 혼란스럽고 불안하지요.

여러분도 어느 날 눈을 떴는데 자신이 어디에 있는지 알 수 없다면 불안하고 혼란스러울 겁니다. 치매가 있는 분이 두리번거리며 초조해할 때

상냥하게 다가가 "여기는 주간보호센터예요"라고 설명하면 제대로 인식하기도 합니다. 중요한 것은, 안심할 수 있게 웃는 얼굴로, 당사자의 상태를 잘 확인하며 이야기를 듣는 것입니다. 그러면 당사자가 자신이 어디에 있는지, 어느 시절에 와 있는지 상상할 수 있습니다. 바로 그 세계로 다가가 치매의 세계와 현재의 간극을 좁히는 것이 중요합니다.

대응 포인트

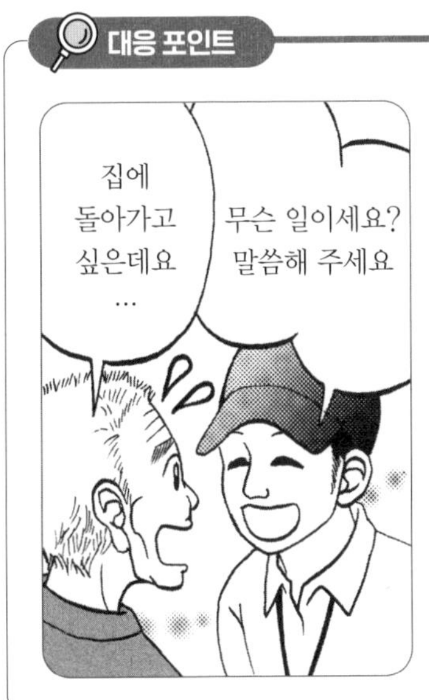

- ▶ 우선 안심시켜 주기 위해 웃는 얼굴로 이야기를 듣는다.
- ▶ 당사자의 모습을 잘 보고, 지금 그가 어느 장소나 시간대에 있는지 상상해 보자.
- ▶ 치매의 세계와 현재의 간극을 좁혀 보자.

증상 3

「이 사람, 누구더라?」

사람에 대한 지남력장애

가족이나 요양보호사가 보는 세계

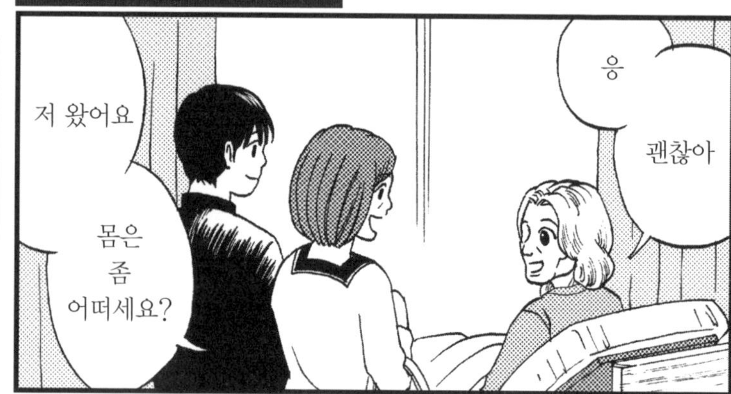

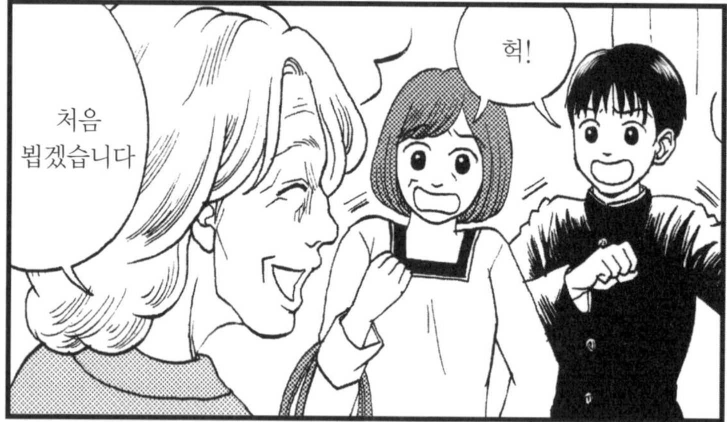

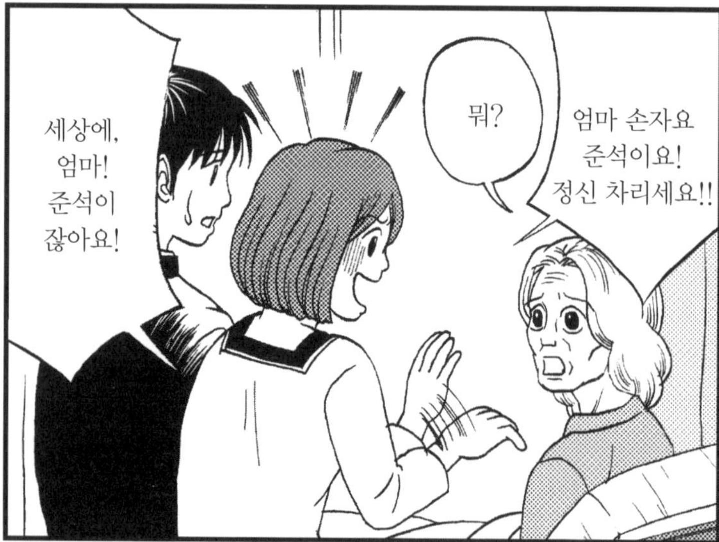

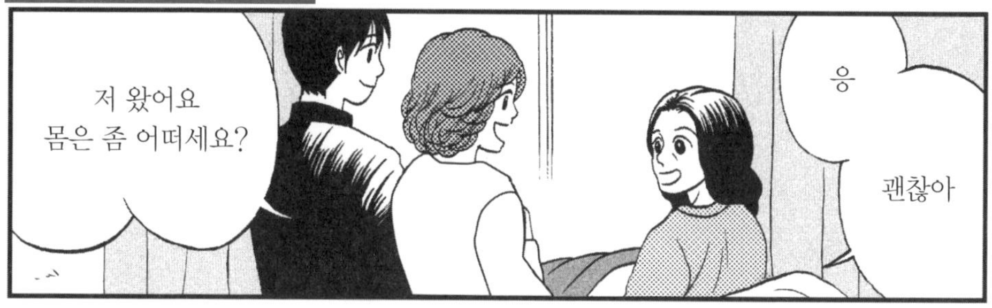
저 왔어요
몸은 좀 어떠세요?
응
괜찮아

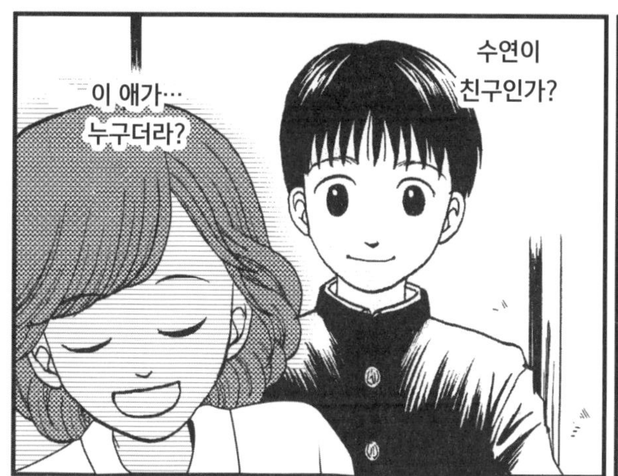
수연이
친구인가?
이 애가…
누구더라?

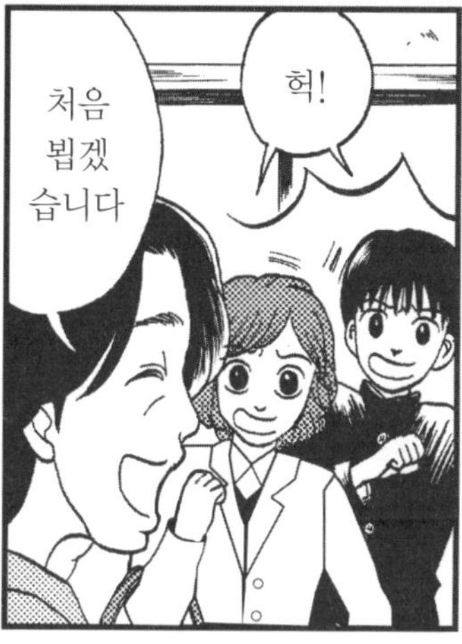
헉!
처음
뵙겠
습니다

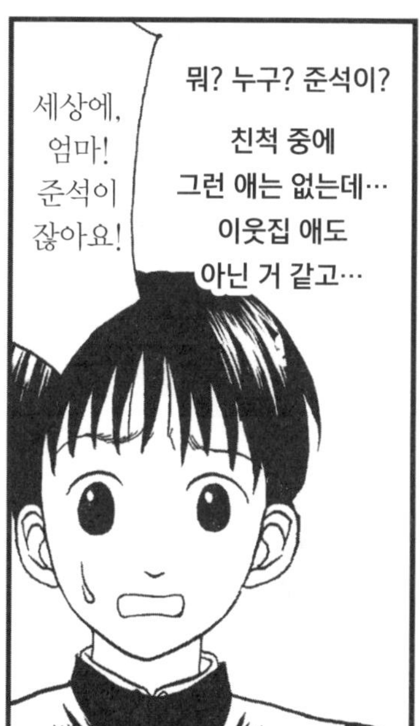
뭐? 누구? 준석이?
친척 중에
그런 애는 없는데…
이웃집 애도
아닌 거 같고…
세상에,
엄마!
준석이
잖아요!

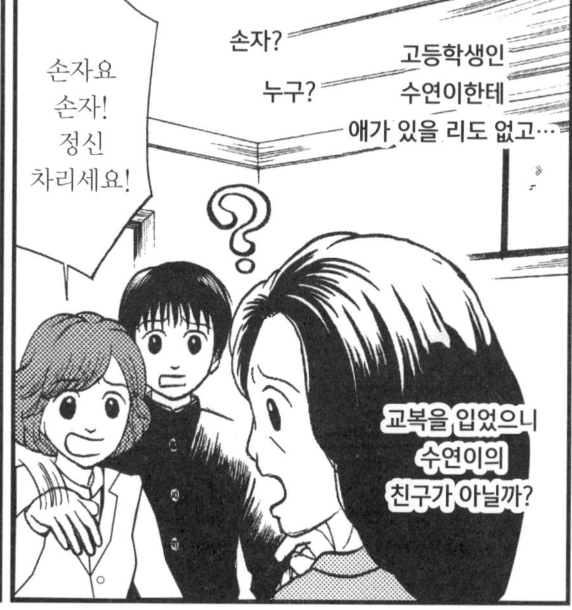
손자?
누구?
고등학생인
수연이한테
애가 있을 리도 없고…
손자요
손자!
정신
차리세요!
?
교복을 입었으니
수연이의
친구가 아닐까?

얼굴 인식이 어려워져 목소리나 옷, 전체 분위기로 사람을 판별하게 됩니다

사람에 대한 지남력장애가 생기면 가족이나 친척, 친구 등 가까운 사람들도 인식하기 어려워집니다. 부모에게 "당신은 누구십니까?"라는 말을 들으면 자녀가 충격을 받는 것도 무리는 아니지요.

치매가 있는 사람의 기억은 과거로 돌아갈 때가 있습니다. **기혼 여성은 자식을 기르던 20~40대로 돌아갈 때가 많고, 간혹 10대로 돌아가기도 합니다.** 그러면 현재의 딸은 딸이라고 인식하면서도, "나는 40대고 딸은 아직 10대이니 아직 손자가 있을 리 없어"라고 생각합니다. 눈앞에 있는 사람의 나이가 본인의 이치에 맞지 않으니, 손자와 자신의 관계를 모르게 되는 것이지요.

또 시각을 관장하는 후두엽이 손상되면 안면인식장애가 생기면서 사람의 얼굴을 구분하기 어려워지기도 합니다. 그렇게 되면 치매가 있는 사람은 얼굴이 아니라 목소리·체격·말투·옷·액세서리 등 종합적인 '분위기'로 상대가 누구인지 판단하게 됩니다. 즉, 만화의 상황에서는 '교복을 입은 10대라면 딸의 친구겠지'라고 생각하는 것이지요.

치매가 있는 사람은 눈앞의 사람이 누구인지 모르는 상태라서, 착각을 바로잡아 줘도 곤혹스러워합니다. 또 본인의 인식에 착오가 생긴 것을 모르는 채로 이야기하더라도 나중에는 더 당황스러워하고 불안감이 커져, 자존심이 상하고 맙니다.

이런 상황에서도 치매의 세계로 다가가서, 어떻게 하면 당사자의 마음이 편해질지 생각해 주셨으면 합니다. 예를 들어, 치매가 있는 사람의 손을 부드럽게 만져 당사자의 마음을 안심시킬 수가 있습니다. '이 사람과 있으면 마음이 편해'라고 느끼면 그 사람에 대한 인상이 좋아지니 평온을 찾고 증상이 가라앉을 가능성이 있지요. 앞의 상황에서는, 일시적으로 손자를 "내 친구야"라고 소개하고 이야기를 나누는 것도 좋은 방법이 될 수 있습니다.

대응 포인트

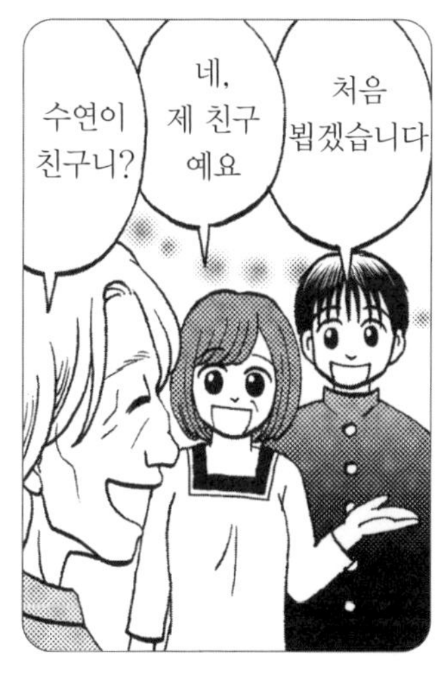

▶ 기억의 오류를 바로잡으려 하면 또 다른 불안으로 이어진다. 무리해서 정정하려 들지 말고 안심시키기 위해 일시적으로 장단을 맞추면 좋다.

※ 단 어디까지나 마음을 편안하게 해주는 게 목적임으로, 잘못된 확신이 굳어지지 않도록 주의한다.

▶ 스킨십을 하면서 이야기하면 진정시키기 쉽다.

증상 4

「집에 가는 길을 못 찾겠어」

지남력장애와 공간 인지장애

가족이나 요양보호사가 보는 세계

엄마가
물건 사러 가서
두 시간이나
지났는데
안 들어오시네…

곧
컴컴해질 텐데…

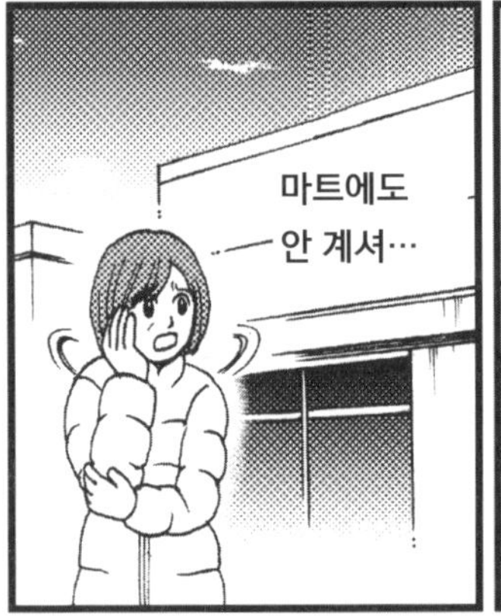

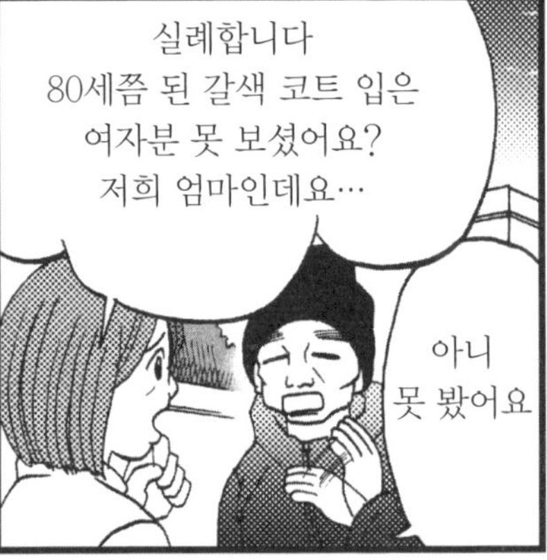

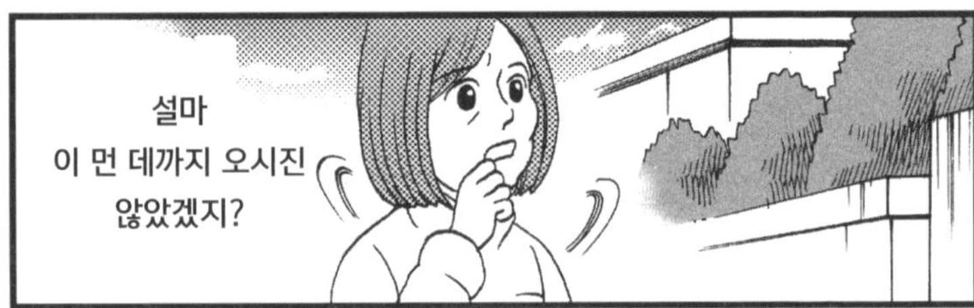

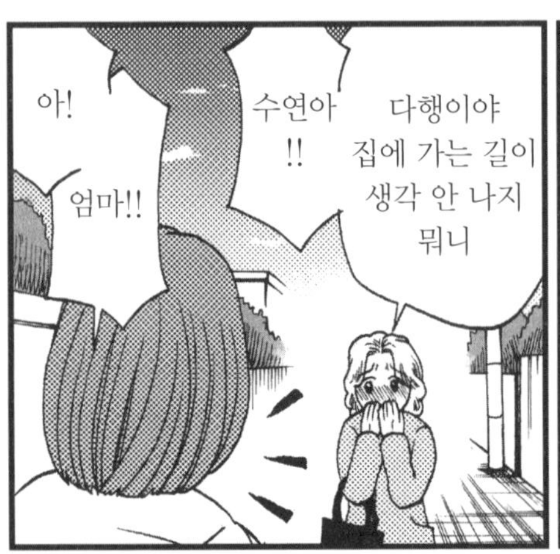

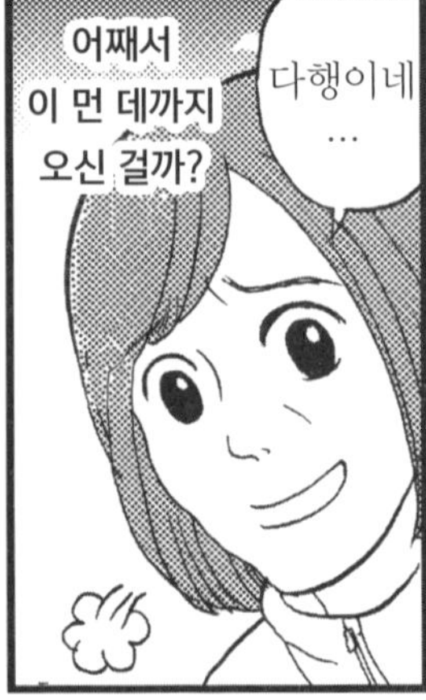

치매가 있는 사람이 보는 세계

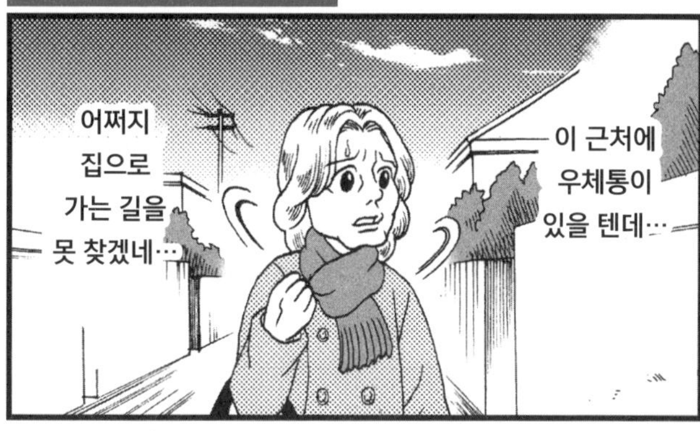

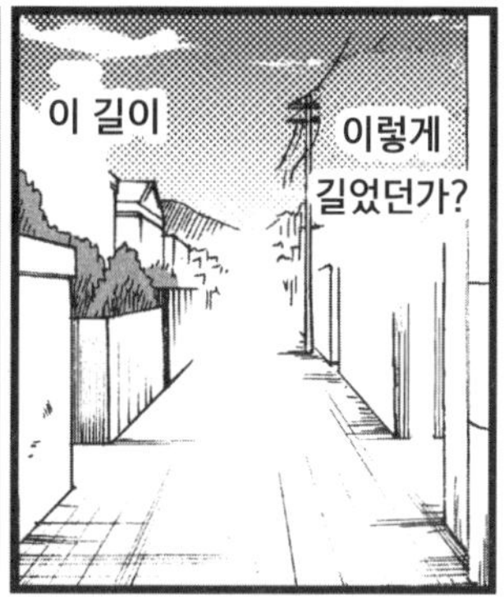

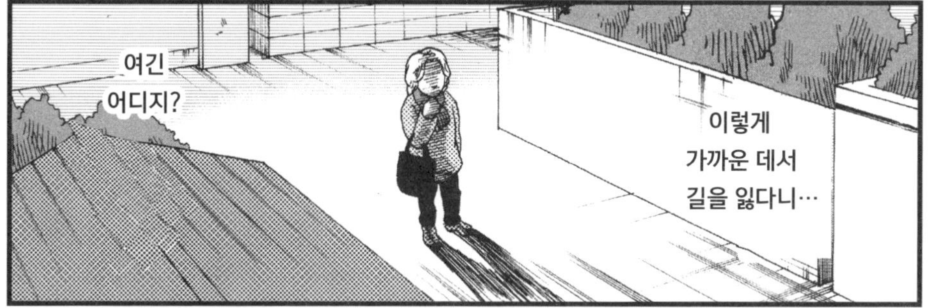

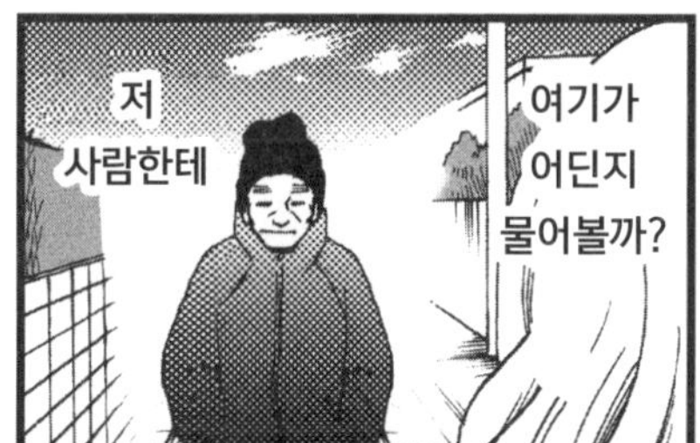

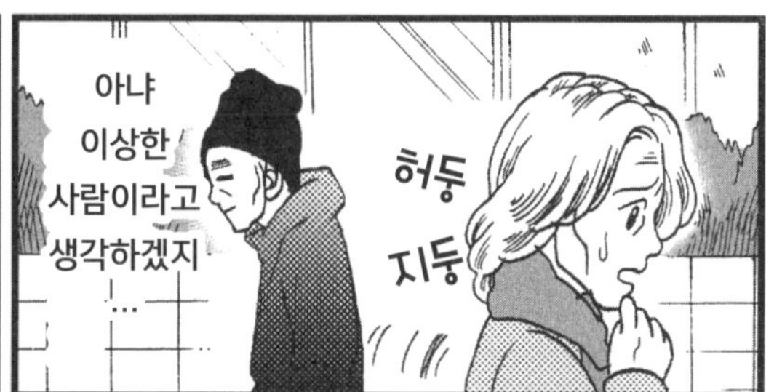

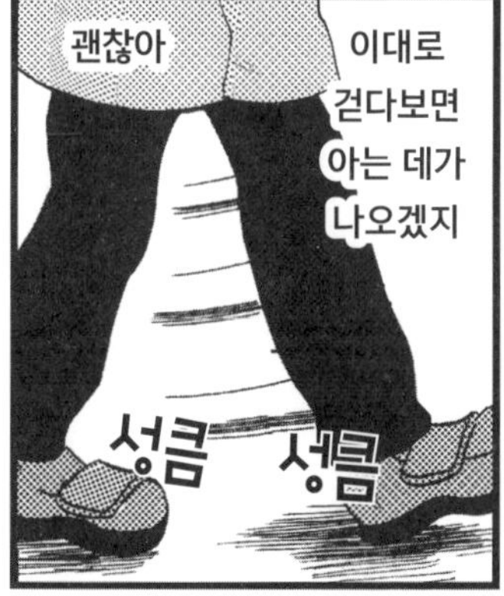

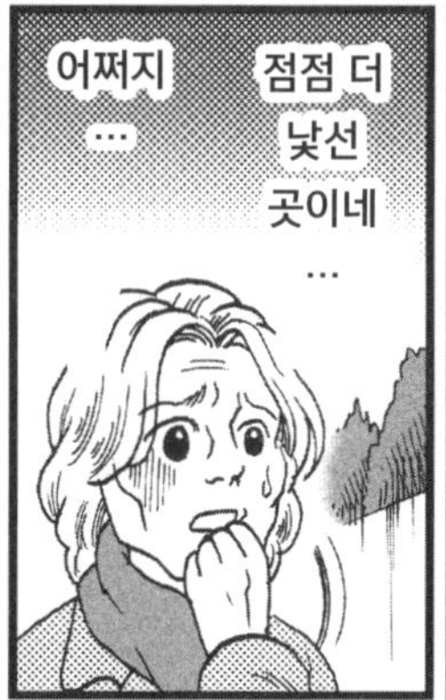

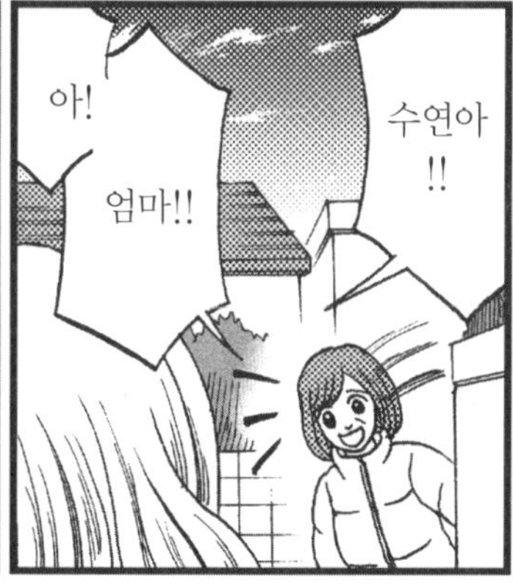

거대한 거울의 방에서 헤매는 감각을 상상해 봅시다

치매가 생기면 외출 중 길을 잃기도 하고, 동네나 집 안처럼 잘 아는 곳에서도 헤매게 됩니다. 장소에 대한 지남력장애가 생겨서 지금 있는 곳이 어딘지 모르게 되기 때문입니다. 또 공간 인지력을 관장하는 뇌의 두정엽[대뇌 반구의 가운데 꼭대기. 전두엽과 후두엽 사이에 있다-옮긴이 주]이 위축돼 가로·세로·경사의 감각이나 거리감 파악이 어려워졌을 가능성도 있습니다. 그 결과, 치매의 세계에서는 거대한 거울의 방에서 헤매는 듯한 감각에 빠져, 길을 잃게 되는 것이지요.

길을 잃으면 본인이 멈춰 되돌아가는 일은 드뭅니다. 불안해서인지 계속 앞으로 나아갈 때가 많습니다. 집 근처를 빙빙 돌기도 하지만 상상 이상으로 먼 곳에서 발견되는 경우도 적지 않습니다.

치매가 있는 사람의 모습이 안 보이면 무작정 찾지 말고, 파출소나 주유소, 편의점 등에서 목격 정보를 찾는 게 효과적입니다. 치매에 걸린 사람이라도 대부분 수치심은 남아있습니다. 그렇기 때문에 길을 잃어도 갑자기 "여긴 어디죠?" 하고 말을 걸 생각을 못합니다. 이상한 사람으로 보일까 걱정돼 모르는 사람에게는 물어보지 않는 것이지요. 파출소, 주유소, 편의점이라면 치매가 있는 사람도 안심하고 길을 물을 수 있습니다.

치매 행동·심리증상 중 '배회'는 가족의 큰 고민거리입니다. 치매가 있는 사람이 갑자기 사라지면 정말 걱정스럽지요. 그런데 **'배회'란 이유 없이 돌아다니는 행동으로, 사실 이 경우에는 잘 맞지 않는 표현입니다. 치**

매가 있는 사람 대부분은 합당한 이유로 걷고 있기 때문입니다. 그래서 요즘 일본에서는 '배회' 대신 '혼자 걷기'라는 표현을 많이 씁니다.

대응 포인트

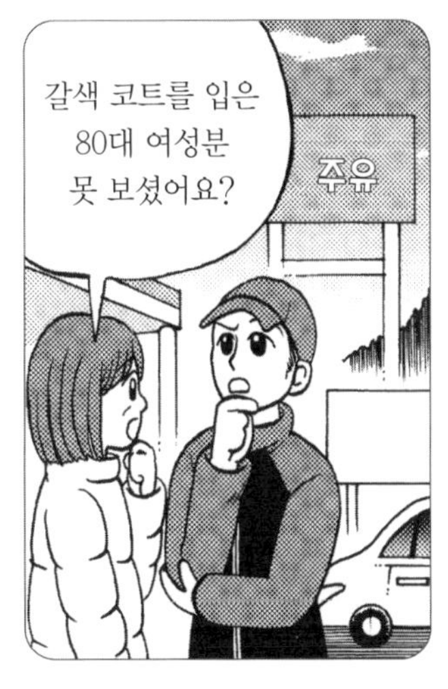

- 길을 잃으면 멈춰 되돌아가는 일은 드물고 계속 앞으로 나아갈 때가 많다. 집 근처를 빙빙 돌기도 하지만 상상 이상으로 멀리 가기도 한다.
- 치매가 있는 사람이 마음 편히 길을 물어볼 가능성이 있는 파출소, 편의점, 주유소 등에서 목격 정보를 찾는 게 좋다.

가족이나 요양보호사가 보는 세계

증상 5

「네가 내 지갑 훔쳐 갔지?」 피해망상

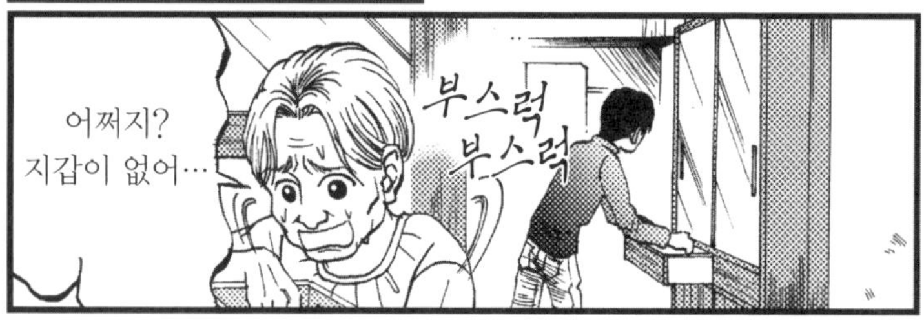

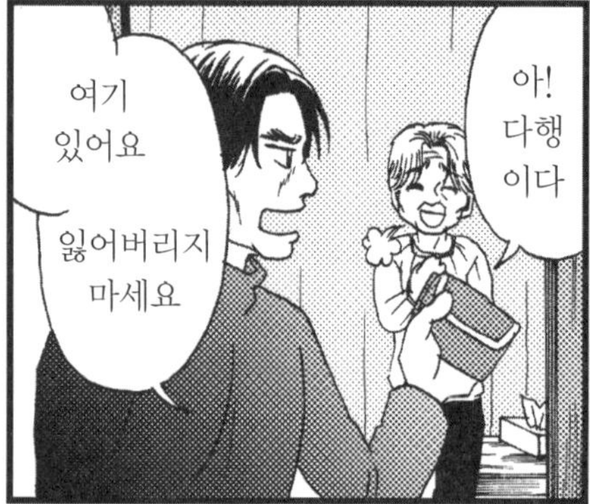

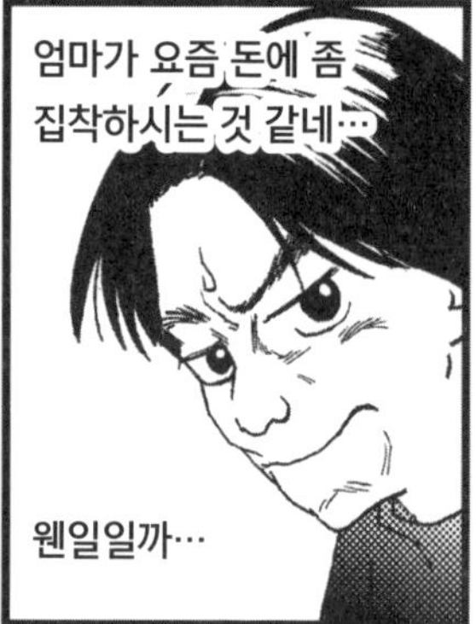

다음 날

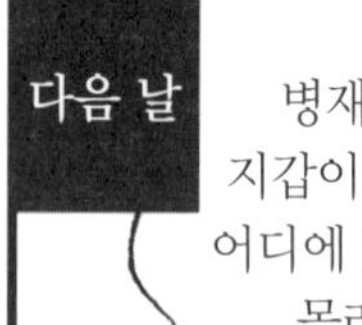

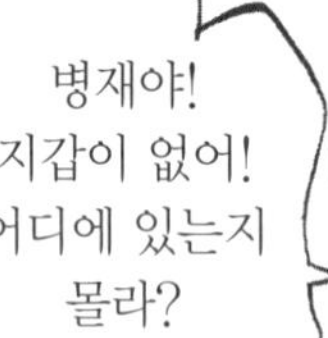

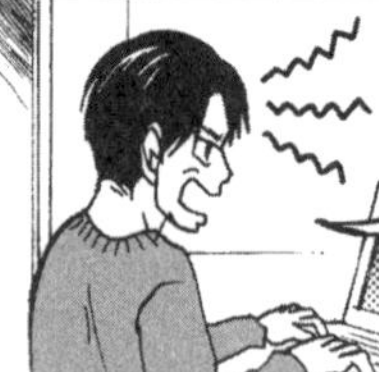

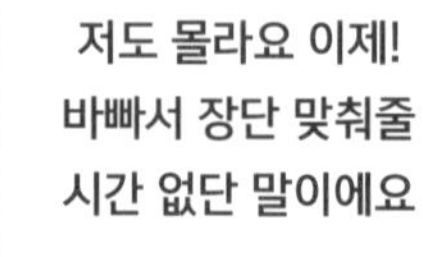

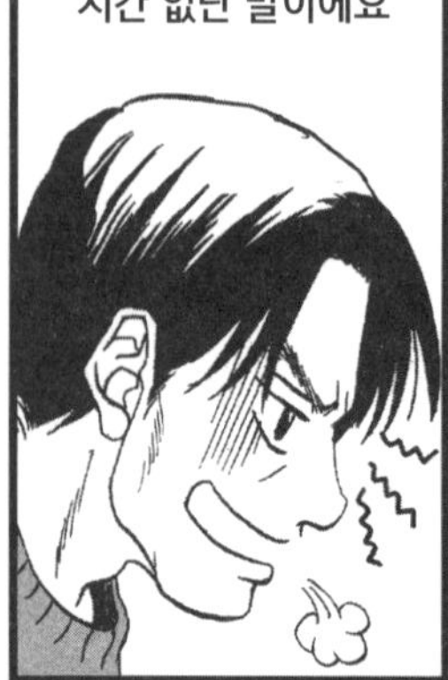

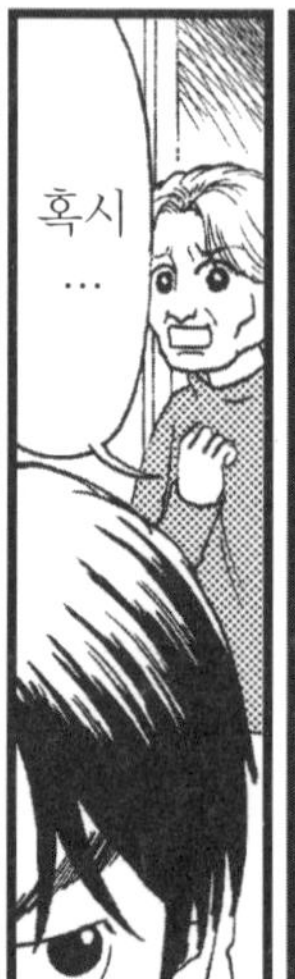

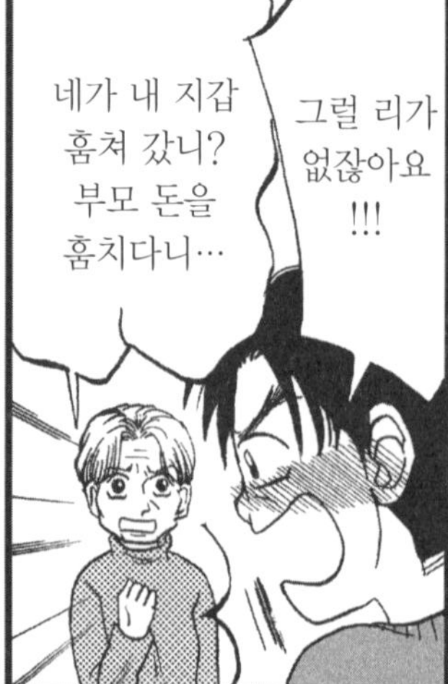

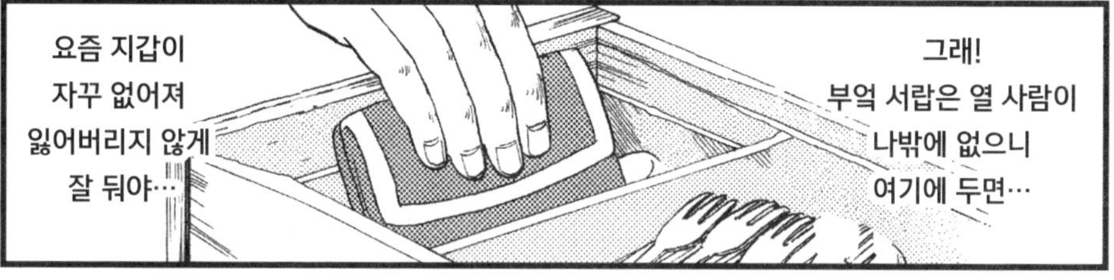
요즘 지갑이
자꾸 없어져
잃어버리지 않게
잘 둬야…
그래!
부엌 서랍은 열 사람이
나밖에 없으니
여기에 두면…

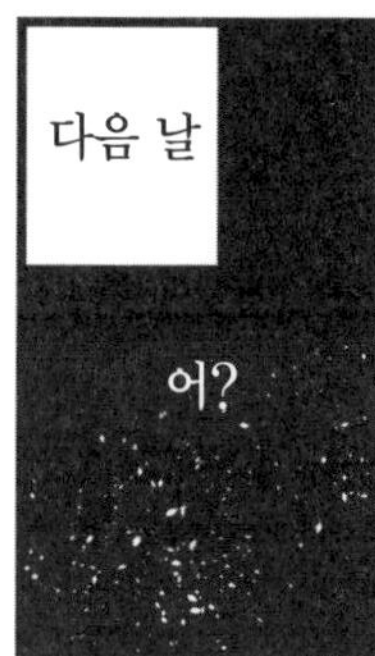
다음 날
어?

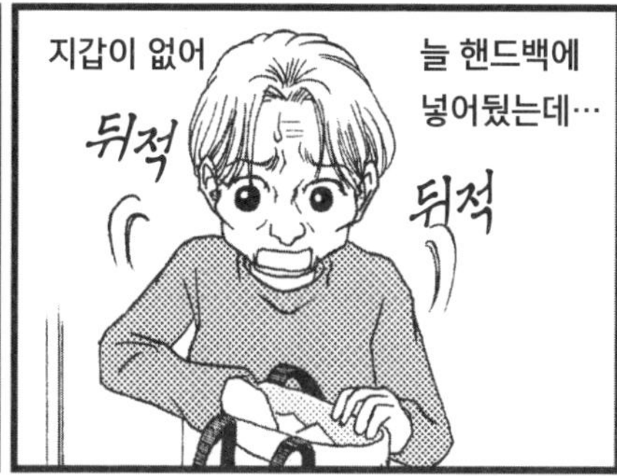
지갑이 없어
늘 핸드백에
넣어뒀는데…
뒤적
뒤적

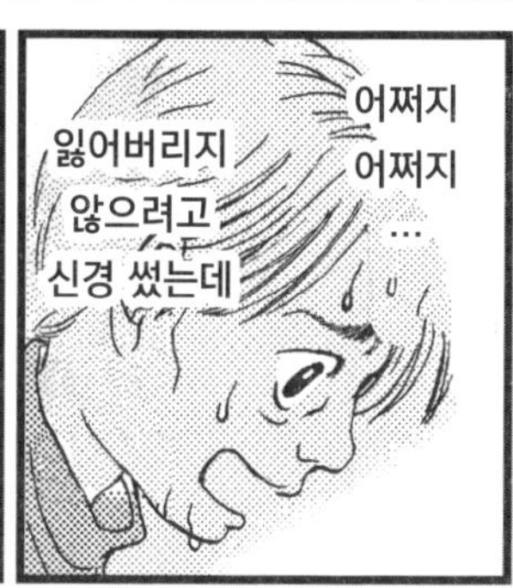
어쩌지
어쩌지
…
잃어버리지
않으려고
신경 썼는데

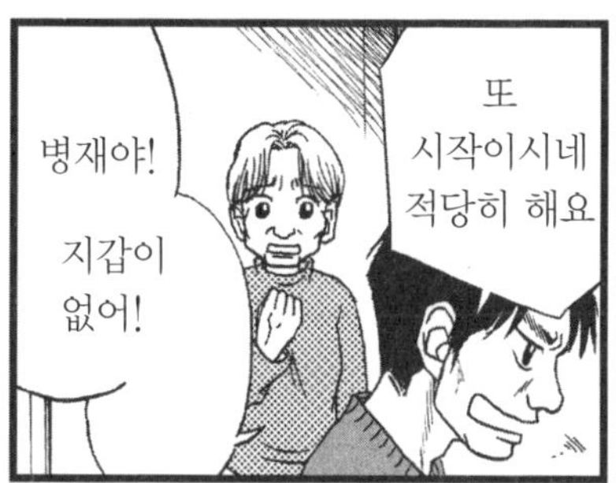
병재야!
지갑이
없어!
또
시작이시네
적당히 해요

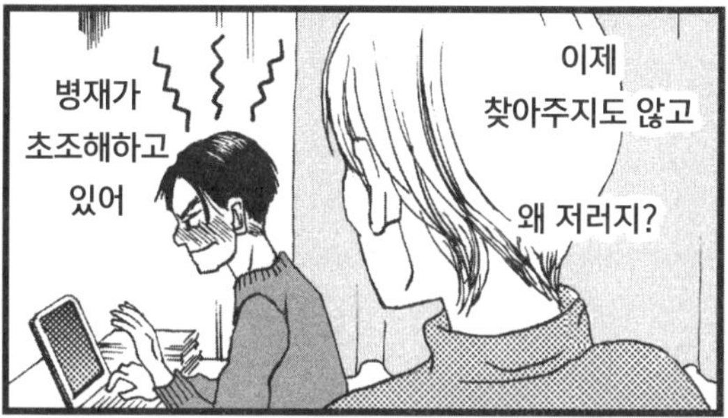
병재가
초조해하고
있어
이제
찾아주지도 않고
왜 저러지?

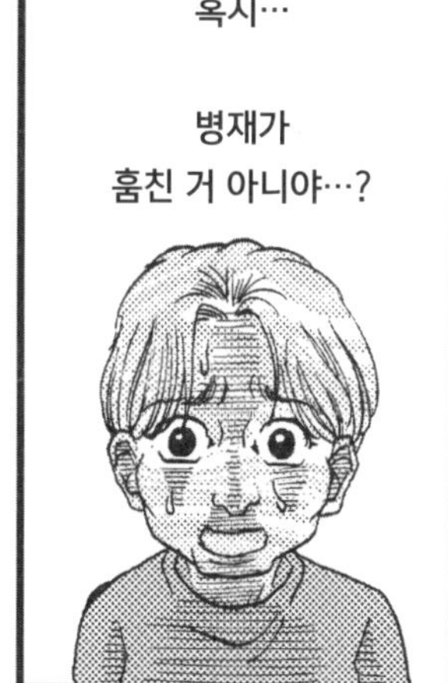
혹시…
병재가
훔친 거 아니야…?

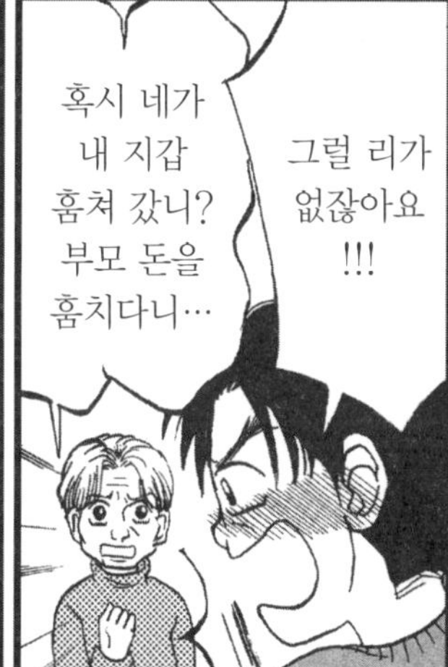
혹시 네가
내 지갑
훔쳐 갔니?
부모 돈을
훔치다니…
그럴 리가
없잖아요
!!!

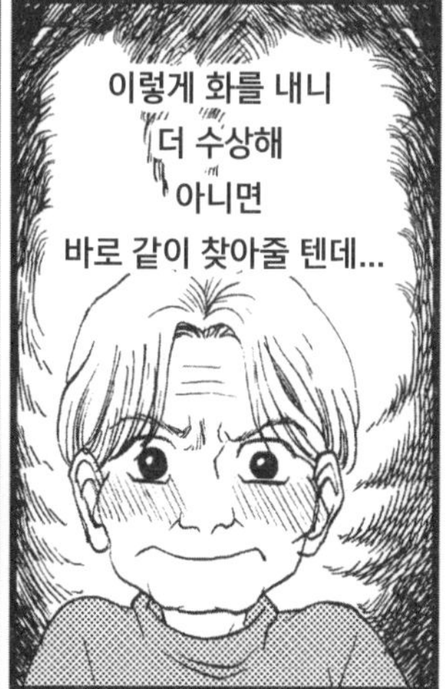
이렇게 화를 내니
더 수상해
아니면
바로 같이 찾아줄 텐데...

소중히 관리해 온 물건이 없어져 불안해하고 초조해합니다

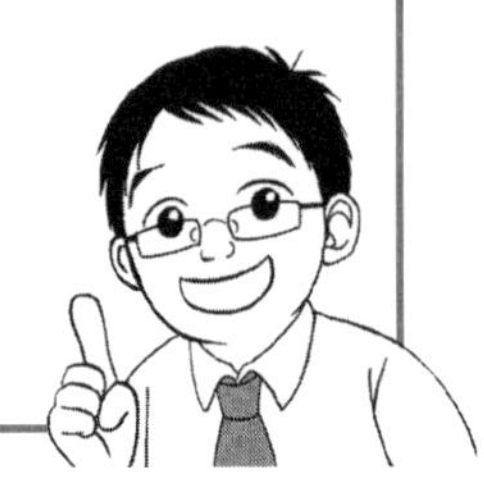

'도난에 대한 피해망상'은 치매 초기에 흔히 보이는 증상입니다. 대개 지갑이나 도장, 통장 등 소중한 물건을 도둑맞았다고 믿고, 가족이나 요양보호사에게 의심의 눈길을 던지거나 힐난을 퍼부으며 괴롭히는 것이지요. 이러한 망상이 생기는 이유는 대부분 본인이 물건을 보관한 장소가 어딘지 잊어버리기 때문입니다. 기억이 자꾸 사라지면 당사자는 뭔가 이상하다고 느낍니다. '치매에 걸리고 싶지 않아' '정신 차리고 원래대로 돌아가자'라고 생각하며 불안한 와중에도 어떻게든 해보려 노력합니다. '가족에게 짐이 되기 싫다' '난 아직 괜찮아'라고 자신을 다독이며, 귀중품을 잘 챙기려고 애쓰는데 물건이 점점 없어지는 것이지요. 그러면 '내가 잃어버렸을 리가 없다. 누군가 훔쳐 간 게 아닐까?' 하는 피해망상에 이릅니다.

소지품이나 귀중품이 사라져 버리면 치매 유무에 상관없이 누구나 불안해집니다. 얼른 해결하고 싶을 테고요. 이런 상황에서 도둑으로 몰리는 가족이나 요양보호사의 입장은 난감할 수밖에 없습니다. 훔치지 않았다고 부인해도 더 의심을 받게 되고, 그러면서 치매가 있는 사람의 망상이 강해지기도 하지요.

치매가 생겨도 여전히 감정은 남아있습니다. 단지 기억력이 떨어질 뿐이지요. 싸우거나 야단맞은 건 잊어도, '이 사람 싫다' '이 사람은 도둑이다' 같은 불쾌감은 남아있기 때문에 주위 사람에 대한 '불신'으로 이어집니다. 이에 적절한 대응 방법은, 우선 당사자가 몹시 불안하다는 걸 이해하는 것입니다. 가능한 한 마음에 여유를 갖고 대응해 주세요. 대화를 나누면서 물건을 같이 찾아보고, 찾으면 같이 기뻐하면서 공감해 줍시다. 귀중품일수록 찾기 쉽게끔 당사자가 특별히 여기는 곳에 두게 하는 것도 좋은 방법입니다. 소파나 침대 틈, 장롱이나 서랍 속 등 평소에 손이 잘 가지 않는 곳을 꼼꼼히 살펴주세요.

대응 포인트

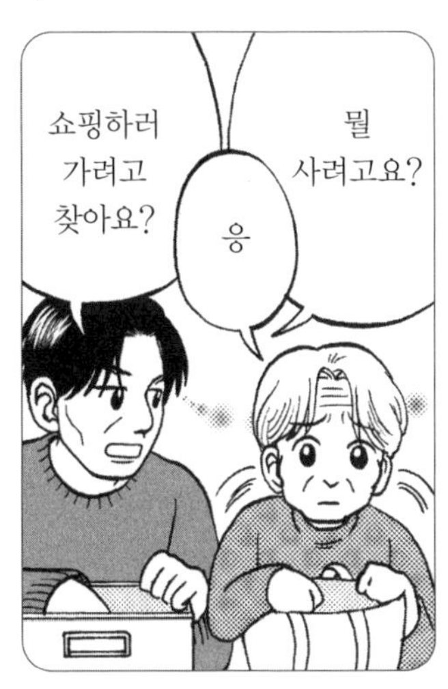

▶ 도둑이라고 의심받더라도, 치매가 있는 사람의 불안감을 먼저 떠올리자.

▶ 이야기를 나누면서 함께 찾자. 마음에 여유를 갖고 대응하자.

▶ 소중한 물건일수록 뜻밖의 장소에서 나올 수 있다.

증상 6

「간단한 계산을 할 수 없다」

계산불능증

가족이나 요양보호사가 보는 세계

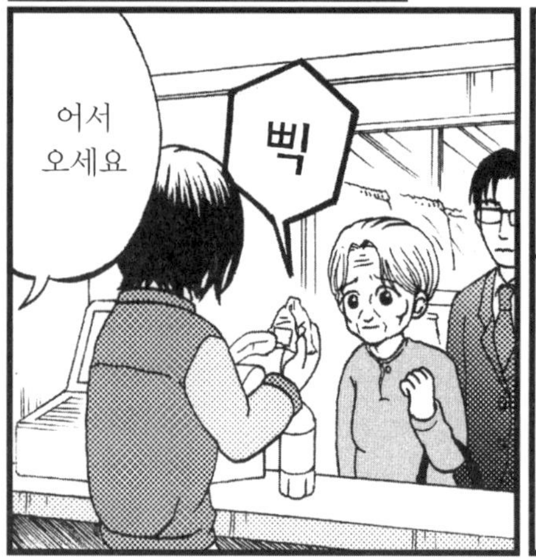

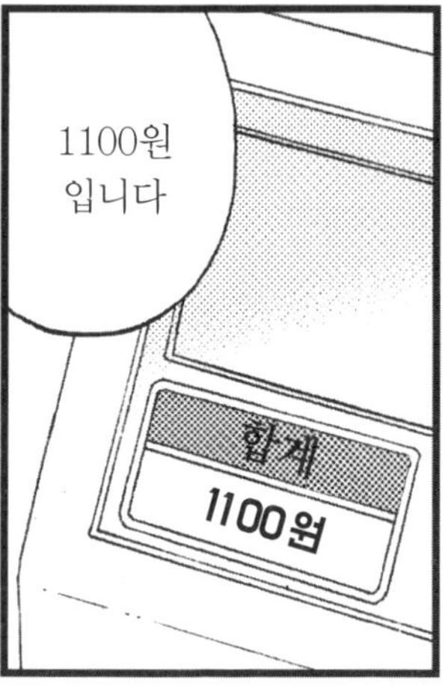

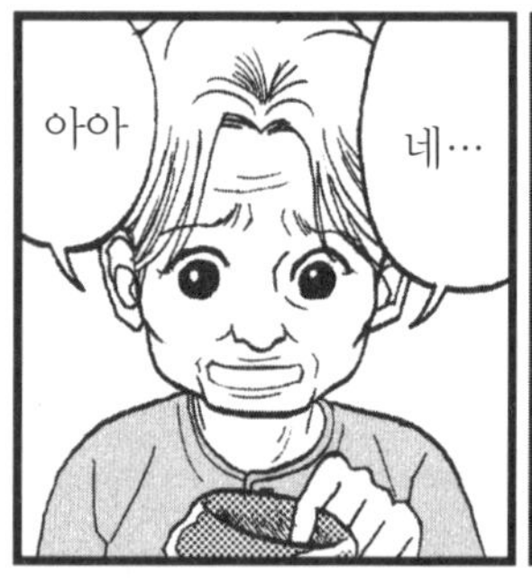

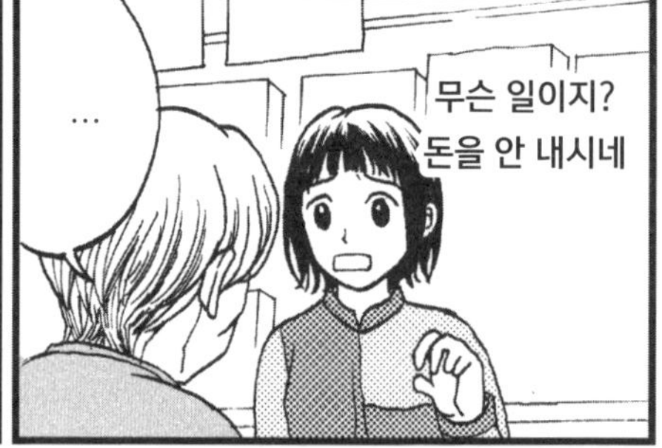

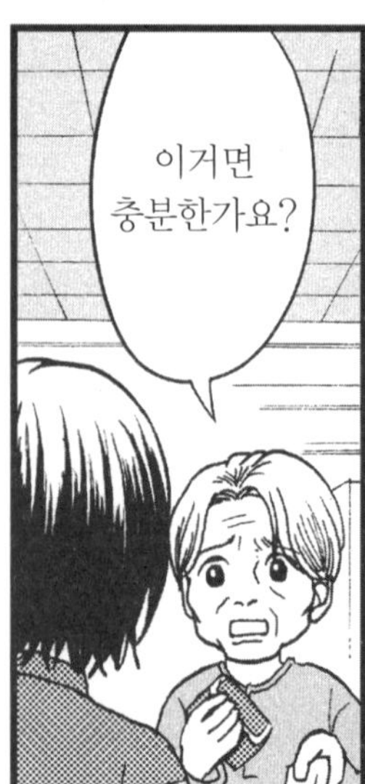

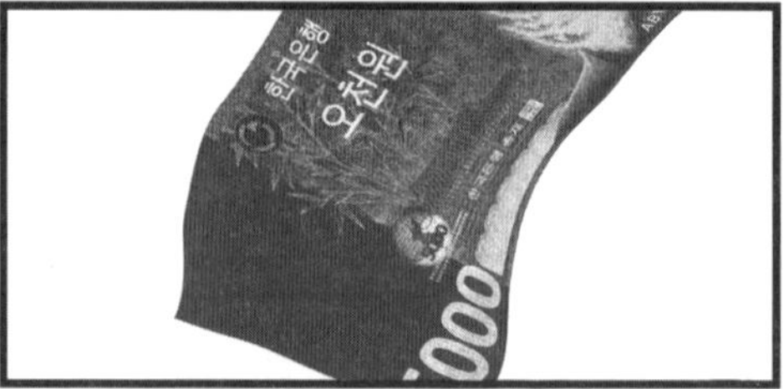

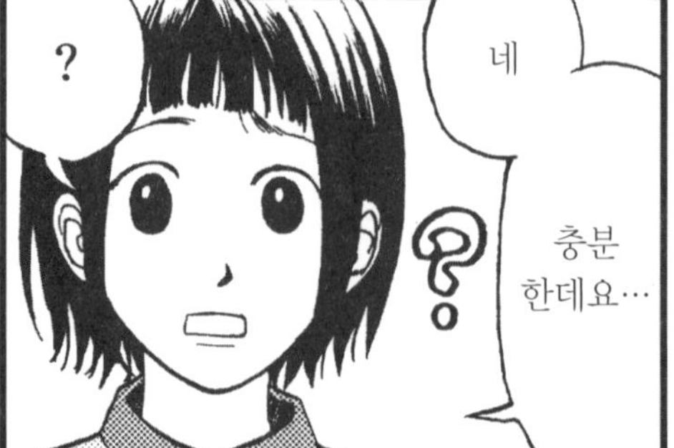

치매가 있는 사람이 보는 세계

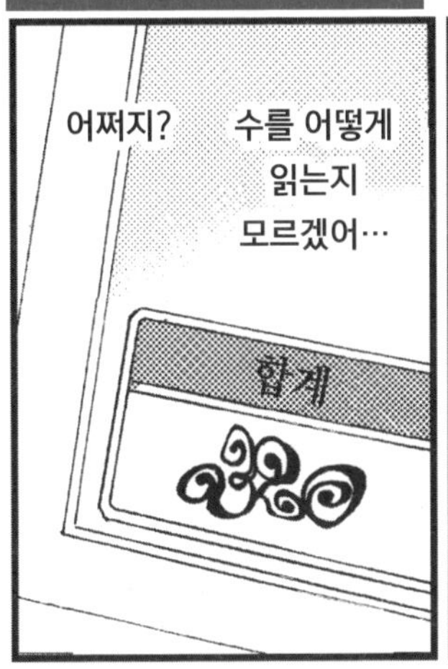

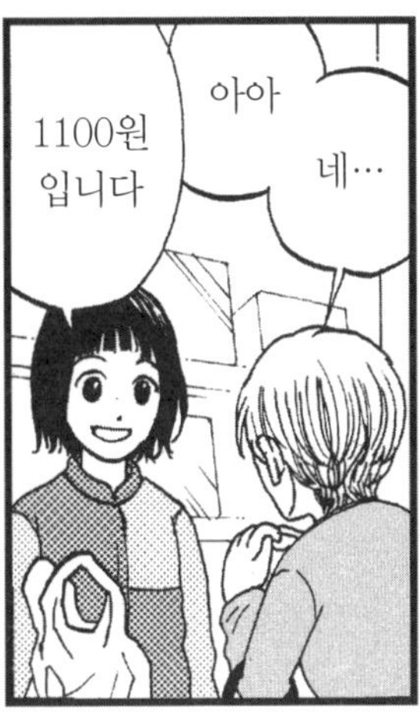

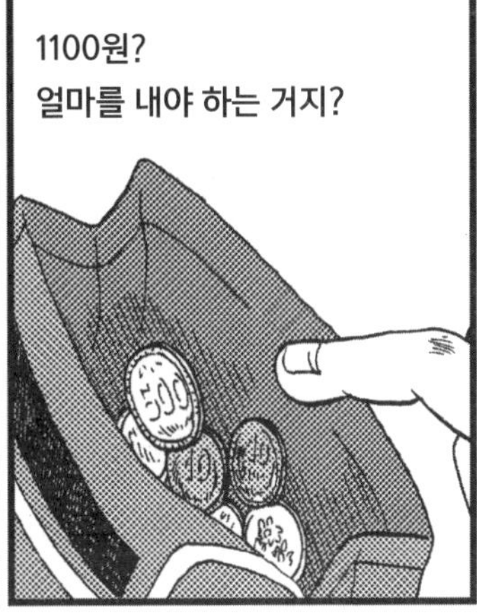

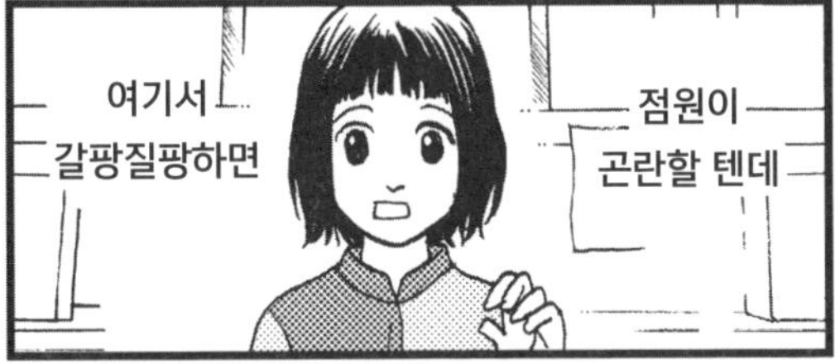

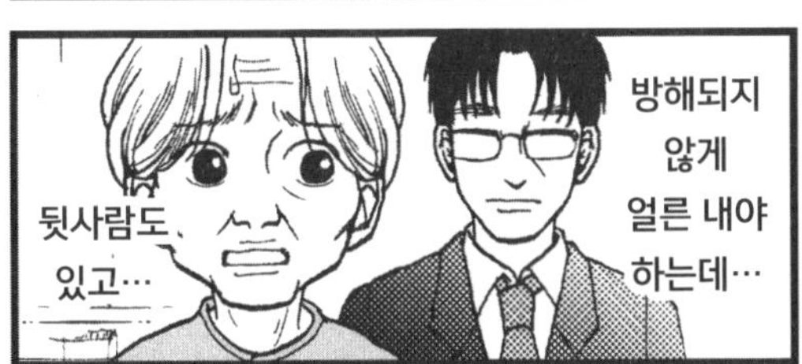

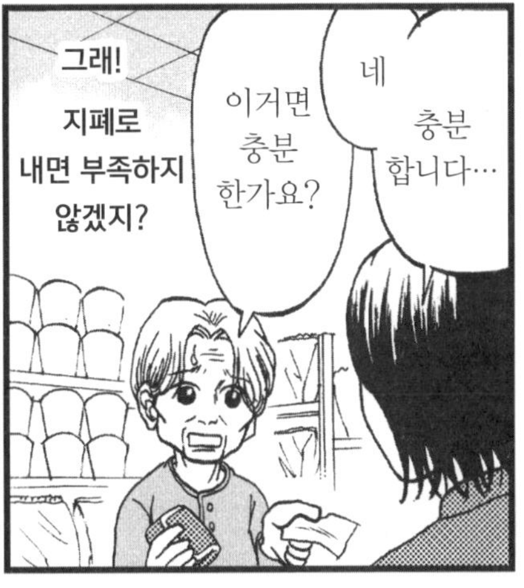

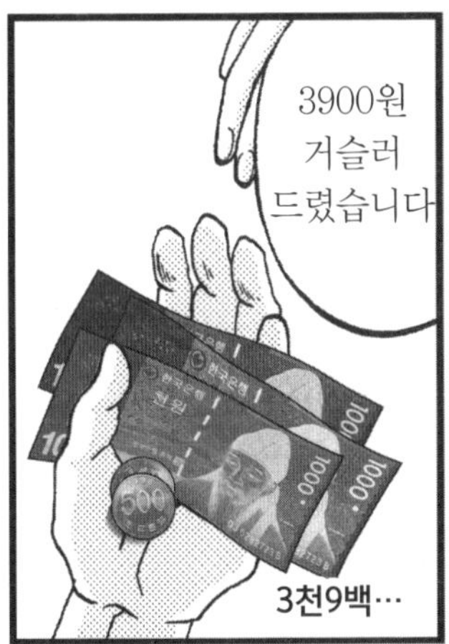

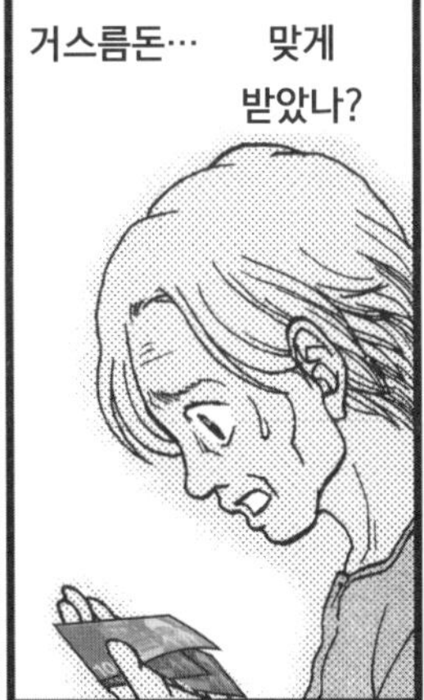

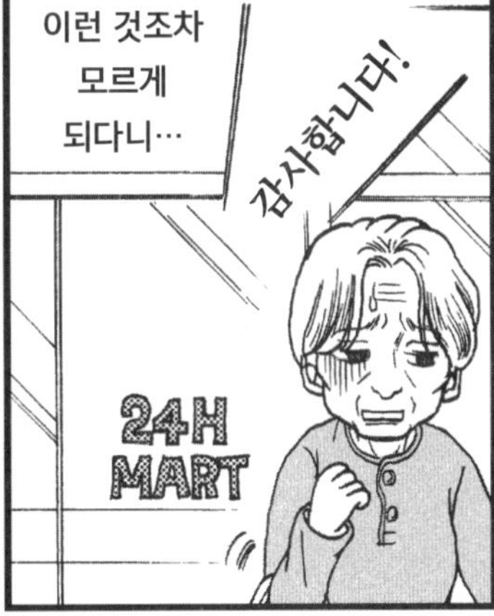

쇼핑할 때 과거 경험에서 해결책을 찾아 지폐를 자주 쓰게 됩니다

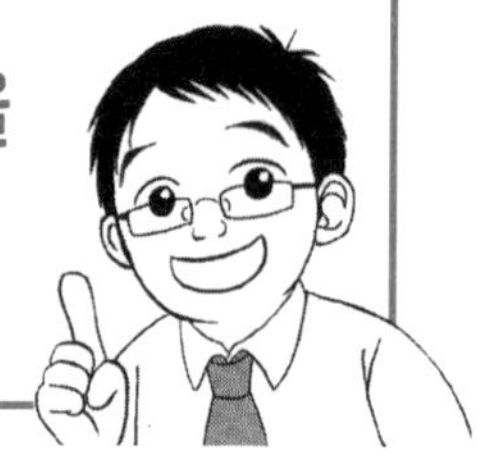

치매가 진행되면 계산을 잘 못하게 되는 '계산불능증Acalculia'이 생깁니다. 계산불능증이 생기면 쇼핑할 때 돈을 얼마나 내야 하는지를 몰라 계산대에서 당황하는 일이 잦아지지요.

계산할 때 "다 해서 1100원입니다"라고 들으면 우리는 평범하게 '1000원짜리 한 개, 100원짜리 한 개'라고 판단할 수 있습니다. 하지만 계산 능력이 떨어지면 숫자를 읽는 것 자체가 어려워집니다. 숫자가 늘어서 있을 때 10의 자리, 100의 자리, 1000의 자리가 어떤 의미인지 모를 때도 있고, 더하고 빼서 자릿수가 바뀌는 걸 이해하기 힘들어하다가, 결국 얼마를 지불해야 할지 모르게 되는 것이지요. 참고로, 덧셈보다는 뺄셈을 더 어려워합니다. 그래서 치매 초기부터 쇼핑은 할 수 있어도 거스름돈이 얼마인지는 모르는 경우가 적지 않습니다.

이럴 때, **치매가 있는 사람은 지폐를 내면 거스름돈을 충분히 받은 지난 경험 등에서 해결책을 떠올립니다. 그래서 1000원, 5000원, 10000원짜리로 물건을 사게 되고 자연스럽게 거스름돈도 늘어나 지갑이 꽉 차게 되는 것이지요.** 동전으로 지갑이 빵빵해지고, 집 여기저기에 동전이 쌓이면 계산불능증을 의심해 봐야 합니다.

또한, 본인이 쇼핑을 좋아한다면 계산에 어려움이 있더라도 가능한 한 직접 쇼핑하는 게 좋습니다. 좋아하는 물건을 사면 의욕이 떨어지는 걸 막을 수 있고, 외출 기회도 늘어납니다. 심신이 쇠약해지는 걸 예방할 수 있지요.

다만 걱정스러운 마음에 "3+2는 얼마지?"와 같이 간단한 계산 문제를 자꾸 내는 것은 하지 마세요. 자존심이 상할 수 있습니다. 바로 계산할 수 없으면 본인이 쇠약해진 걸 직시해야 하고, 반대로 계산할 수 있어도 바보 취급을 당하는 것처럼 느껴질 테니까요.

대응 포인트

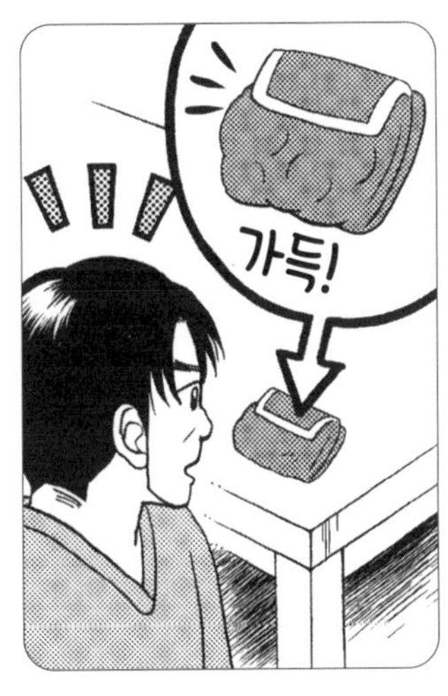

- 예전보다 지폐를 자주 사용하고, 지갑이 동전으로 가득 차면 계산불능증을 의심해 보자.
- 본인이 쇼핑을 원하면 의욕을 유지하기 위해 계속하게 두는 게 낫다.
- 걱정되는 마음에 자꾸 쉬운 계산 문제를 내어 당사자를 불쾌하게 만들지 말자.

증상 7

「말이 잘 나오지 않는다」

실어증

가족이나 요양보호사가 보는 세계

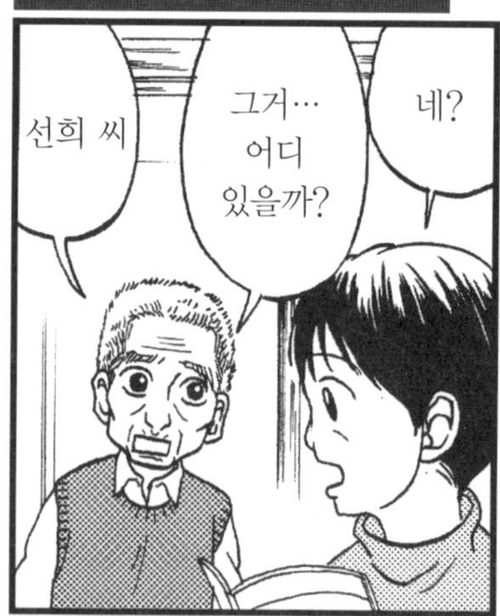

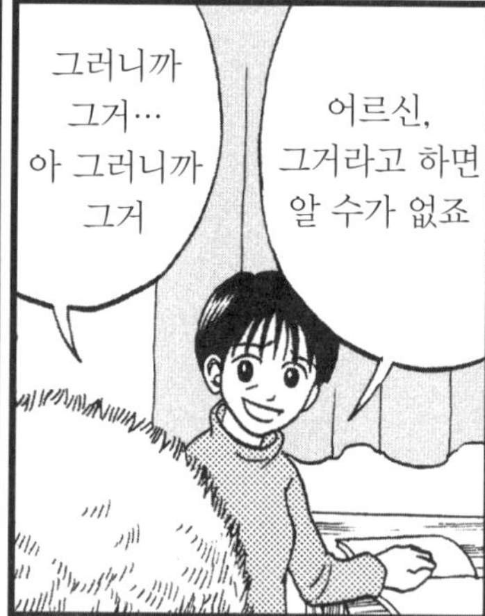

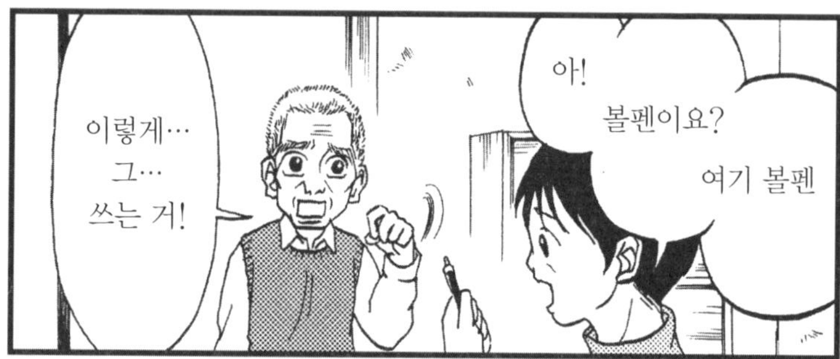

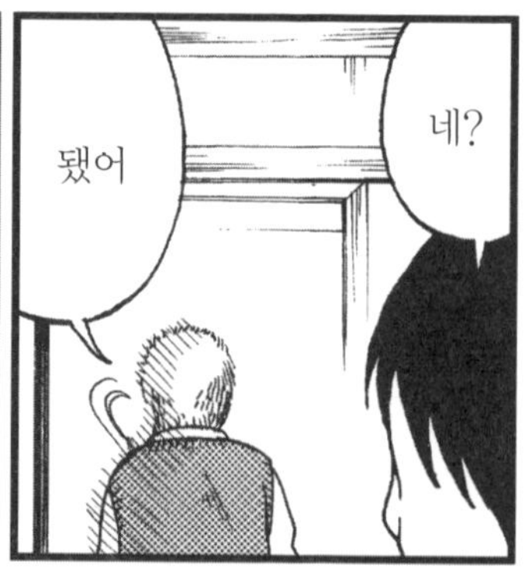

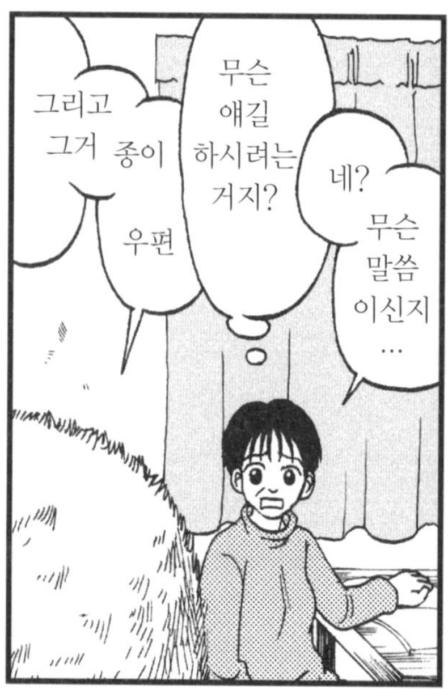

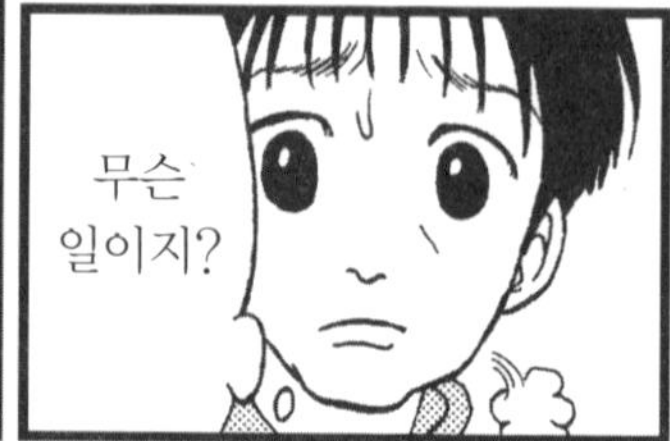

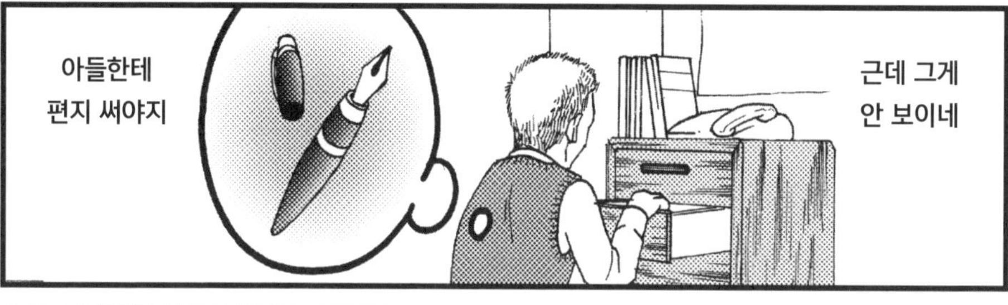
아들한테
편지 써야지
근데 그게
안 보이네

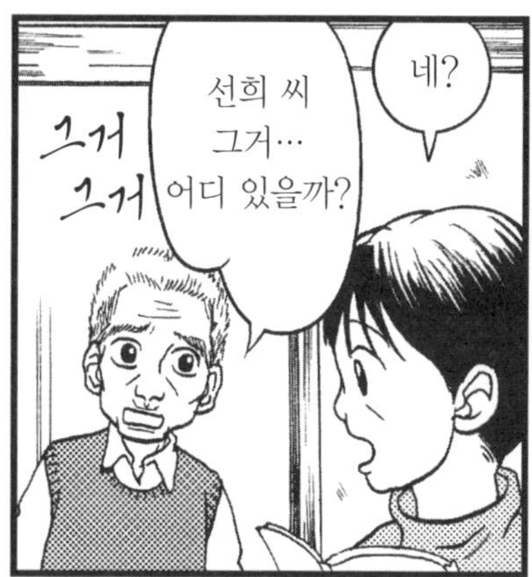
그거
그거
선희 씨
그거…
어디 있을까?
네?

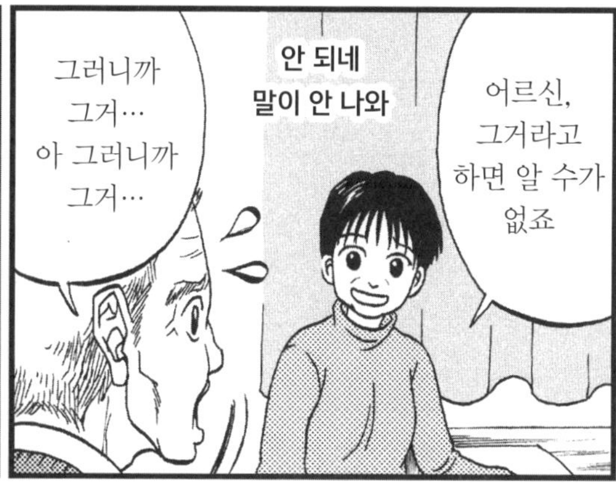
그러니까
그거…
아 그러니까
그거…
안 되네
말이 안 나와
어르신,
그거라고
하면 알 수가
없죠

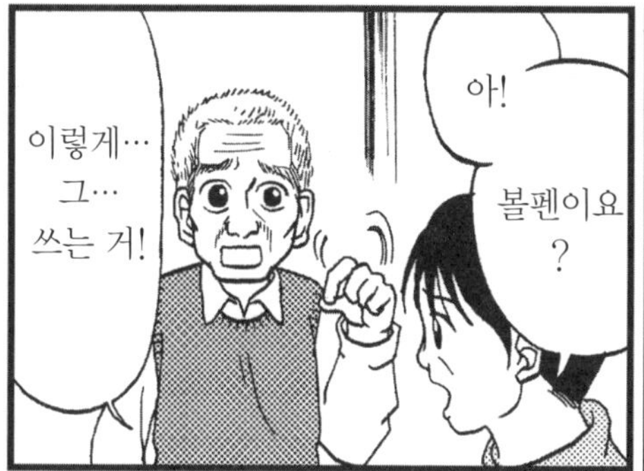
이렇게…
그…
쓰는 거!
아!
볼펜이요
?

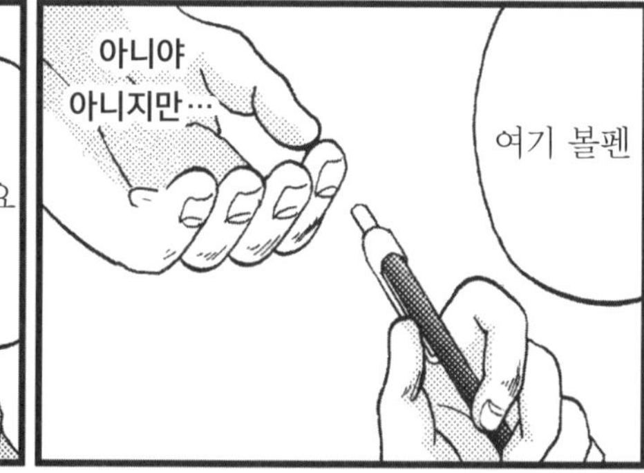
아니야
아니지만…
여기 볼펜

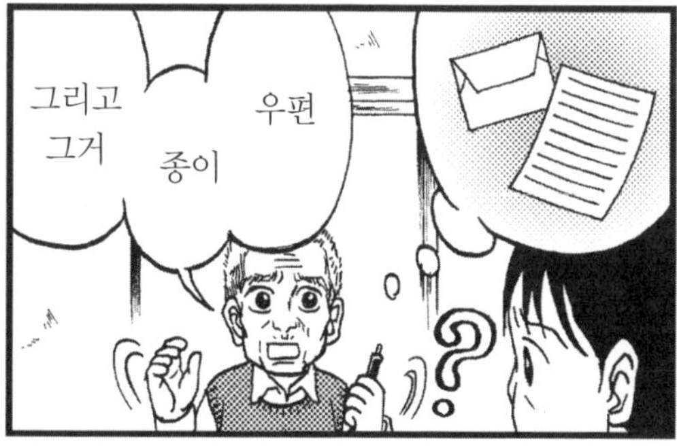
그리고
그거
종이
우편

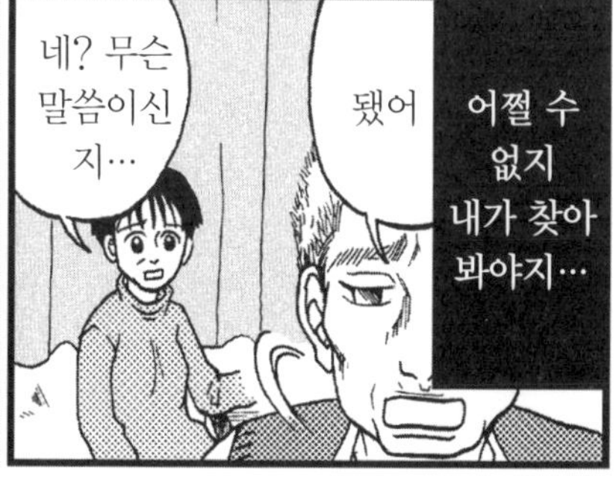
네? 무슨
말씀이신
지…
됐어
어쩔 수
없지
내가 찾아
봐야지…

뜻대로 의사가 전달되지 않아 답답해하고, 자신감을 잃습니다

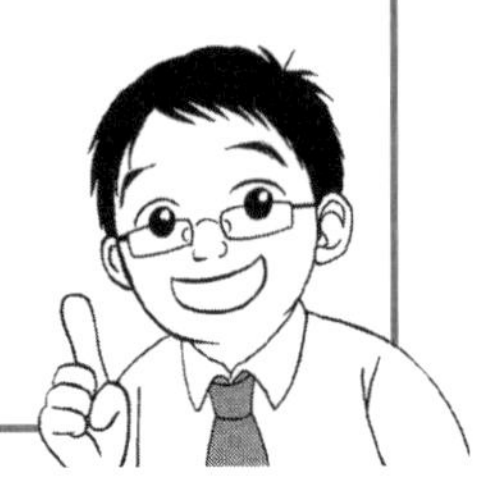

'머릿속에서 언어가 사라진다'고 상상해 보십시오. 상대에게 자신의 의사를 전하고 싶은데 머릿속에 그걸 표현할 언어가 없다—이것이 치매의 '실어失語' 증상입니다. 뇌에서 언어를 관장하는 영역이 쇠퇴해서 생기는 것이지요. 또 뇌간[뇌와 척수를 이어주는 줄기 역할을 하는 부위. 반사 기능의 중추 역할을 한다-옮긴이 주]이 손상돼 말이 어눌해지기도 합니다. 치매로 인한 실어증은 대개 다음과 같은 형태로 나타납니다.

- "그거" "저거" 등 대명사 사용이 늘고 가위를 "자르는 거"라고 하거나 펜을 "쓰는 거"라고 부르기도 한다.
- 질문을 하면 앵무새처럼 따라 말한다.
- '미나리'를 "미리나"처럼 음절 순서를 바꿔 말하거나, '탁상시계'를 "닥상시계"처럼 어눌하게 발음하기도 한다.
- 말하는 속도가 느려지고 말을 더듬거린다.
- "오늘, 밥, 좋다"처럼 문법에 맞지 않거나 조사가 빠진 말을 쓴다.

이런 상태는 본인이 의사를 전하려고 애쓰고 있다는 것을 뜻하기도 합니다. 앞의 만화에서 노인은 '만년필' '봉투' '편지지'를 찾고 있습니다. 하지만 그 명칭이 떠오르지 않거나 발음이 잘되지 않는 와중에, 어떻게든 그 사실을 전하려고 애쓰고 있는 것이지요.

생각처럼 말이 잘 나오지 않고, 가까운 가족과 의사소통이 안 되는 상황은 답답하고 고독할 것입니다. 그렇기에 치매가 있는 사람은 서서히 자

신감을 잃고 소외감을 느끼지요. 이럴 때 주변에서는 우선 당사자의 말을 제대로 듣고, 얼굴을 보고, 맞장구를 쳐줘야 합니다. 또 당사자의 말을 공손하게 따라 하며 경청하는 태도를 보여주고, 어떤 기분일지 추측해 대신 표현도 해보는 것도 좋은 방법입니다. 이렇게 하면 상대가 열심히 듣고 있다는 걸 알게 돼 안도감을 얻을 수 있습니다. 만약 당사자가 무슨 말을 하는지 알 수 없을 때는 몸짓, 손짓, 표정을 보고 의도를 추측해 볼 것을 권장합니다.

대응 포인트

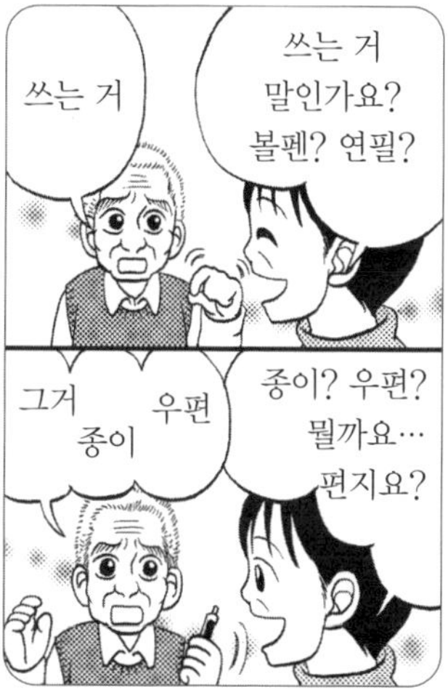

- 상대방이 내 말을 들어주고 있다는 안도감을 느낄 수 있도록 열심히 맞장구를 치거나 당사자가 잘 표현하지 못하는 기분을 대신 말하며 경청한다.
- 몸짓, 손짓, 표정을 관찰하면 무슨 이야기를 하는지 알게 될 때도 있으니 잘 살펴보자.

증상 8

「남의 이야기를 이해할 수 없어」

언어 이해력 저하

가족이나 요양보호사가 보는 세계

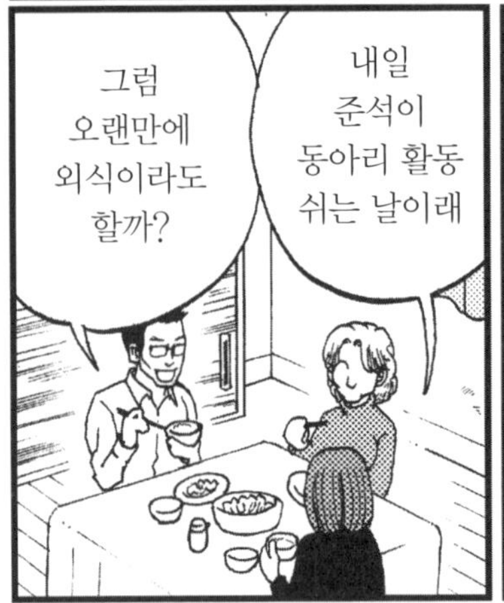

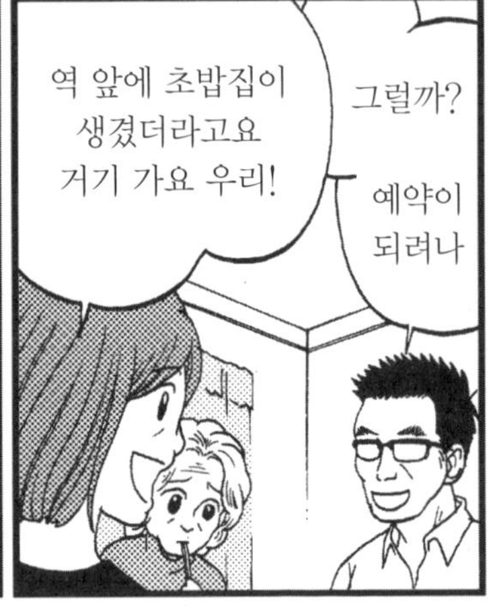

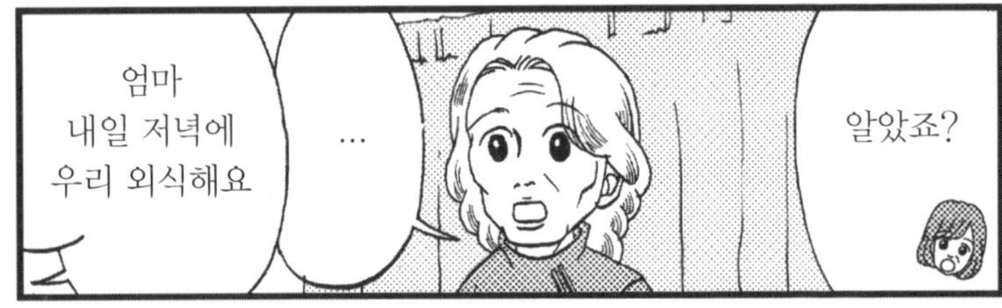

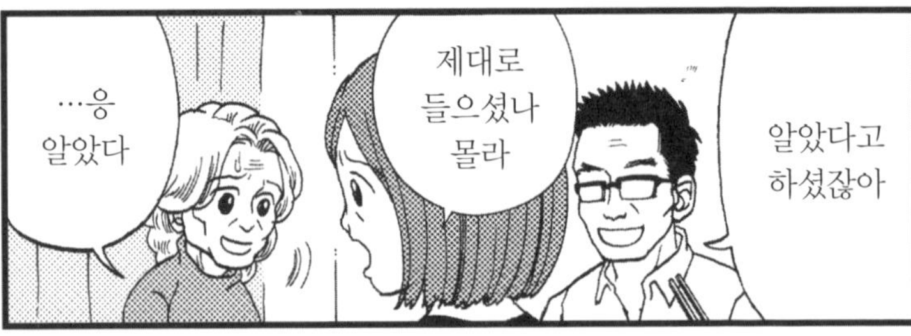

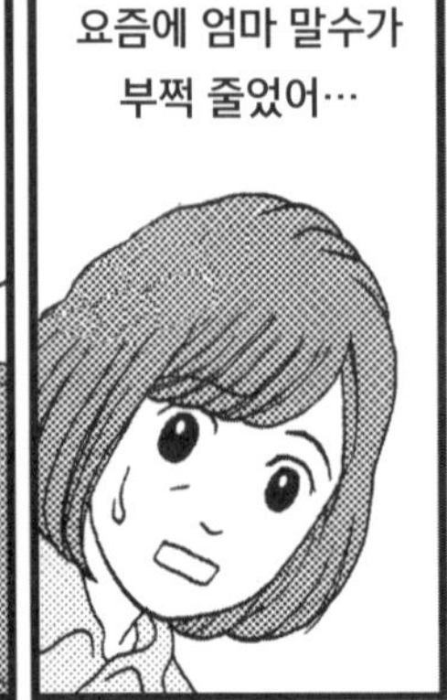

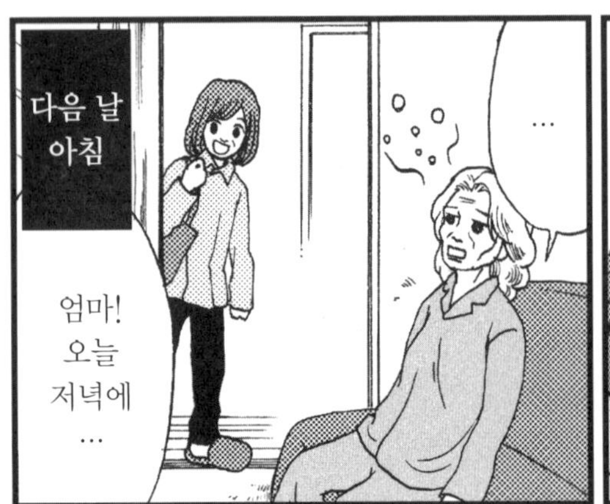

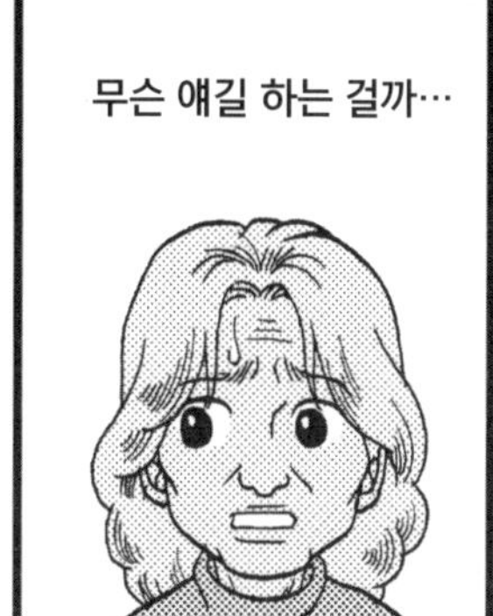
무슨 얘길 하는 걸까…

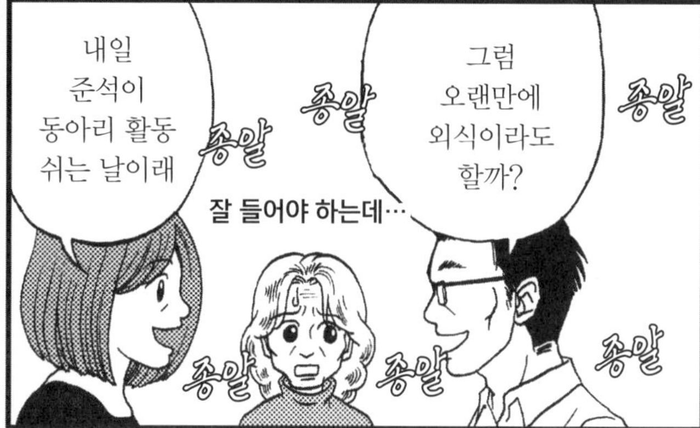
내일
준석이
동아리 활동
쉬는 날이래
그럼
오랜만에
외식이라도
할까?
잘 들어야 하는데…
종알
종알
종알
종알
종알
종알

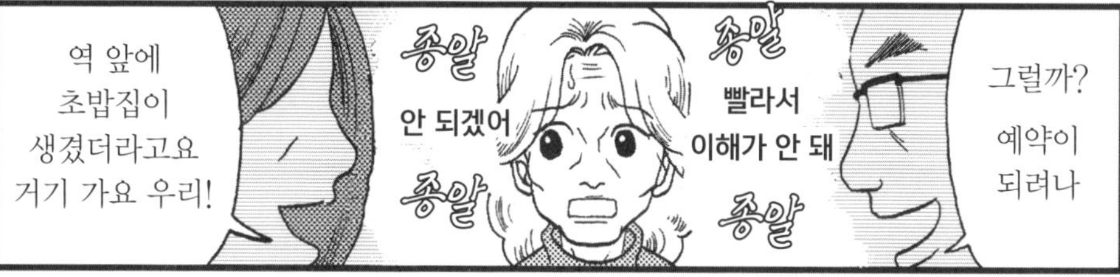
역 앞에
초밥집이
생겼더라고요
거기 가요 우리!
그럴까?
예약이
되려나
안 되겠어
빨라서
이해가 안 돼
종알
종알
종알
종알

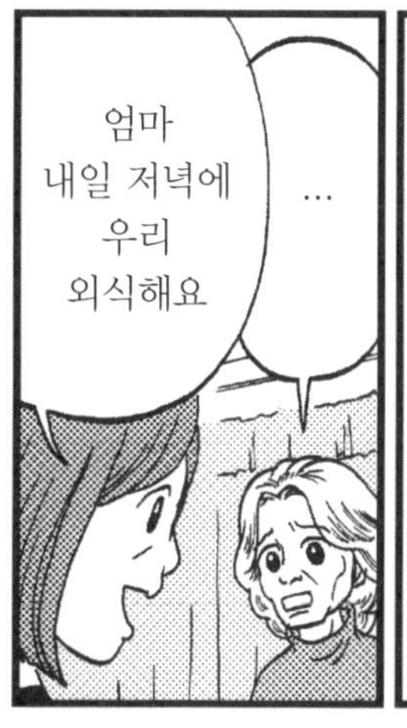
엄마
내일 저녁에
우리
외식해요
…

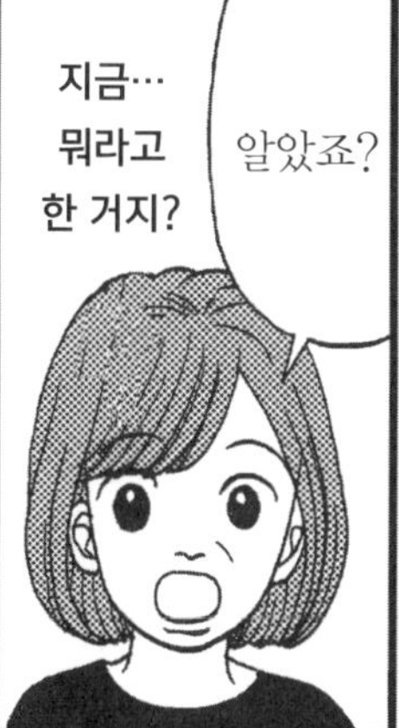
알았죠?
지금…
뭐라고
한 거지?

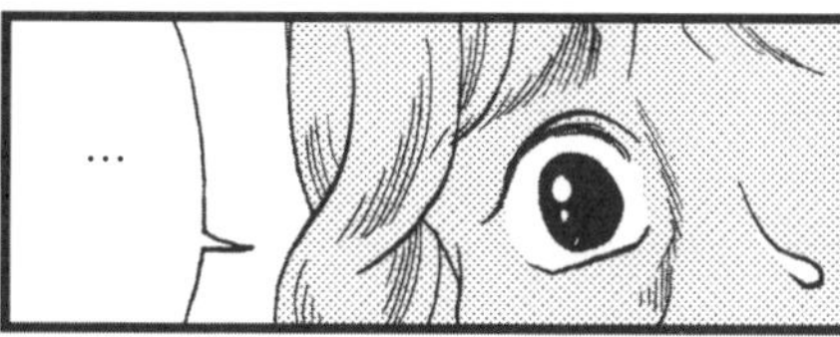
…

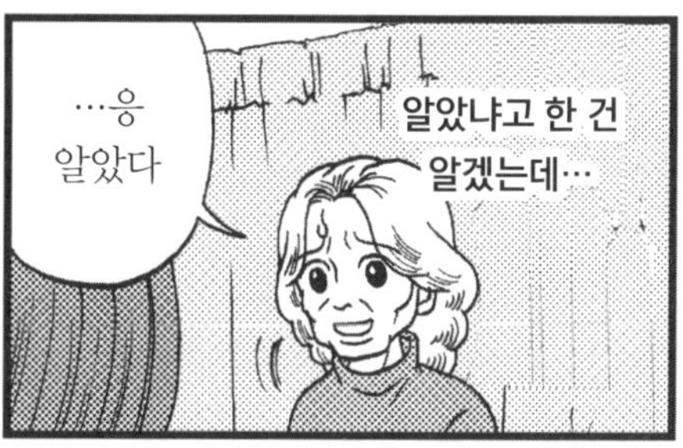
…응
알았다
알았냐고 한 건
알겠는데…

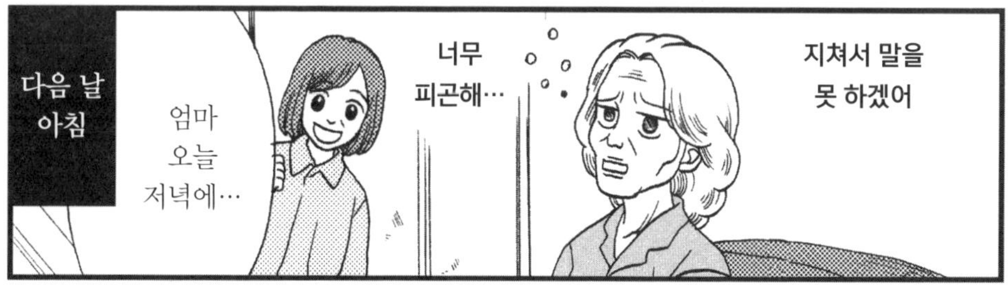
다음 날
아침
엄마
오늘
저녁에…
너무
피곤해…
지쳐서 말을
못 하겠어

다른 사람들의 이야기가 '빨리감기'한 것처럼 들린다고 합니다

치매가 진행되면, 말을 하고 이해하는 뇌의 영역이 손상돼 대화를 하기가 어려워집니다. 이것도 '실어' 증상의 하나라고 볼 수 있지요.

치매가 있는 사람에게는 다른 사람의 말이 비디오를 '빨리감기'한 것처럼 들린다고 합니다. 마치 말소리가 하나로 쭉 연결된 것처럼 말이지요. 또 여러 정보를 동시에 이해하는 것도 어려워집니다. **'해외에서 나 빼고 주위 사람들이 모두 외국어를 쓰고 있는 상황'을 떠올려 보면 이해가 쉽습니다. 말이 통하지 않는 상황에서, 상대가 가족이라면 불안감은 더 클 수밖에 없겠지요.**

특히 여러 사람과 대화를 하는 것에서 더욱 피로감을 느낍니다. 본인은 어떻게든 이야기를 따라가려고 집중하며 듣기 때문입니다. 그래서 치매가 있는 사람에게는 평소에 말하는 속도로 이야기하면 못 알아듣는 경우가 많습니다.

치매가 있는 사람과 이야기할 때는 **'천천히' 이야기하는 게 원칙입니다. 대화에 포함된 정보량을 줄이는 것도 중요합니다. 그러니까 더 자세히 말하면, ①이해하기 쉬운 단어를 ②천천히 단어별로 끊어서 ③짧은 두세 마디의 말로 전하면 됩니다.** 앞의 상황에서는 "내일, 밖에서, 먹어요"라고 중요한 내용만, 천천히, 짧게 말하는 것이 좋겠지요.

또 치매가 있는 사람과 이야기할 때는, 상대가 불안해하지 않도록 활짝 웃는 얼굴로 상냥하게 대화하는 것이 중요합니다. 우리가 볼 땐 말을 잘 알아듣지는 못하는 것 같아도, 주위 사람의 감정은 민감하게 받아들입니다. 타인의 표정과 말투에 늘 신경을 쓰고 있지요. '이게 무슨 일이야' 하고 불편한 표정을 짓거나 퉁명스러운 태도를 보이면, 치매가 있는 사람은 그걸 눈치채고 점점 더 불안해합니다.

치매가 진행되는 걸 막으려면 다른 사람과의 의사소통을 유지하는 것이 중요합니다. 그러니 치매가 있는 사람의 마음을 잘 헤아려 주세요.

대응 포인트

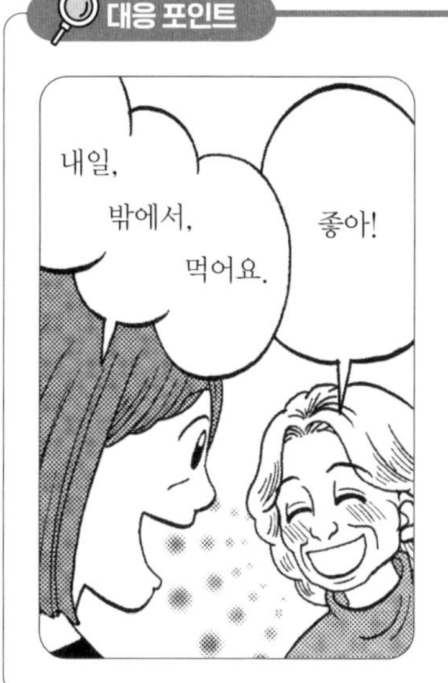

- ▶ 말할 때는 단어별로 끊어서, 천천히, 차분하게.
- ▶ 두세 단어의 짧은 말로.
- ▶ 불안감을 불러일으키지 않도록 부드럽고 풍부한 표정으로.

증상 9

「몸이 뜻대로 움직여지지 않아」

운동기능 저하

가족이나 요양보호사가 보는 세계

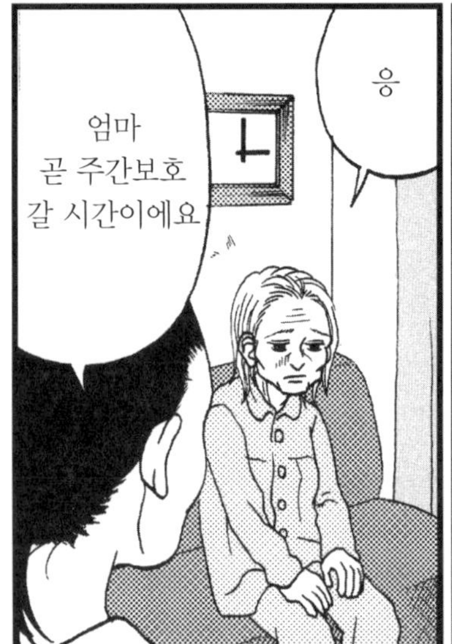

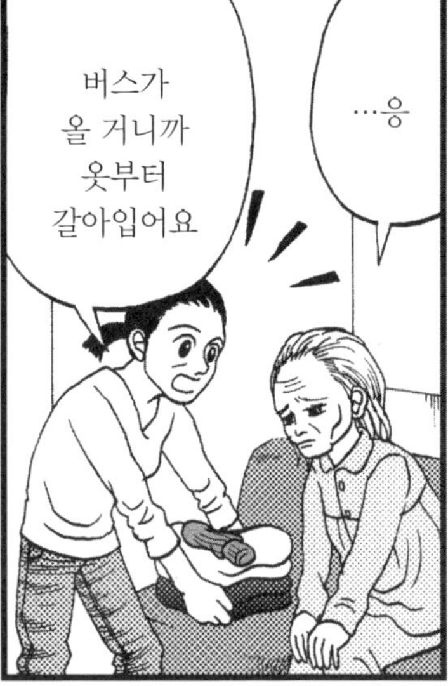

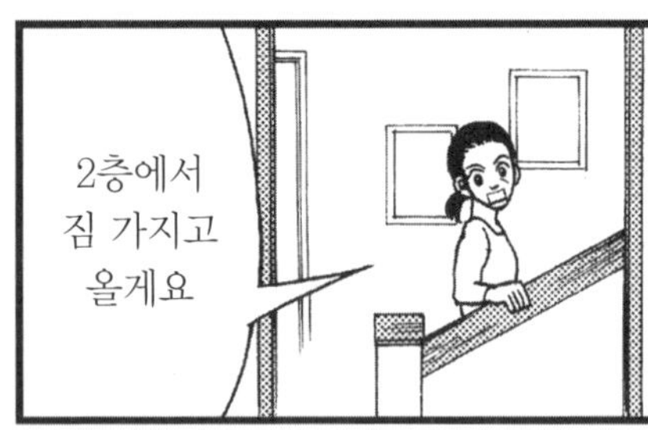

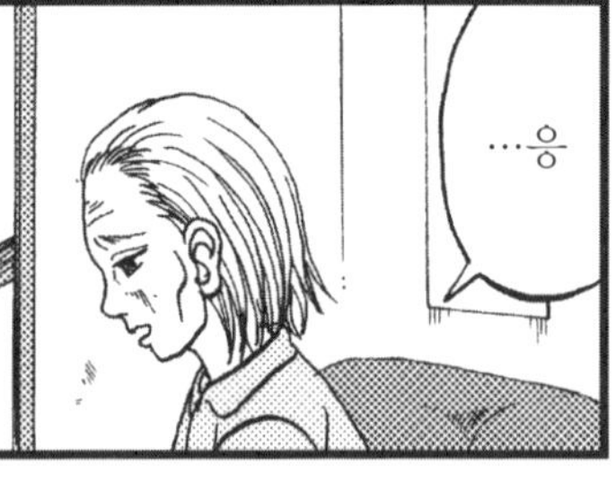

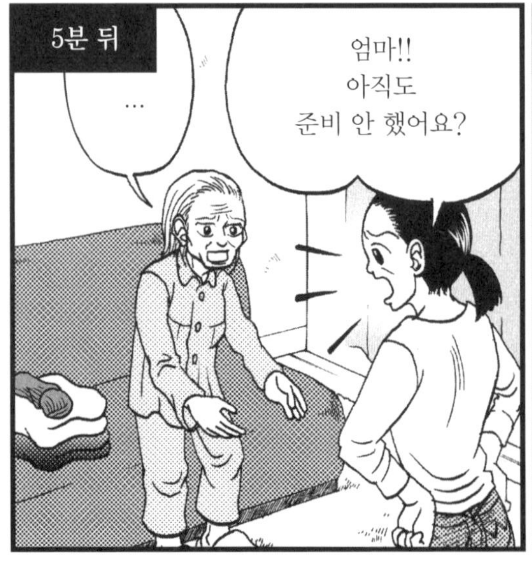

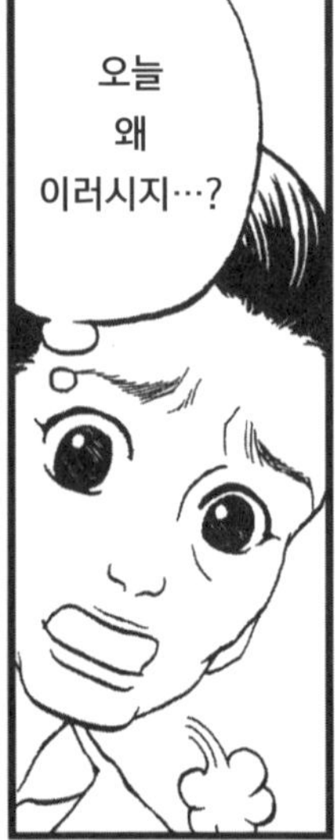

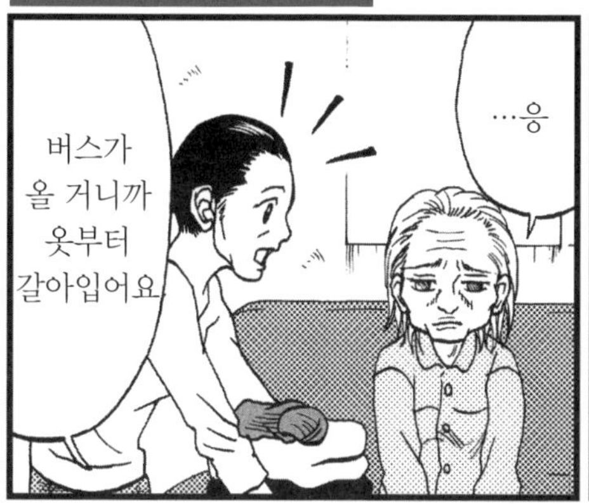
버스가 올 거니까 옷부터 갈아입어요
…응

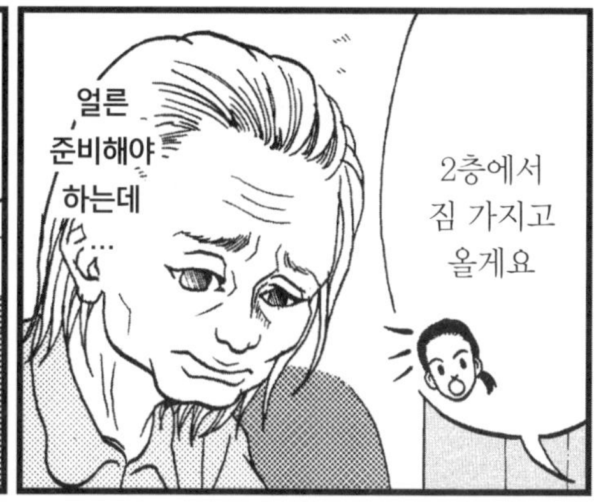
얼른 준비해야 하는데…
2층에서 짐 가지고 올게요

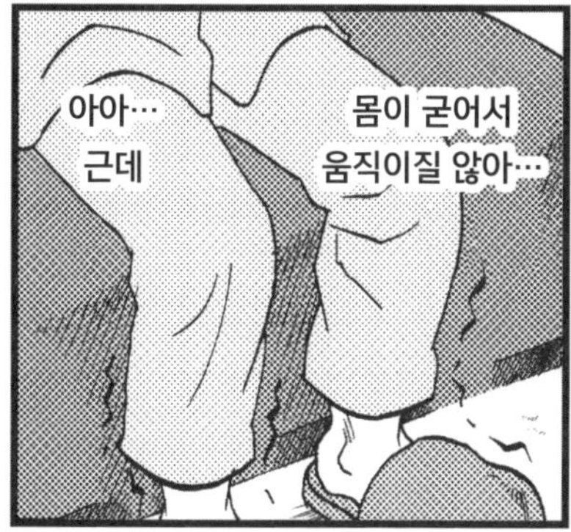
아아… 근데
몸이 굳어서 움직이질 않아…

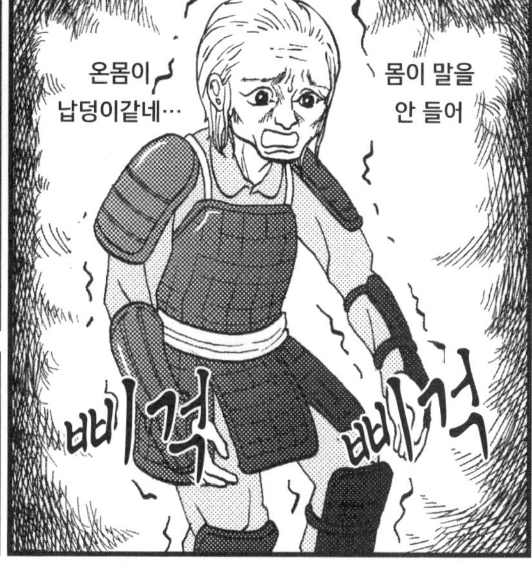
온몸이 납덩이같네…
몸이 말을 안 들어
삐걱
삐걱

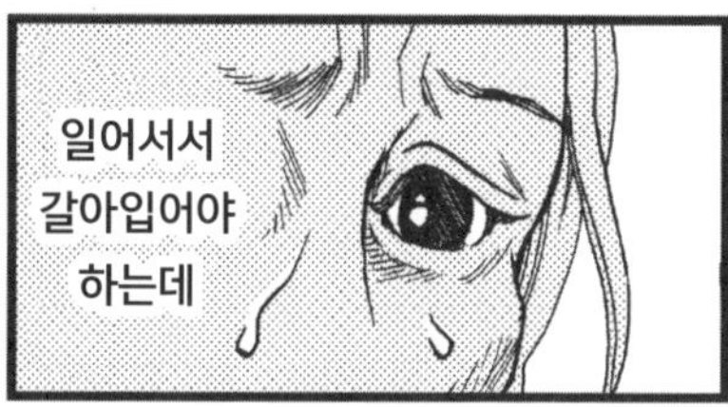
일어서서 갈아입어야 하는데

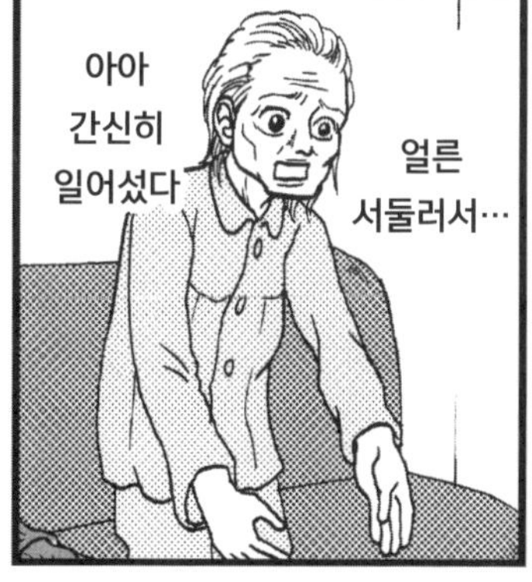
아아 간신히 일어섰다
얼른 서둘러서…

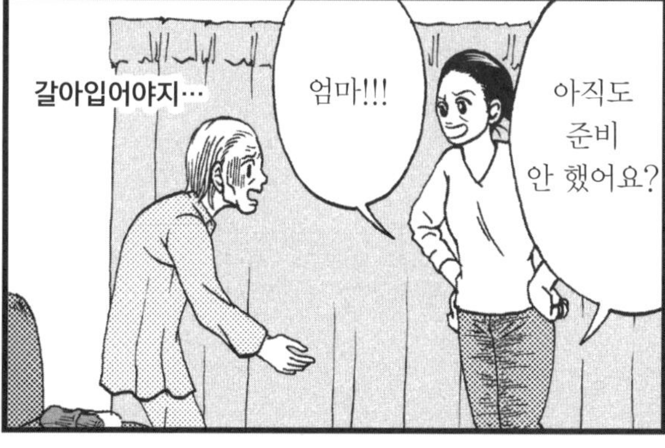
갈아입어야지…
엄마!!!
아직도 준비 안 했어요?

뜻대로 안 되는 몸을 어떻게든 움직이려고 필사적으로 애쓰고 있습니다

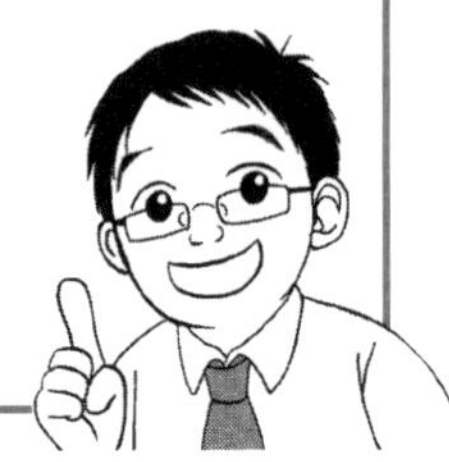

치매에는 여러 종류가 있습니다. 그중 루이소체치매Lewy Body Dementia에서는 앉고 서는 동작이나, 걷는 속도가 느려지는 운동기능 저하가 뚜렷이 나타납니다. 이것은 루이소체치매에서 볼 수 있는 파킨슨 증상의 하나로[파킨슨 환자들에게 주로 나타나며 운동 느림, 경련, 근육 경직 등의 증상이 나타난다-옮긴이 주], 전문적으로는 '납 파이프 강직Lead Pipe Rigidity[파이프를 휘게 할 때처럼 근육을 구부릴 때 지속적으로 저항이 있는 상태-옮긴이 주]'이라고 부릅니다.

이 증상이 생기면 몸속에 파이프가 들어있는 것처럼, 각 관절이 딱딱해져 움직이는 게 힘들어집니다. 앉고 서는 일상 동작은 물론, 몸을 돌리거나 균형을 유지하는 일도 어려워지고, 몸이 구부정해지면서 턱을 내미는 자세가 되기도 하지요.

동작이 느려지면 가족들은 "게으름 부리는 거 아니야?" "대체 왜 시키는 대로 안 하는 거야!" 하고 짜증을 내기도 합니다. 그러나 본인은 '가족에게 피해를 주지 말아야지' '얼른 준비해야지'라고 생각하며 최선을 다해 움직이려 노력합니다. 하지만 몸이 마음대로 되지 않으니 힘이 들고, 파킨슨 증상이 생기면 말도 잘 나오지 않기 때문에 본인의 고통을 상대에게 전할 수 없어 괴로움을 느낍니다. 그러니 행동이 느려도 재촉하거나 옷을 잡아당겨선 안 됩니다. **치매에 걸리지 않은 우리는, 앉고 서고 걷는 동작을 아무렇지 않게 할 수 있으니 당사자의 심경을 이해하기 쉽지 않을 겁**

니다. 하지만 치매를 겪는 사람은 그 당연한 일을 할 수 없기에 더 괴로울 수밖에 없습니다. 그러니 본인이 움직여 준 것에 우선 고마운 마음을 가집시다. 컨디션이 좋을 때는 쇠약해지지 않게 함께 산책을 해보는 것도 추천합니다. 그때 '하나 둘 하나 둘' 하고 구호를 붙여주면 파킨슨 증상이 있는 사람도 걷기가 한결 쉬워집니다.

대응 포인트

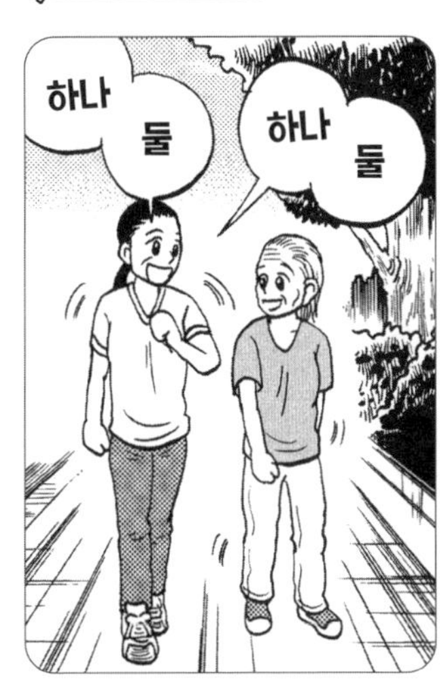

- 치매 당사자가 최선을 다해 몸을 움직이고 있는 것에 감사하는 마음을 갖자.
- 컨디션이 좋을 때, 함께 외출을 해보자. 산책 횟수를 늘려 심신이 쇠약해지는 걸 예방할 수 있다. "하나 둘 하나 둘" 구호를 외치면서 같이 걸으면 치매가 있는 사람도 걷는 것이 한결 수월해진다.

증상 10

「헛것이 보이고 착시가 일어난다」

환시·착시

가족이나 요양보호사가 보는 세계

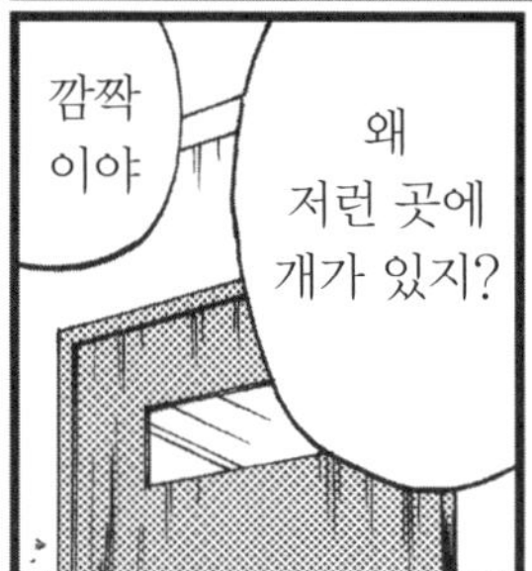

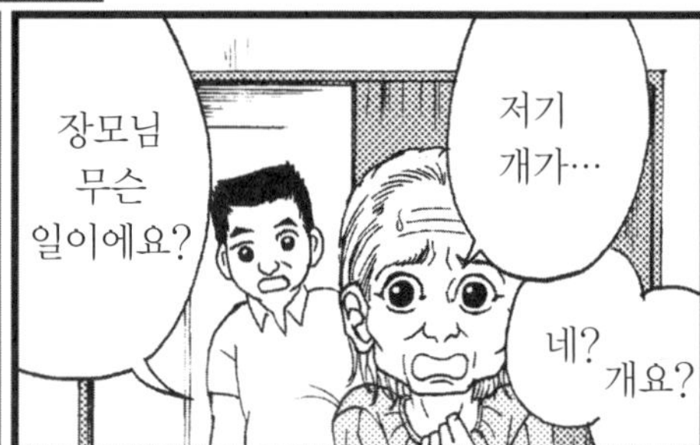

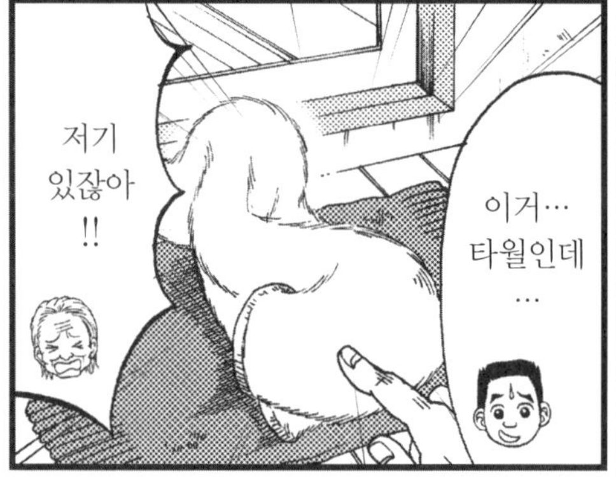

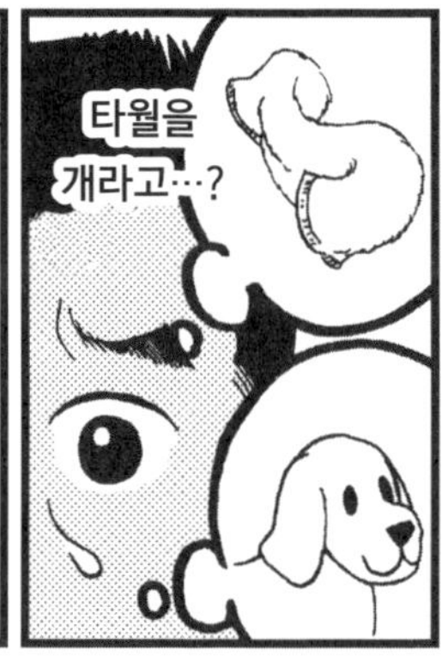

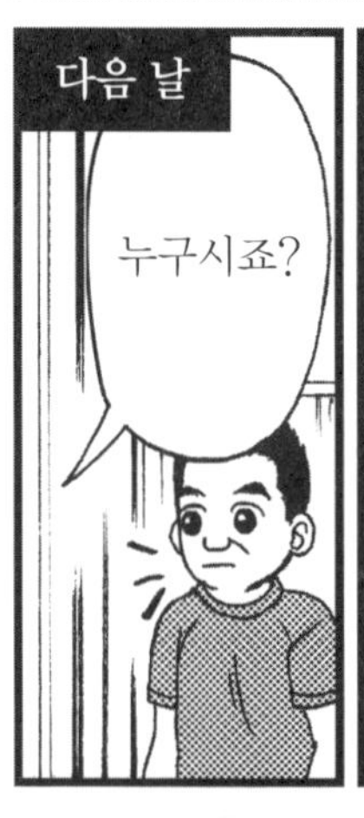

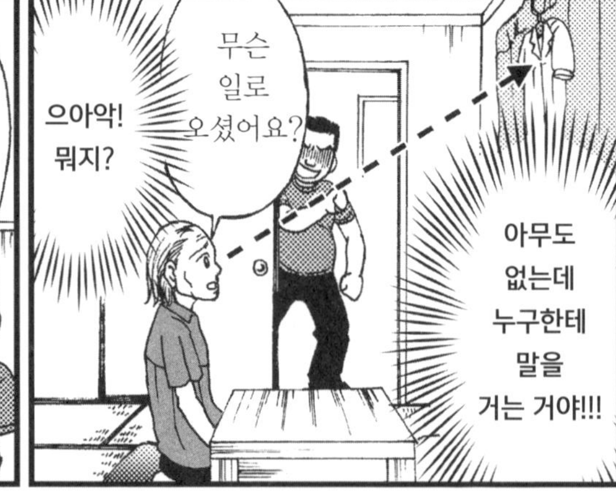

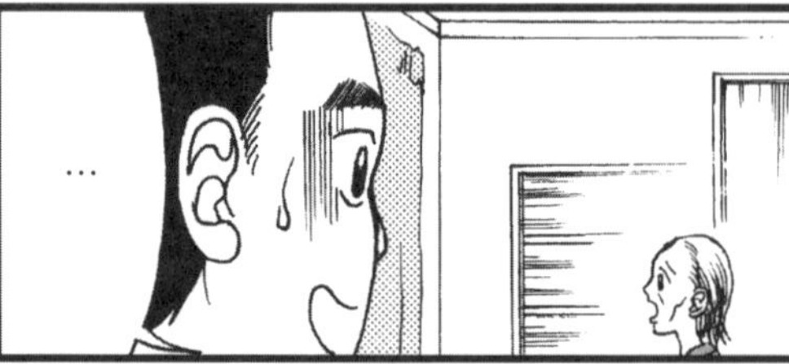

치매가 있는 사람이 보는 세계

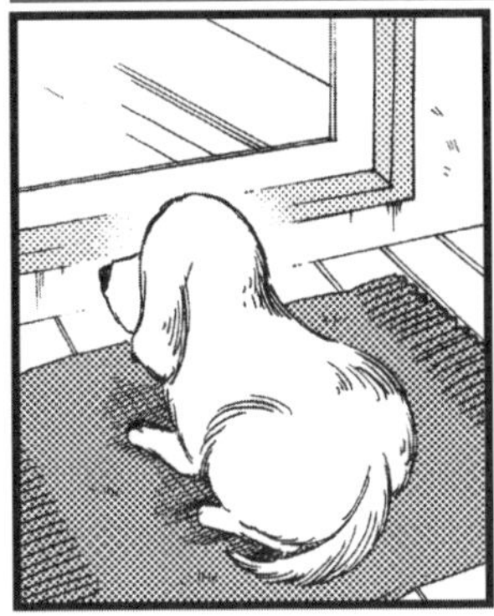

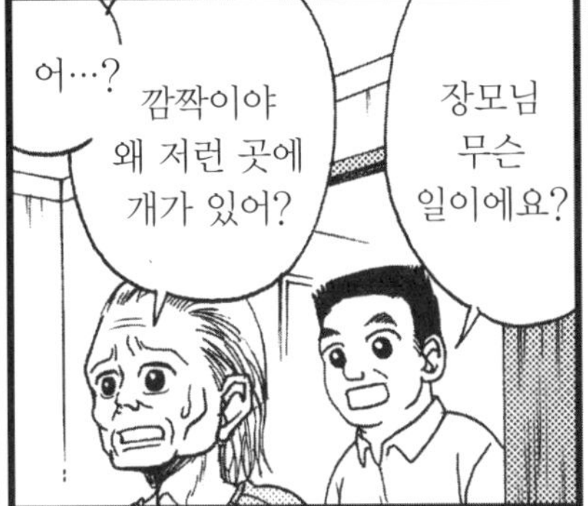

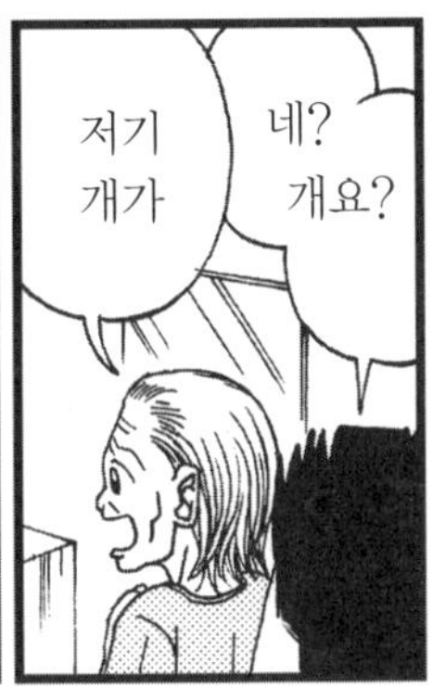

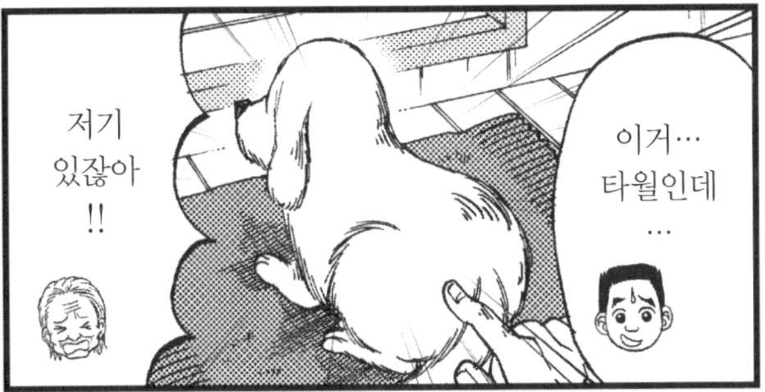

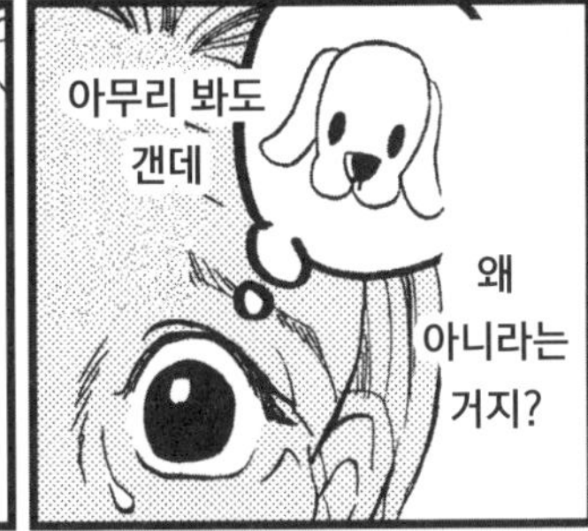

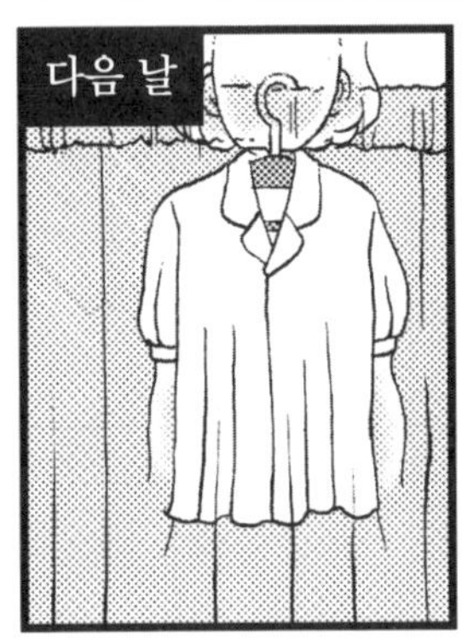

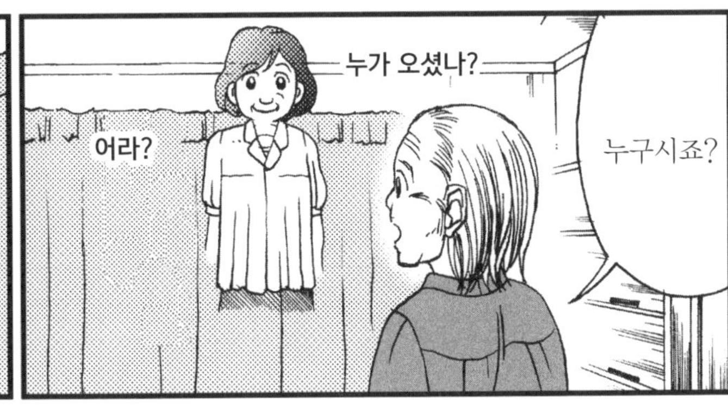

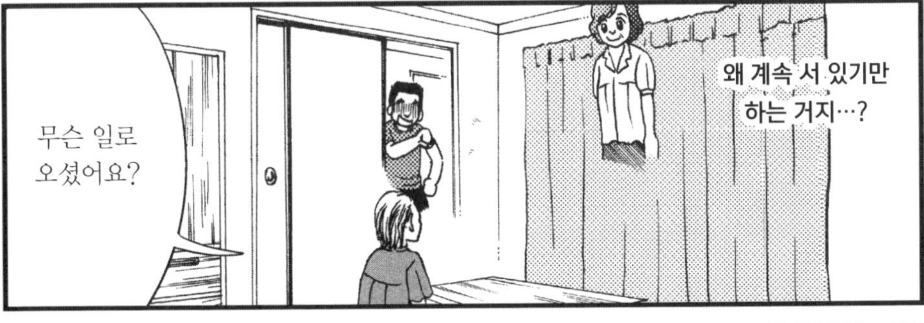

치매로 인한 환각이나 착시는 우리에겐 보이지 않더라도 당사자에겐 실제로 보이는 것입니다

존재하지 않는 것이 보이는 '환시'나 사물이 다른 것으로 보이는 '착시'는 루이소체치매의 대표적 증상입니다. 시각영역을 담당하는 후두엽[대뇌피질의 뒤쪽에 자리하고 있으며 시각 정보를 처리한다-옮긴이 주]이 위축되거나 혈류 장애가 생기면, 실제로 존재하지 않는 사람이나 동물, 풍경이 보이도 합니다. 가정에서는 동그랗게 말린 수건을 개나 고양이로, 옷걸이에 걸린 옷을 사람으로, 콘센트의 코드를 코끼리 코로, 벽지의 무늬를 사람 얼굴로 착각하더라는 이야기가 종종 들립니다.

건강한 사람도 피곤할 땐 착시가 생깁니다. 이때 마음을 가라앉히고 다시 보면 대상을 제대로 인식할 수 있습니다. 그런데 루이소체치매가 생기면, 잠깐 보이기도 하고 지속적으로 보이기도 해서 착시를 되돌리는 것이 쉽지 않습니다. 지금껏 멀쩡히 잘 계시던 분이 허공에 대고 말을 하거나, 수건을 동물로 착각해 겁을 먹는 모습을 가족들이 보면 놀랄 수밖에 없는 것이지요. 하지만 치매가 있는 사람에게는 확실하게 보이는 거라서, 주위에서 "그런 거 없어요"라고 부정해도 의미가 없습니다. 그러니 환시와 착시를 부정하기에 앞서, 당사자에게는 실제로 보인다는 걸 먼저 인식하는 게 중요합니다.

문제는 환각·착시로 인해 공포심과 불안감이 커져서 치매 증상이 악화될 가능성이 있다는 겁니다. 그러니 가족과 요양보호사는, 환시나 착시가

일어나면 "무섭네요" "싫다"라고 말하며 당사자의 기분을 대신 표현하고 공감해 주세요. 부드럽게 쓰다듬어 주는 스킨십까지 더해주면 곧 불안감이 사그라질 겁니다.

착시가 있을 때는 대상에 가까이 가서 직접 손으로 만져보게 해 당사자가 사물을 제대로 인식하게 해주어야 합니다. 이외에도 다른 곳으로 시선을 향하게 하거나 관심을 돌려주면, 환각 증상이 사라지는 경우도 있습니다.

대응 포인트

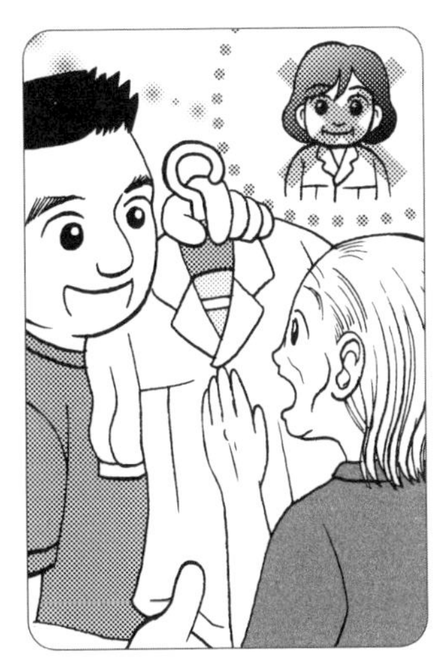

- ▶ 착시 대상에 가까이 가서 직접 손으로 만져 보여주면, 제대로 인식하는 경우도 있다.
- ▶ 환각을 무서워할 때는 "무섭네요" "싫다"라고 말하며 당사자의 기분을 대신 표현하고 공감할 수 있도록 노력하자.

증상 11

「심한 말을 하고 때린다」

폭언·폭력

가족이나 요양보호사가 보는 세계

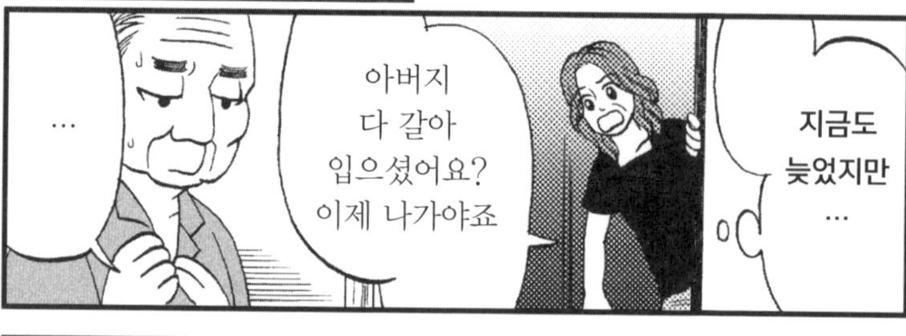

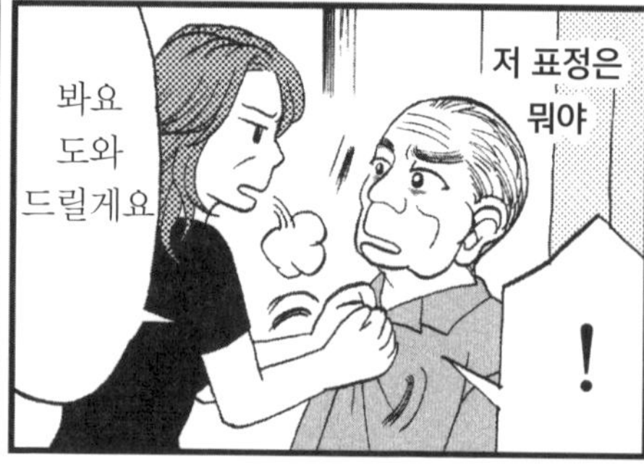

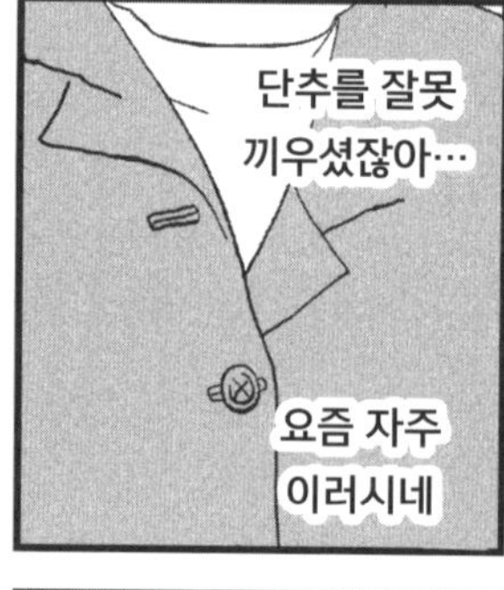

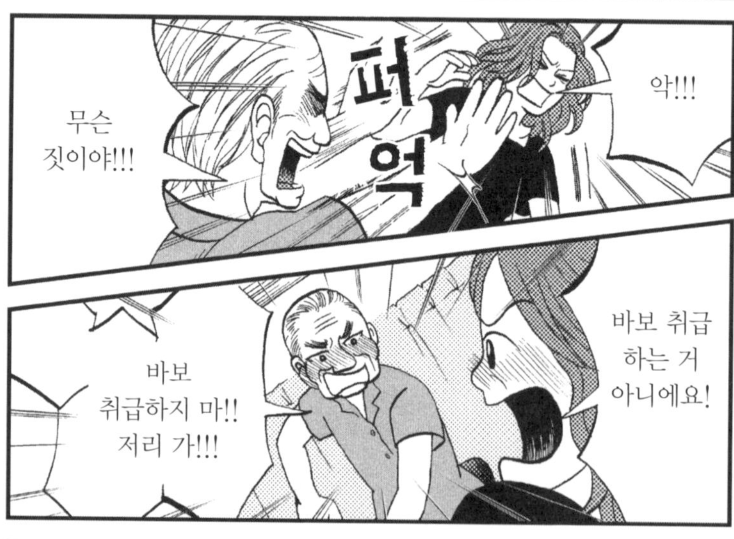

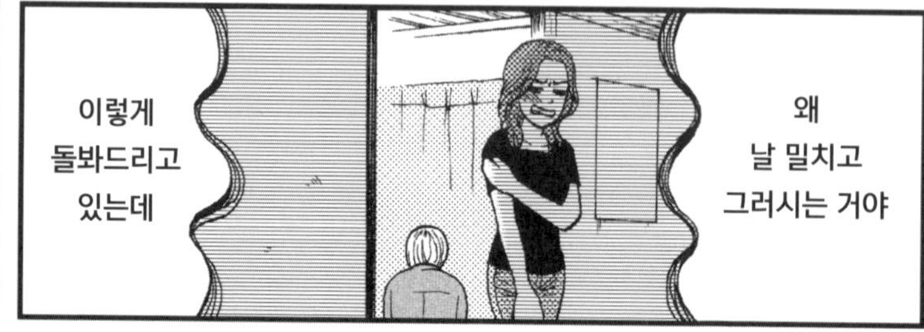

치매가 있는 사람이 보는 세계

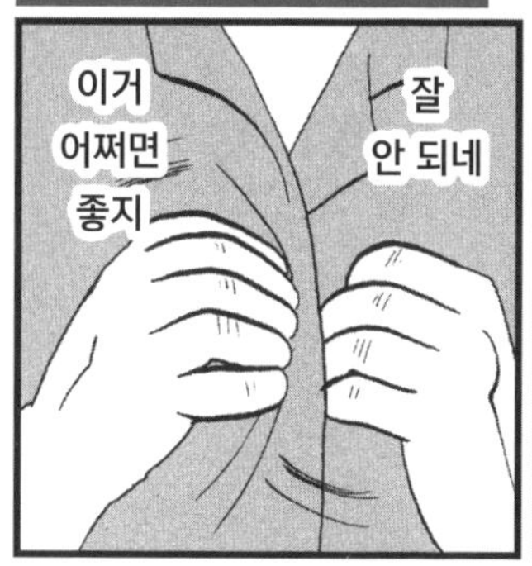

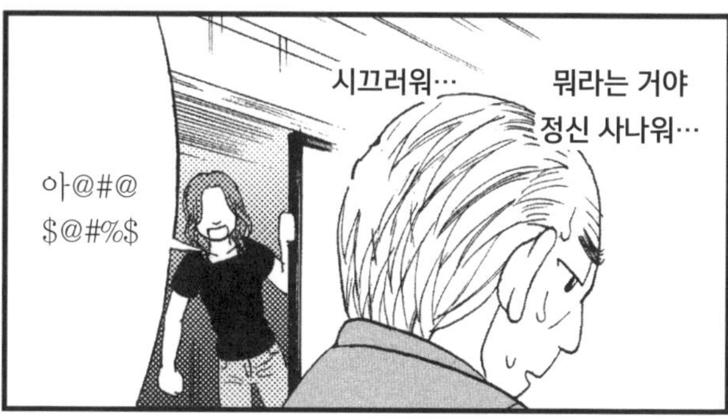

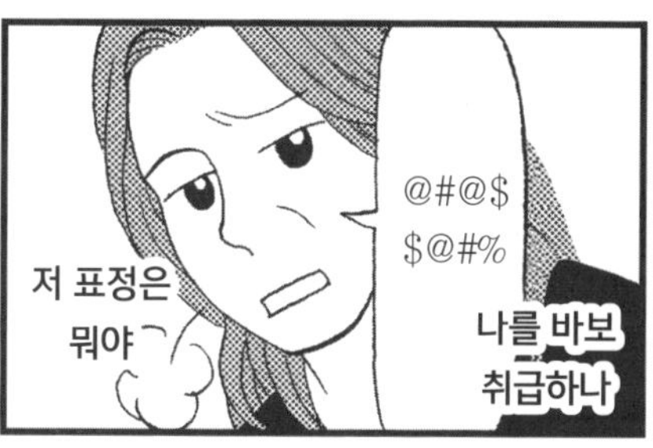

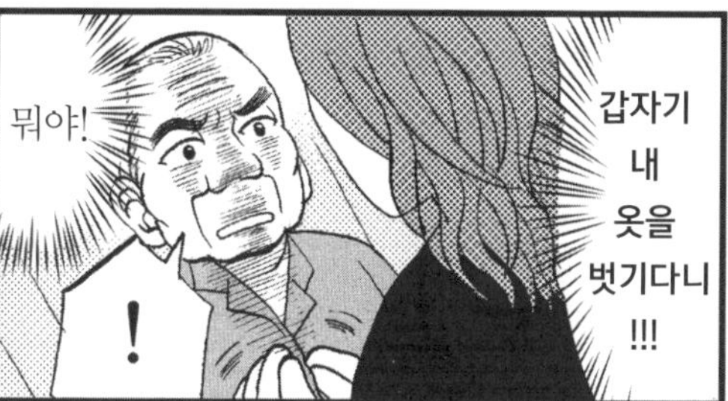

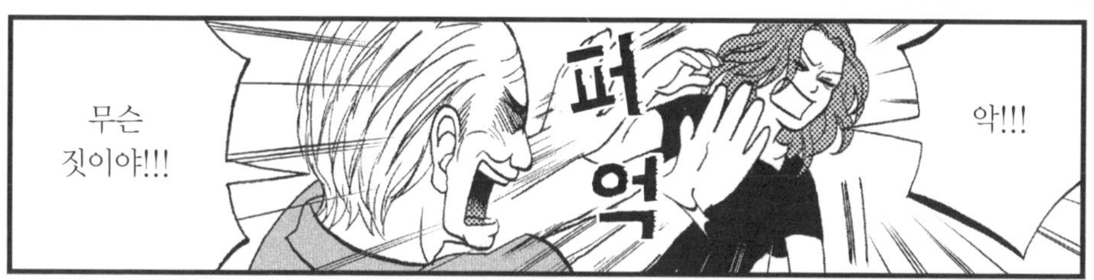

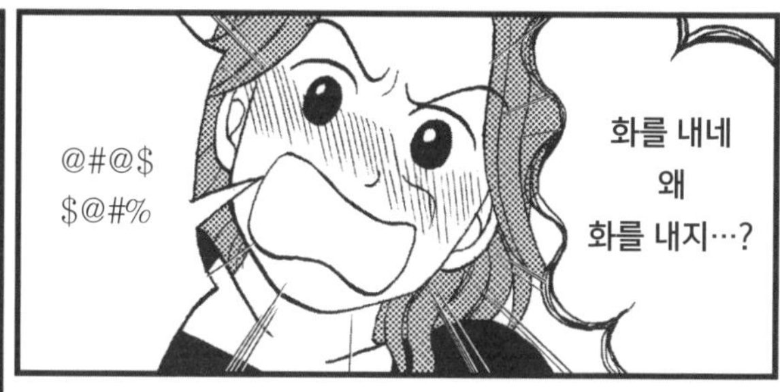

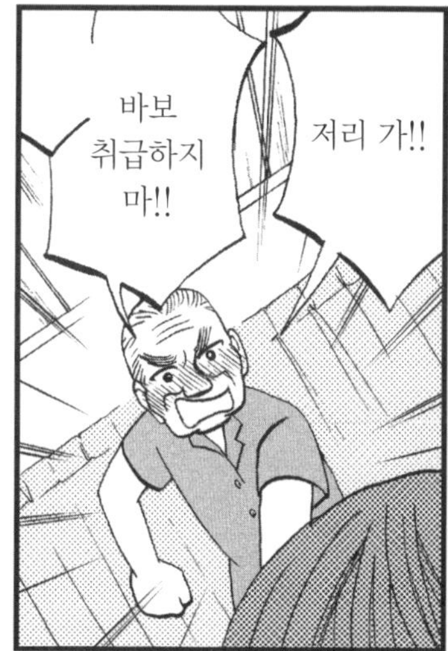

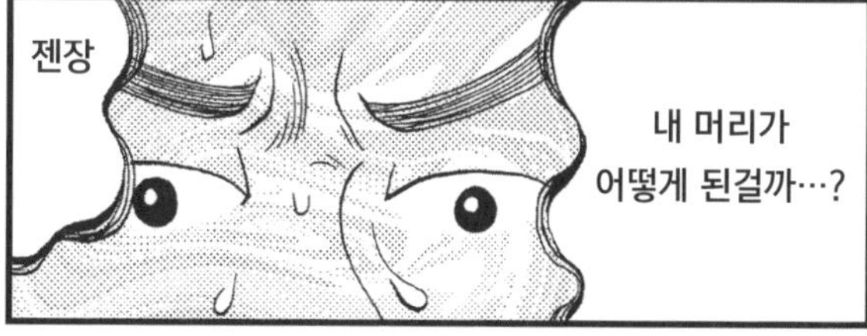

알츠하이머치매가 진행되면 혼란은 커집니다

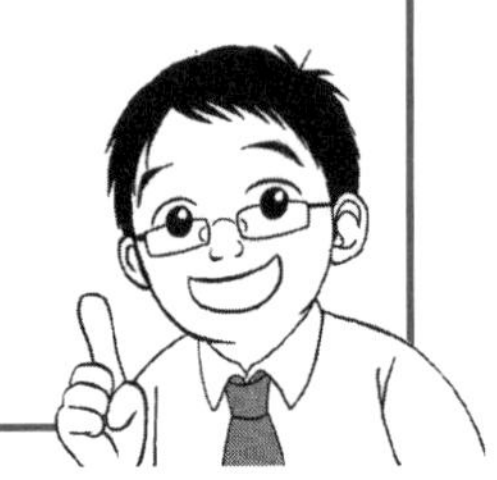

폭언이나 폭력은 가족이나 요양보호사에게 큰 고통을 줍니다. 폭언·폭력은 다양한 이유가 결합되어 일어나지만, 특히 일어나기 쉬운 시기가 있습니다. 알츠하이머병이 중고도까지 진행됐을 때, 전문적으로는 알츠하이머치매 진행측정지표(FAST Functional Assessment Staging Test[배리 라이스버그가 개발한 치매 평가도구. 크게 1~7단계로 구분하며 가장 심각한 단계가 '7'이다. 국내에서는 마찬가지로 라이스버그가 개발한 GDS Global Deterioration Scale를 사용하며 이밖에도 MMSE, CDR 등의 치매 평가도구가 있다-옮긴이 주]) '6'으로 분류되는 시기(FAST6)입니다. 이 시기는 옷을 입고 벗기 힘들 뿐만 아니라 목욕과 배설을 할 때도 도움이 필요합니다. 언어 이해도 더욱 어려워지지요.

앞의 사례에서는 그런 상황에서 가족이 옷 갈아입는 것을 도와주는 모습입니다. 치매에 걸린 아버지는 딸이 질린 듯 한숨을 쉬며 갑자기 옷을 벗기려 든다고 느꼈습니다. 그래서 당황하고 상처받아 생각할 겨를도 없이 폭력과 폭언으로 이어졌지요. 당사자가 이유 없이 때리고 난동을 부린 건 아니지만 돌보는 사람 입장에서는 당혹스러울 수밖에 없는 상황입니다. 열심히 돌보는 사람일수록 치매 당사자에게 맞거나 폭언을 들으면 괴로울 수밖에 없겠지요.

그렇지만 당사자도 증상이 진행되어 더 혼란스러워졌고, 자존심에 쉽게 상처를 입게 됐다는 걸 유념해 주세요. 이 시기에 치매가 있는 사람은, 상황을 이해하기 위해 상대방의 표정이나 분위기, 말투에 더 민감해집니다.

그러니 당사자를 대할 때는 웃는 얼굴과 부드러운 말투 외에도, '이 설명이 전해질까? 이 말을 하면 괜찮을까?' 생각하며 섬세하게 배려해 주세요. 또 어떤 계기로 폭언·폭력이 일어났는지 되돌아보고, 당사자가 혼란스러워하기 쉬운 상황에서는 더 신중하게 도와줍시다.

치매는, 상태가 좋은 날, 나쁜 날은 있어도 근본적인 개선은 어렵습니다. 어제 됐던 일이라고 오늘도 된다고 할 수 없고, 오히려 안 되는 일이 더 늘어나기도 하지요. 그러니 '치매와 함께 잘 살아갈 수는 있지만 치매의 진행을 영구적으로 막을 수는 없다'는 것을 받아들이고, 치매 당사자에게도 돌보는 자신에게도 관대해질 필요가 있습니다.

대응 포인트

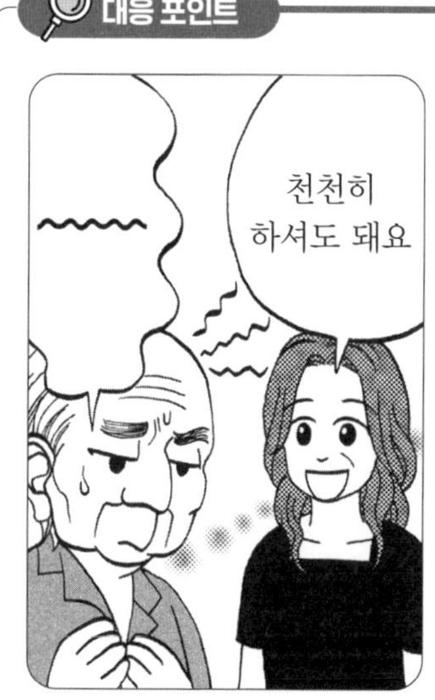

- 폭언과 폭력이 늘어날 때는 증상이 중증으로 가는 시기일 수 있다. 치매 당사자는 상대의 표정이나 분위기, 말투에 더 민감해져 있기 때문에 온화한 미소와 말투, 섬세한 배려가 필요하다.
- '치매의 진행을 영구적으로 막을 수는 없다'는 것을 받아들이자.

증상 12

「변을 옷에 문지른다」

농변

가족이나 요양보호사가 보는 세계

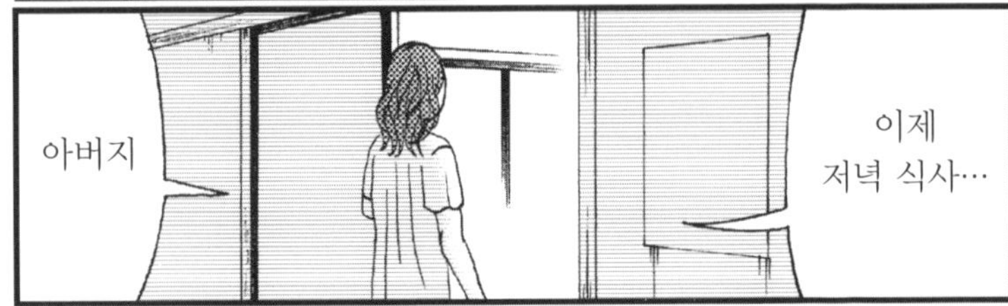

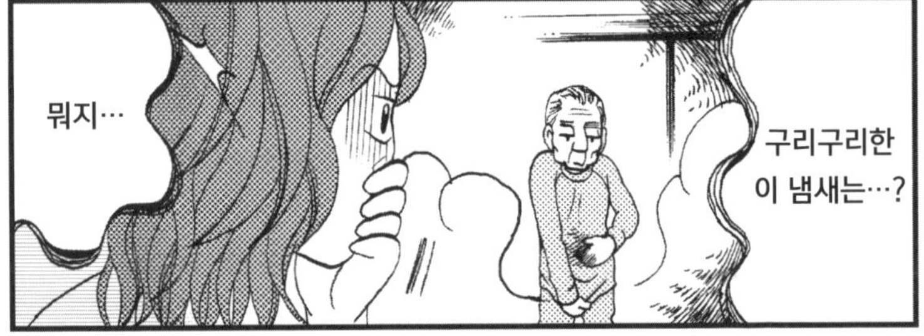

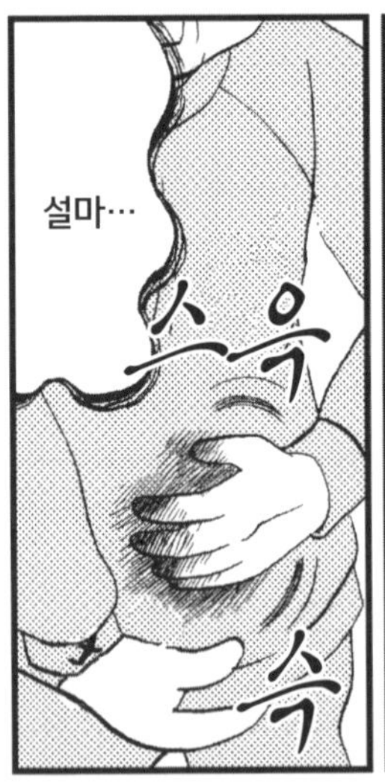

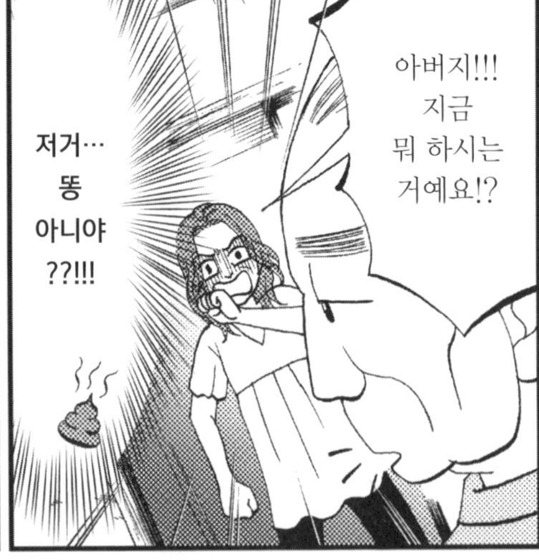

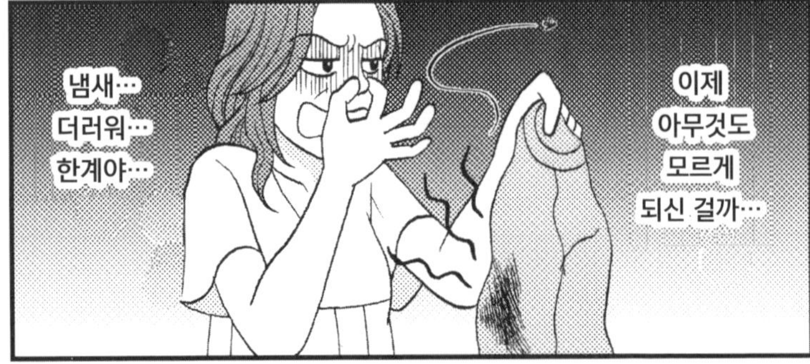

치매가 있는 사람이 보는 세계

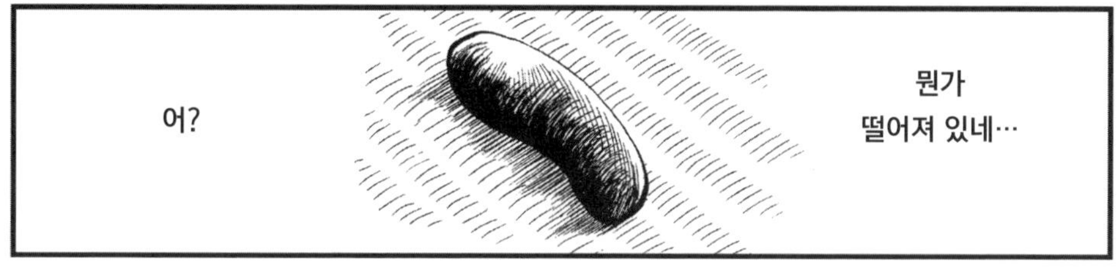

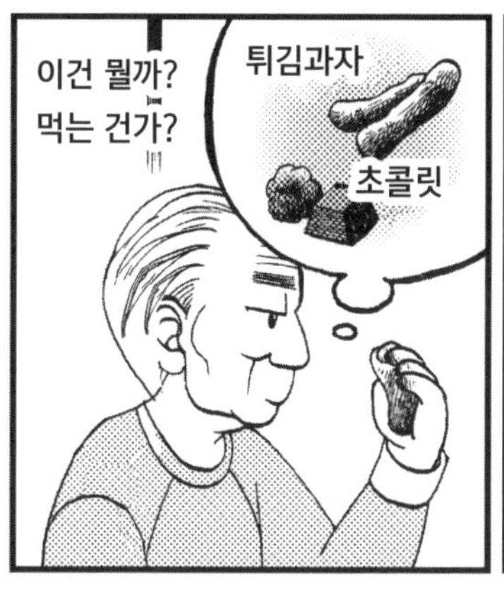

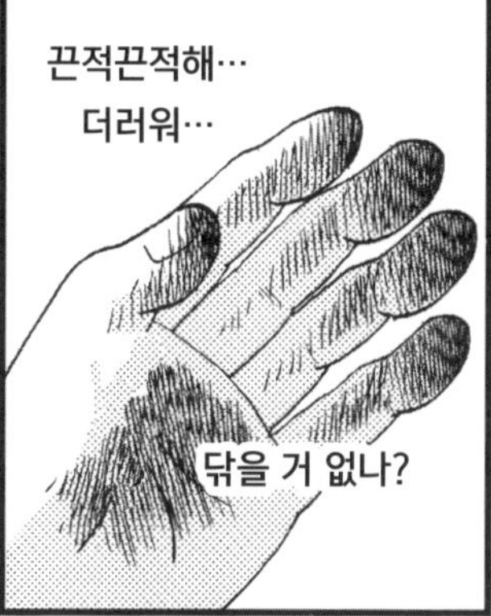

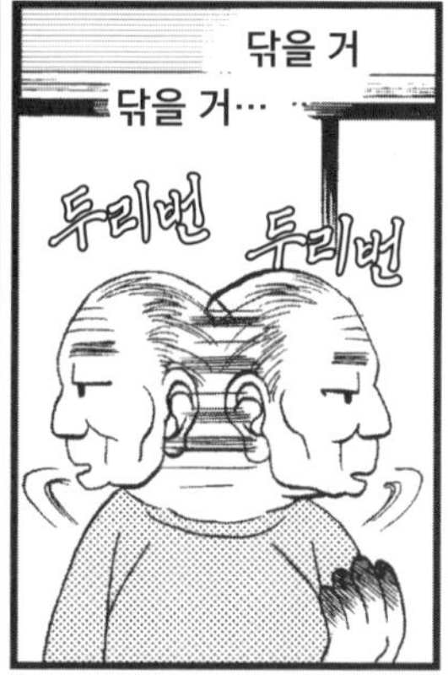

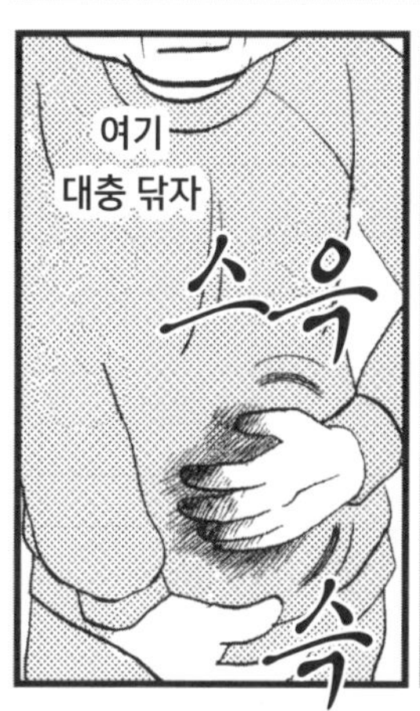

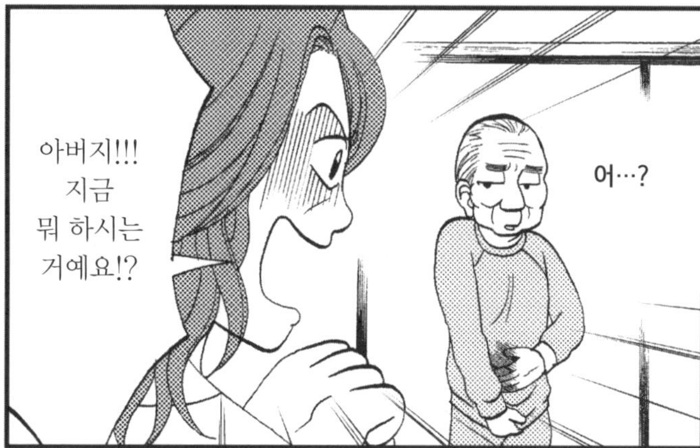

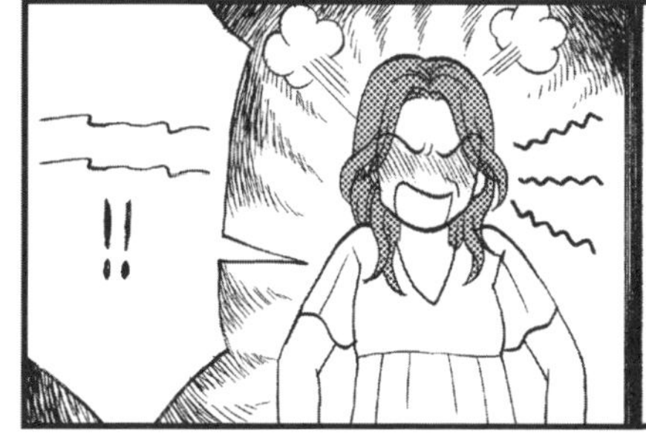

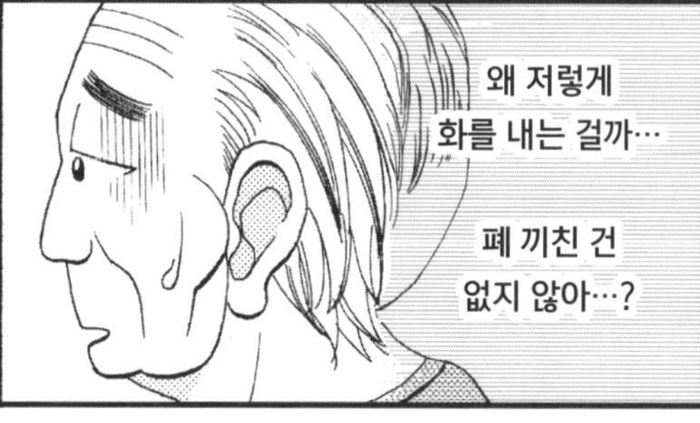

변을 변이라고 인식하지 못하고 다른 사물로 오인했을 가능성이 있습니다

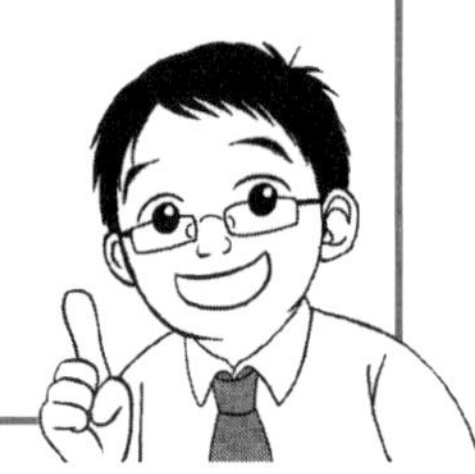

농변弄便은 자신이 배설한 대변을 손으로 만져보거나 벽이나 옷에 바르는 행위를 말합니다. 악취도 나고 비위생적이기 때문에 가족에겐 부담이 되고, 그 장면을 보는 것도 큰 충격입니다.

농변도 폭언, 폭력과 마찬가지로 알츠하이머치매가 중증화되는 시기(FAST6)에 많이 나타나는 증상입니다. **농변은 주로 '변을 변'이라고 인식하지 못하기 때문에 발생하는 행동이라고 추측됩니다.** 알츠하이머치매에 걸리면 특히 후각이 약해집니다. 변 냄새를 인식하지 못하고, 다른 사물로 오인하는 것입니다. 변이 변기 안에 있으면 제대로 인식할 수 있을지도 모릅니다. 하지만 바닥에 있으면 모양이 비슷한 초콜릿이나 튀김과자 같은 것으로 오인할 가능성이 있습니다. 그러면 변을 입에 넣는 것도 생각할 수 있겠지요.

앞의 만화는 치매가 있는 주인공에게 변실금[본인의 의지와 관계없이 대변이 나오는 현상-옮긴이 주]이 있어서 바닥에 변을 떨어뜨렸고, 그것을 본인이 발견한 상황인 듯합니다. 괄약근이나 장이 약해지면 변실금이 생기기 쉽습니다. 흘러나온 변을 변이라고 인식하지 못하고 손을 댔다가, 더러운 걸 알고 어떻게 할까 고민하다가 본인 옷에 닦은 것이지요.

요양보호사는 배설 실수를 보면 우선 "시원하게 보셔서 다행이네요"라고 말을 걸도록 하고 있습니다. 치매가 있는 사람은 장 기능도 여의치 않아 변비에 걸리기 쉽습니다. 복통이나 잔변감 등으로 스트레스를 받는 사람들이 많기 때문에, 농변이 있다고 해도 변이 나온 것 자체는 기뻐할 일이기 때문입니다.

하지만 가족은 받아들이기 어려울지도 모릅니다. 화가 나서 나무라도, 본인은 변이라고 인식하지 못하기 때문에, 왜 화를 내는지 이해하지 못합니다. '갑자기 혼났다'라는 불쾌감만 강하게 남아 오히려 역효과를 불러올 수도 있는 일이지요.

돌봄이 힘들 때는 고민을 혼자 떠안지 말고 누군가에게 반드시 상담을 받아볼 것을 권장합니다. 또 배설은 밀실에서 하는 행위이기 때문에, 당사자가 혼자 불안해하지 않도록 말을 걸어주는 것이 좋습니다.

대응 포인트

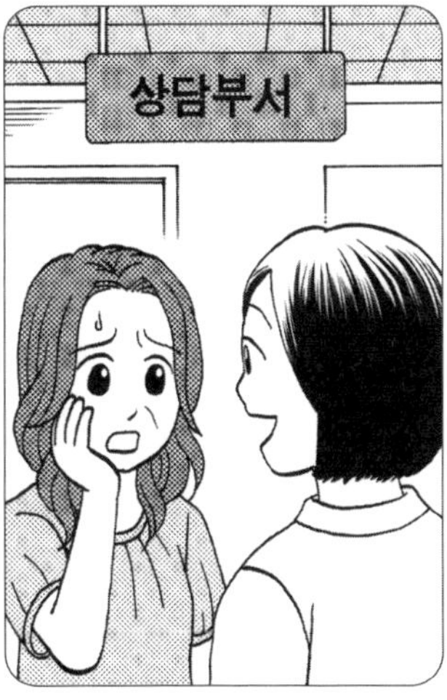

- ▶ 화가 나서 비난해도, 치매 당사자는 자신이 왜 혼나는지 이해하지 못하기 때문에 역효과가 날 가능성이 있다. 질책하지 않도록 신경 써야 한다.
- ▶ 돌봄 스트레스가 쌓이고 괴로울 때는 혼자서 참지 말고 누군가에게 상담을 받아보도록 한다.

증상 13

「위험한데도 운전을 그만두지 않는다」

자동차 운전 문제

가족이나 요양보호사가 보는 세계

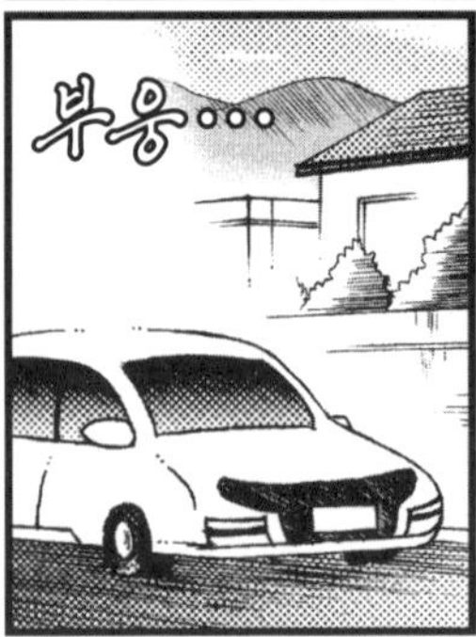

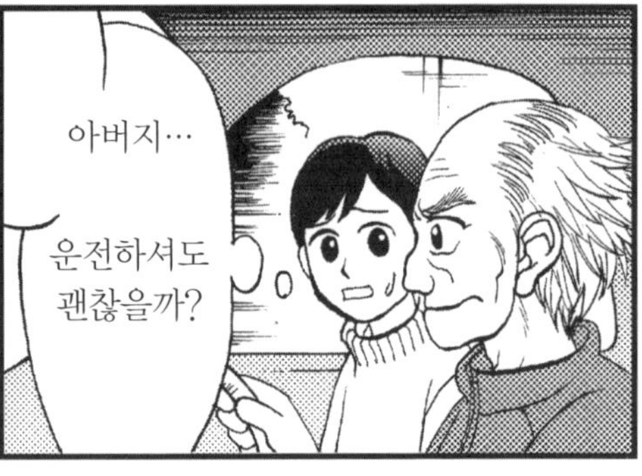

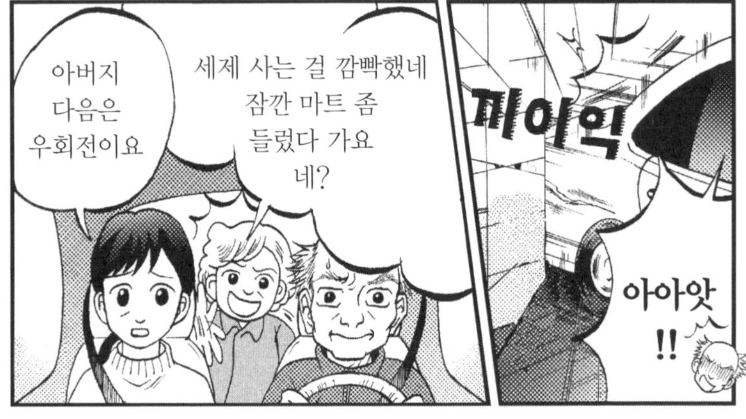

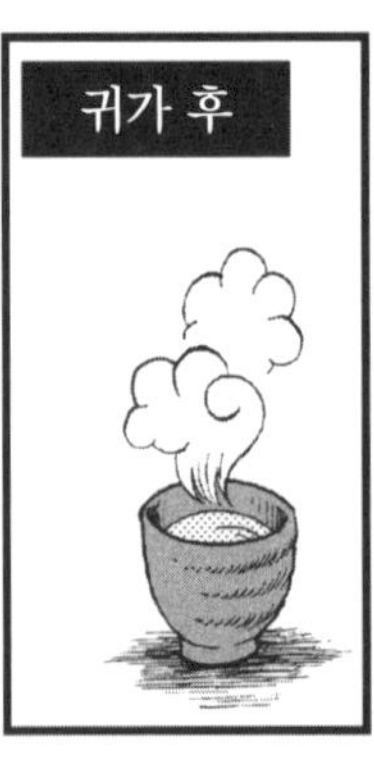

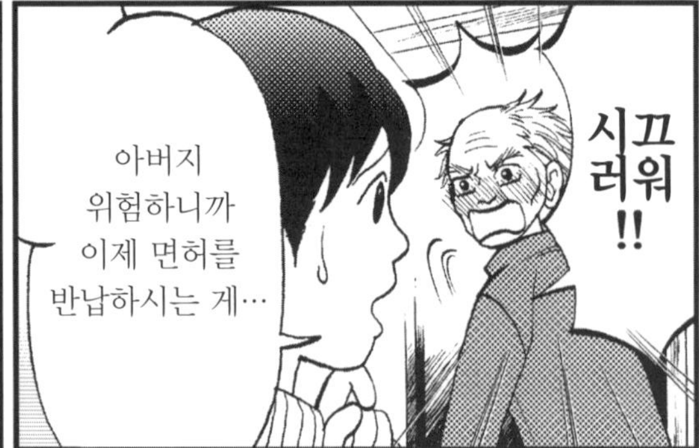

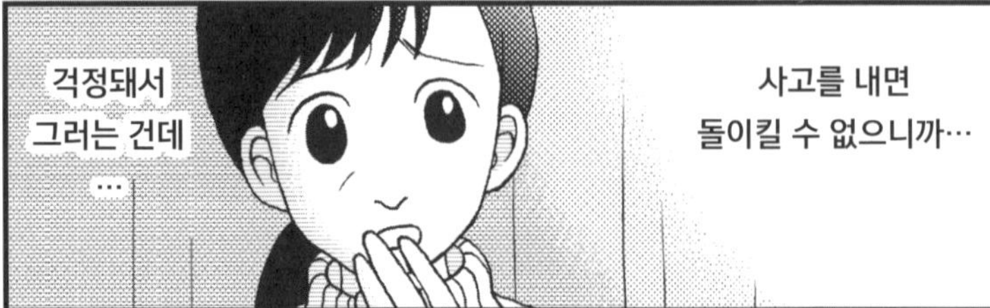

치매가 있는 사람이 보는 세계

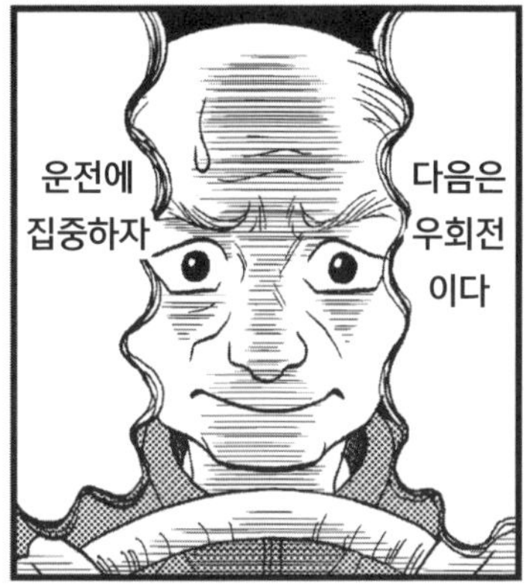

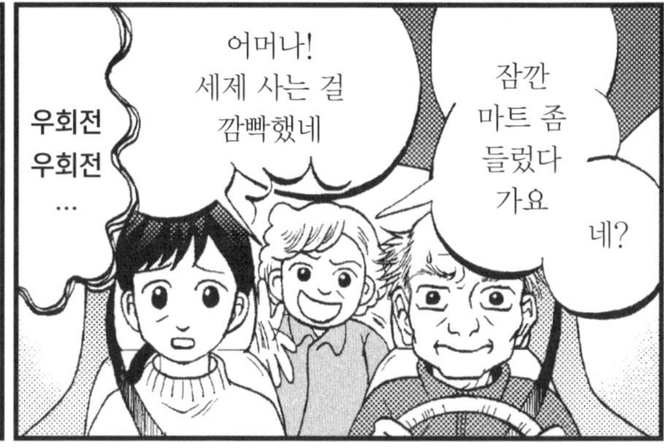

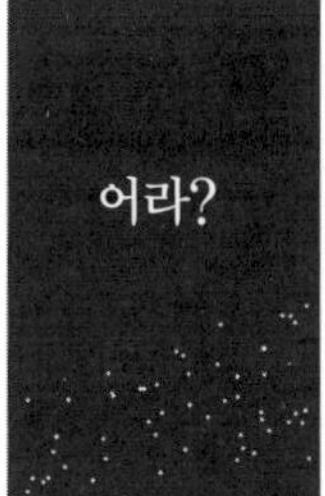

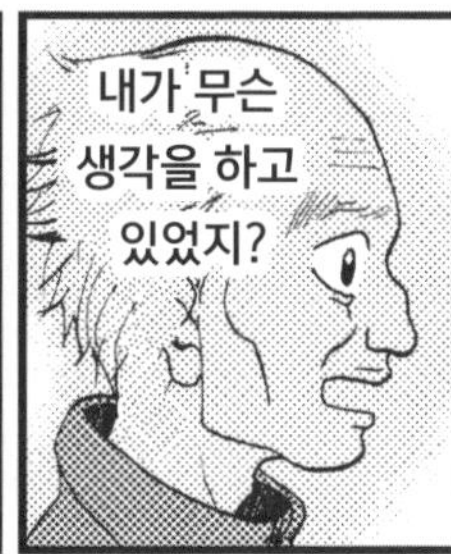

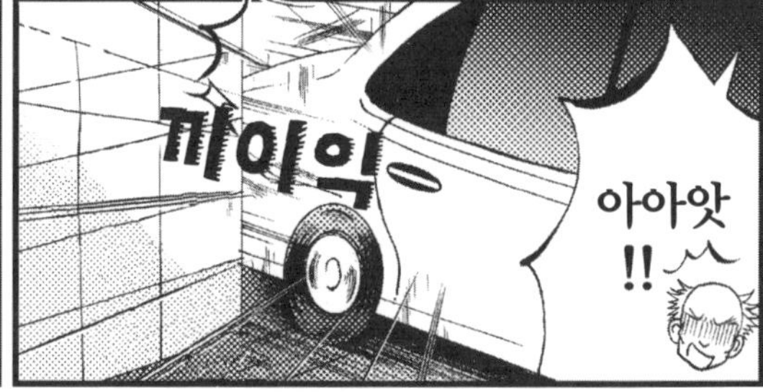

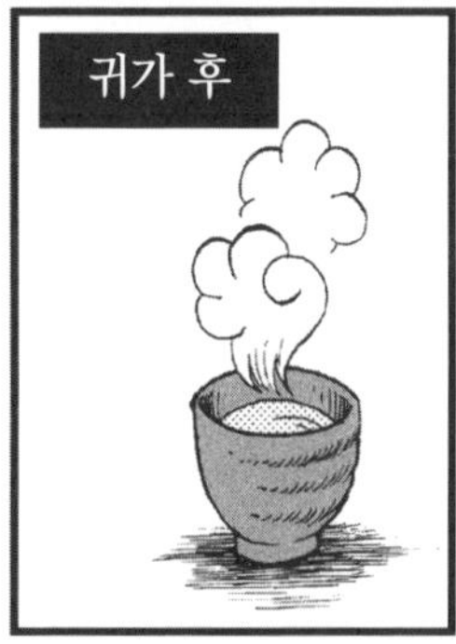

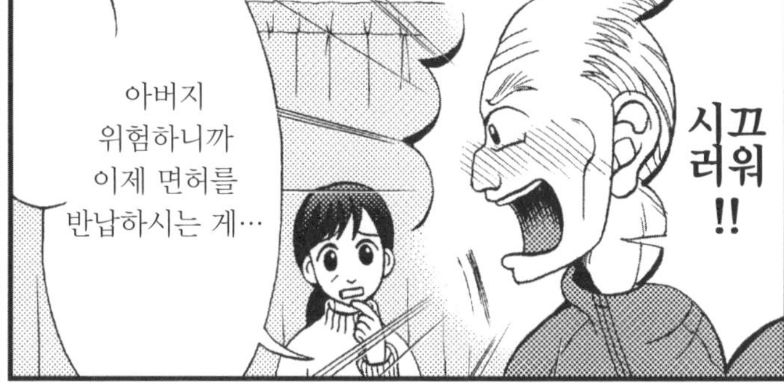

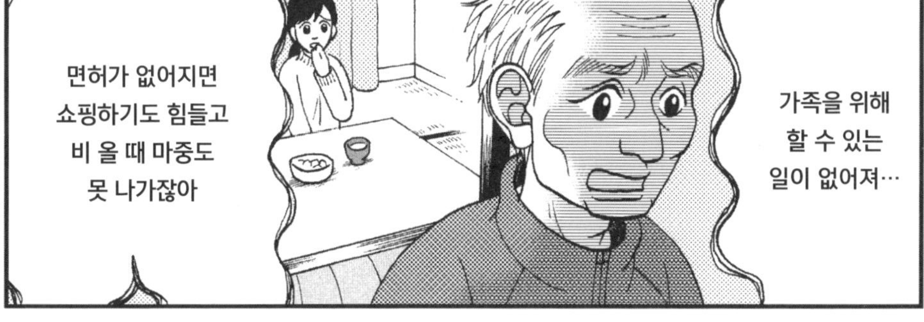

한 달에 한 번 정도 차체에 흠집은 없는지 확인해 봅시다

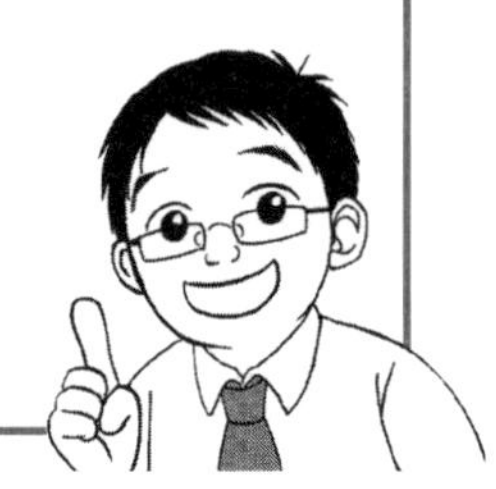

최근 고령 운전자의 교통사고가 사회적 문제가 되고 있습니다. 여러분 중에도 '나나 가족이 혹시 큰 사고를 일으키진 않을까' 하고 걱정하는 분들이 계시겠지요.

고령 운전자 사고는 액셀러레이터와 브레이크를 착각하거나 브레이크를 제때 밟지 못할 때, 한눈을 팔거나 목적지가 생각나지 않는 경우, 운전 조작이 뜻대로 안 될 때 등 다양한 상황에서 일어납니다. 차량 운전은 보행자나 마주 오는 차에 신경을 쓰면서, 도로 상황에 따라 적절하게 판단하고, 보행자와의 거리나 차간거리를 파악해야 하지요. 한 번에 여러 가지 일을 해야 합니다.

나이가 들어 뇌기능이 약해지면 많은 일을 동시에 처리하는 '멀티태스킹' 능력이 떨어집니다. 그래서 앞의 사례와 같이 운전 중에 말을 걸면, 그 상황을 대처를 할 수 없게 돼 사고를 일으킬 가능성이 높아지는 것이지요. 그러니 가족 중 치매가 있는 사람의 운전이 걱정된다면 한 달에 한 번 정도 차 상태를 점검하고 긁힌 자국이나 찍힌 자국은 없는지 꼭 확인을 해볼 필요가 있습니다. **특히 차체 측면과 후방 외에, 운전할 때는 잘 보이지 않는 조수석 방향에 흠집이 생기기 쉽습니다. 찍히고 긁힌 자국이 있다면 '운전 자제'를 생각해 봐야 합니다.**

최근에는 운전면허증을 자진 반납하는 사례도 늘고 있습니다. 다만 현재 60대 이상 남성들은 차에 대한 애착이 강하고, 집안 대소사에서 운전이 차지하는 비중도 크기 때문에, 반납을 종용하면 자존심에 상처를 입기도 합니다. 또 교통이 편리한 지역이면 모를까, 지역에 따라 차가 없으면 쇼핑이나 병원 통원이 어려워지기도 합니다. 그러면 생활이 불편해지고 삶의 질이 떨어질 수밖에 없게 되겠지요.

면허 반납 여부는 차가 없어졌을 때의 장단점을 잘 생각해서 의사와 상담 후 신중하게 결정하시길 바랍니다.

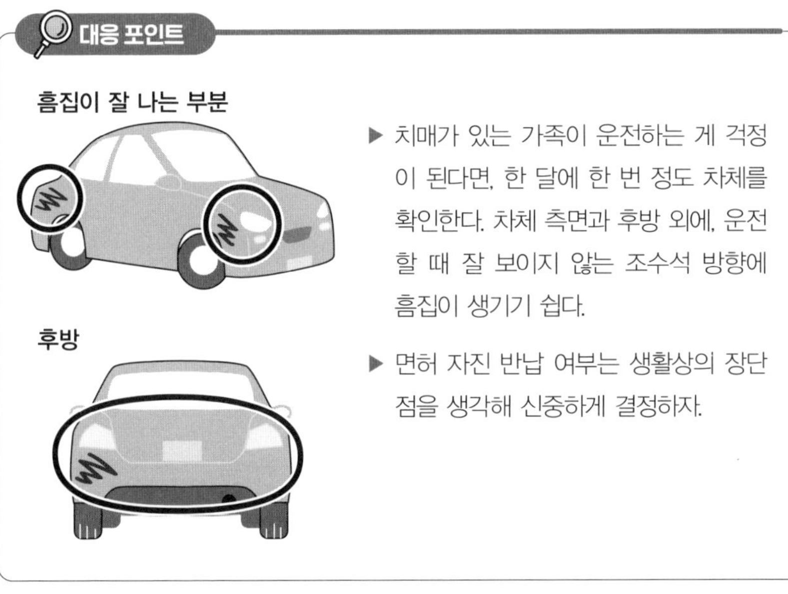

증상이 악화되는 마이너스 4단계

치매 때문에 기억력이 약화되면 본인은 '뭐라고 하는지 잘 들어야지' '그 얘길 했던가?' 하고 불안한 마음으로 지내게 됩니다. 치매가 있는 사람이 계속 되물을 때 "여러 번 말하게 하지 말아요" "전에도 말했잖아요" 하고 꾸짖거나, "예, 예" 하고 대충 대답하면 당사자의 불안은 해소되지 않습니다.

'불안'이 해소되지 않으면, **'불만'**이 쌓이고, 결국 주위 사람에게 **'불신'**을 갖게 됩니다. 그러다 결국 **'불온**[체제에 순응하지 않고 맞서는 성향—옮긴이 주]' 상태가 되면 돌봄 거부나 폭언·폭력 같은 치매 행동·심리증상으로 나타나지요.

행동·심리증상은 이처럼 불안 → 불만 → 불신 → 불온이라는 마이너스 4단계를 거쳐 악화됩니다.

여기서 짚어두고 싶은 것은 4단계의 진행 과정에서 치매가 있는 사람이 일으킨 건 '불안'뿐이라는 점입니다. 불만 → 불신 → 불온으로 진행되는 원인은 오히려 돌보는 쪽에서 제공할 때가 많습니다. 물론 가족이나 요양보호사가 상황에 맞게 적절히 대응한다면, '불온'으로 이어지는 것을 막을 수 있습니다.

역으로 증상이 격하게 나타나는 건, 불안감이 크기 때문이라고 할 수도 있겠지요. 그렇기에 적절한 돌봄과 의사소통을 통해 치매 당사자의 불안을 제거하는 것이 매우 중요합니다. 치매에 걸렸다 해도 일상생활의 불안을 해소하면, 불만 → 불신 → 불온으로 진행되는 걸 막을 수 있습니다. 불안을 해소하려면, 당사자가 일상에서 마음을 푹 놓고 **'안도'**할 수 있는 순간을 만드는 것이 중요합니다. 안도하는 순간이 늘어나면 그것이 **'안심'**이 되고 안심이 정착되면 **'안착'**이 되고, 최종적으로는 **'안온'**에 이릅니다.

그러면 치매가 있어도 아무 일 없이 평온하게 생활할 수 있고, 행동·심리증상도 막을 수 있습니다.

증상 악화 단계

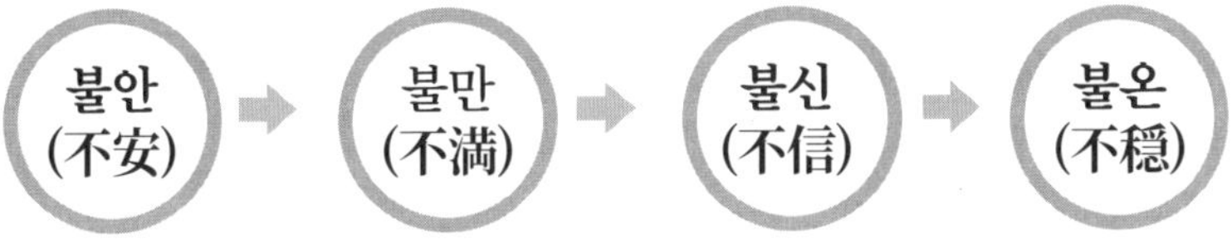

불안(不安) → 불만(不滿) → 불신(不信) → 불온(不穩)

증상 회복 단계

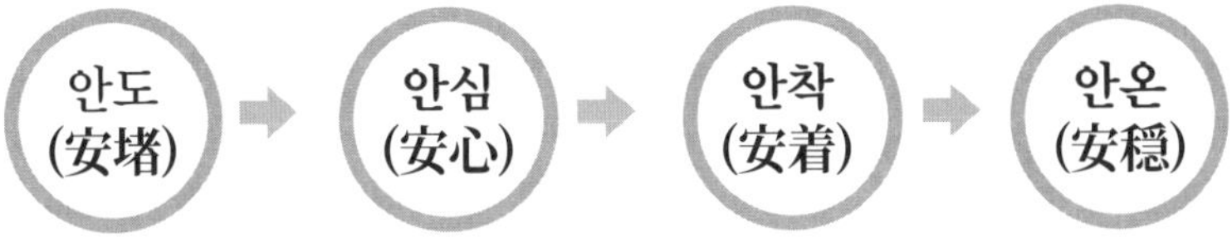

안도(安堵) → 안심(安心) → 안착(安着) → 안온(安穩)

가족과 요양보호사의 정신적 여유와 대응 시간의 관계

치매 돌봄의 좋고 나쁨은 정신적 여유와 대응 시간에 따라 크게 좌우됩니다. 여유나 시간이 없다고 잘못 대응하면 치매가 있는 사람에게 불안을 안겨주지요. 결국 불만 → 불신 → 불온으로 진행되어 치매 행동·심리증상이 강하게 나타납니다. 예를 들어 식사하고 식기를 모두 치운 다음에 치매가 있는 사람이 "밥을 못 먹었다"고 호소한다면 적절한 대응 방법을 생각해야 합니다. 주로 다음의 여섯 가지의 방식을 취해볼 수 있습니다.

①"무슨 말씀하시는 거예요. 아까 드셨잖아요"라고 사실대로 말하고 강하게 부정하는 **'완전 부정형'**

②"그래요? 드셨을 거예요"라며 타이르는 **'온화한 부정형'**

③"네, 네, 그렇죠"라면서 부정하지는 않지만 무시하는 **'방치형'**

④"보세요. 아까 드실 때 쓴 밥그릇이에요"라는 식으로 차분하게 설명하며 타이르는 **'설명형'**

⑤"이거라도 드셔보세요" 하고 먹을 걸 내오는 **'무책임 수용형'**

⑥"뭘 드시면 배가 부르겠어요? 알려주세요"라며 이야기를 듣고 의사소통의 실마리를 함께 생각하는 **'다가서는 공감형'**

이 중에서 가족과 요양보호사가 정신적 여유도 대응할 시간도 없다면 완전 부정형이나 방치형, 무책임 수용형으로 치매 당사자를 대하게 됩니다. 어느 정도 정신적 여유나 시간이 있어도 온화한 부정형이나 설명형이 되는 사람들이 많습니다.

그러나 이렇게 대응하면 치매가 있는 사람의 불안은 커지고, 행동·심리증상이 심해질 가능성이 높아집니다. **'나는 식사를 한 걸까' 싶어 불안**

하기도 하고, 식사를 한 즐거운 기억이 없으니 쓸쓸할 수도 있겠지요. 치매 돌봄은 그런 기분에 대응하는 게 중요합니다. 많은 경우, 귀를 잘 기울이고 공감하고 이야기를 들어주는 것만으로도 당사자의 불만이 가라앉기도 합니다. 행동·심리증상이 진행될수록 돌봄은 힘들어집니다. 가능한 한 충분한 정신적 여유와 시간을 확보하고, '다가서는 공감형' 돌봄을 실천해 주시길 바랍니다.

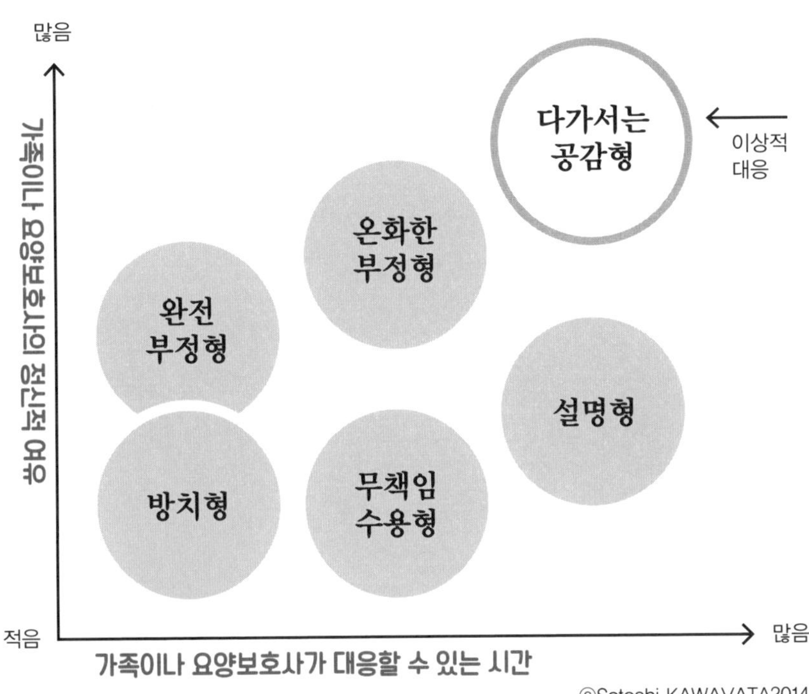

©Satoshi KAWAVATA2014

치매의 핵심 증상과 행동·심리증상

– 엔도 히데토시

치매라는 말은 엄밀히 말하면 '병명'이 아닙니다. 어떤 병 때문에 후천적으로 뇌에 장애가 생겨 인지기능[기억이나 사고, 판단, 언어, 학습, 계산, 지남력 등 자립해서 생활하기 위해 중요한 기능]이 저하돼 사회생활 · 일상생활에 지장을 주는 '상태'를 말합니다. 치매 증상은 '핵심 증상'과 '행동 · 심리증상' 두 종류로 크게 나눌 수 있습니다.

핵심 증상이란 뇌세포의 위축이 직접적인 원인이 되어 일어나는 것으로, 누구에게나 나타날 가능성이 있습니다. 한편 행동 · 심리증상은 본인의 생활, 인생, 환경 등에 좌우되므로 나타나는 데는 개인차가 있습니다. 그럼 각각의 증상에 대해 알아보겠습니다.

- **기억장애:** 기억력이 저하돼 건망증이 늘어난다. 노화에 따른 기억장애는 체험의 일부를 잊어버리지만, 나중에라도 계기가 생기면 떠올릴 수 있을 때가 많다. 하지만 치매로 인한 기억장애는 체험 자체가 누락되기 때문에 나중에라도 떠올리기 어렵다는 차이가 있다.
- **지남력장애**指南力障礙: 시간 · 장소 · 인물을 바르게 인식하기 어려워진다.
- **실행 기능장애:** 절차를 만들거나 계획을 세워 일을 실행하기 힘들다.
- **판단력 저하:** 부적절한 행동을 하기도 하고, 정확한 판단을 하기 어렵다.
- **실행증**失行症 **· 행위상실증**行爲喪失症: 운동기능에 장애가 없는데도 옷을 갈아입거나 도구를 사용하는 등 예전에 습득한 동작을 수행하기 힘들다.
- **실인증**失認症: 사물의 이름이나 원근감, 사람의 얼굴 등 다양한 것을 인식하는 데 어려움을 겪는다.
- **실어증 · 언어상실증:** 말하기, 듣기, 읽기가 서툴러진다.
- **계산불능증:** 간단한 계산을 못 하게 된다.

행동·심리증상은, 핵심 증상이 당사자의 정신상태나 행동에 악영향을 끼치기 때문에 일어나는 2차적 증상이다. 종류로는 다음과 같은 것들이 있다.

- **배회:** 산만하게 실내외를 돌아다닌다. 집에 찾아오지 못하기도 한다.
- **폭언·폭력:** 주위 사람에게 큰 소리로 욕하고, 때리고, 걷어차는 등 폭력을 휘두르기도 한다.
- **망상:** 환각을 보기도 하고, 일어나지 않은 일을 현실로 착각한다.

치매의 핵심 증상과 행동·심리증상

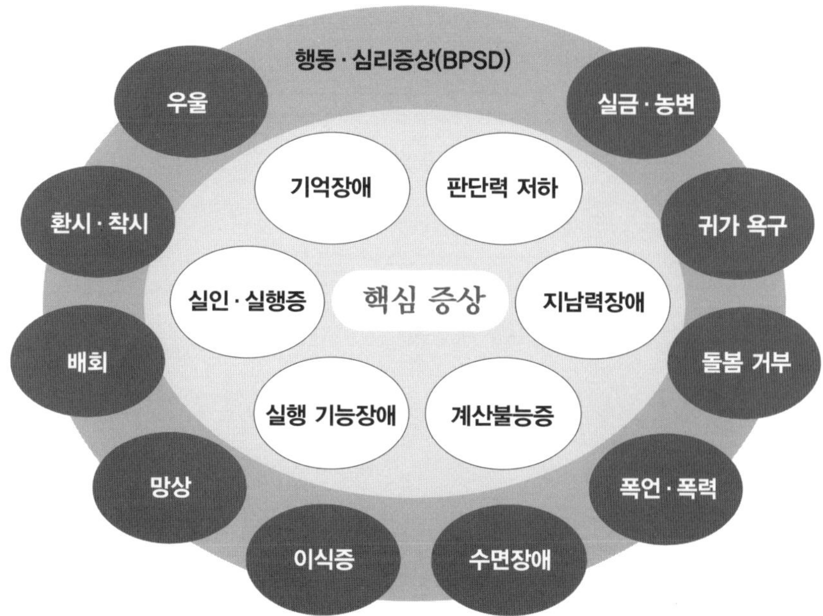

- **돌봄 거부:** 목욕을 하거나 옷을 갈아입을 때 가족이나 요양보호사의 손을 뿌리치거나 폭언을 한다.
- **실금 · 농변:** 손에 묻은 변을 벽이나 수건에 문지르거나, 화장실에 제때 도착하지 못해 실금[소변을 조절하지 못함 – 옮긴이 주]으로 바닥을 더럽힌다.
- **수면장애:** 시간을 인식하기 어려워져 밤낮이 바뀐다. 낮에는 졸고 밤에는 눈이 뜨여 제때 잠들지 못한다.
- **우울:** 의욕이 저하돼 잘 움직이려 하지 않는다. 증상이 심한 경우에는 우울증으로 판별되기도 한다.
- **이식증:** 먹을 게 아닌 것을 입에 넣는다.

알츠하이머치매 진행에 따라 나타나는 증상

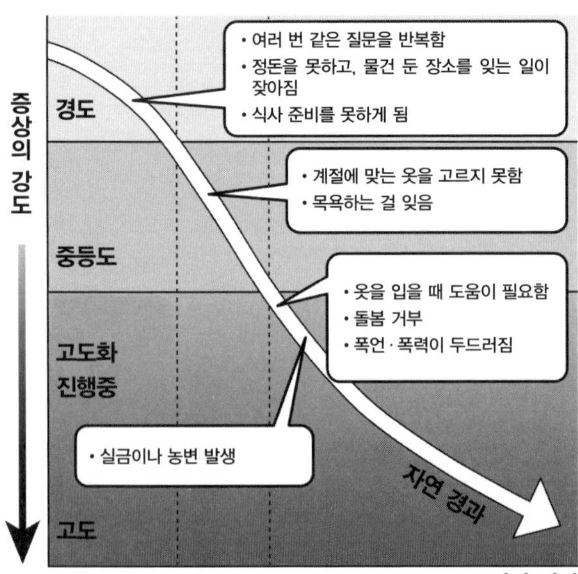

행동·심리증상은 가족과 요양보호사에게는 큰 부담입니다. 특히 농변이나 폭언·폭력은 치매가 중증화되는 시기에 발생하기 쉬우며, 이때부터 가정에서 돌보기 힘들어지기도 합니다. 하지만 다르게 보면, 이런 행동·심리증상은 당사자가 불안이나 괴로움을 호소하는 메시지라고 생각해 볼 수 있습니다. 당사자의 눈높이에서 원인이 무엇인지 상상해 보고, 그들이 겪는 불안이나 괴로움에 따라 적절하게 대응하면 놀라울 정도로 증상이 개선되기도 합니다.

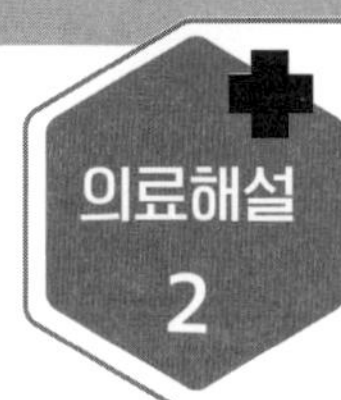

치매의 대표적인 유형 네 가지

– 엔도 히데토시

치매의 원인이 되는 질병은 70가지 이상으로 알려져 있습니다. 이 중 가장 대표적인 것이 알츠하이머치매이고, 여기에 혈관성치매, 루이소체치매, 전두측두엽치매를 더해서 '4대 치매'라고 합니다[우리나라는 치매 유형을 크게 알츠하이머치매, 혈관성치매, 그리고 기타로 나눈다. 2022년 중앙치매센터 자료에 따르면, 2020년 기준 65세 이상 추정 치매환자 중 알츠하이머치매는 75.5%, 혈관성치매는 8.6%, 기타가 15.8%였으며, 성별에 따른 환자 수는 여성이 62.3%, 남성이 37.7%로 여성이 남성보다 훨씬 많은 것으로 나타났다–옮긴이 주].

4대 치매는 각각 장애를 일으키는 뇌의 영역이 다릅니다. 그에 따라 증상이 나타나는 방식이나 변화되는 생활상도 다르지요. 각각의 특징에 대해 알아봅시다.

- **알츠하이머치매:** 뇌신경 세포에 아밀로이드 베타라는 단백질이 축적된 노인성반점 Senile Plaque이 생겨, 단기기억을 담당하는 '해마' 부위부터 점차 위축되는 치매이다. 초기부터 기억장애나 지남력장애가 나타나며 10년 이상에 걸쳐 서서히 진행되다가, 나중에는 천천히 옷을 갈아입거나 식사를 하는 등 일상적인 행위도 어려워진다. 70세 이상의 여성에게 많이 나타나며, 전체 치매의 약 67%를 차지하는 것으로 알려져 있다.
- **혈관성치매:** 뇌혈관이 막히거나 파열하는 뇌졸중[뇌경색 · 뇌출혈 · 지주막하출혈 등의 총칭]에 의해 일어나는 치매로, 장애가 생기는 곳과 그렇지 않은 곳이 섞여 있어서 '얼룩 치매'라고도 불린다. 알츠하이머치매와 함께 나타나는 것도 자주 볼 수 있으며, 전체 치매의 약 19%를 차지한다.
- **루이소체치매:** '루이소체'라는 병변이 대뇌피질에 생겨, 신경전달물질의 일종인 도파민이 부족해져 일어난다. 초기부터 환시나 망상 같은 정신 증상이나 근육이 굳어 동작이 느려지는 파킨슨 증상이 두드러지는 것이 특징이며, 기억장애, 지남력장애, 판단력 저하도 나타나지만 알츠하이머치매만큼 증상이 현저히 드러나지는 않는다.

■ **전두측두엽치매:** 고도의 판단과 사고, 감정을 관장하는 전두엽이나 언어나 소리의 인식 · 기억을 담당하는 측두엽이 위축되어 일어나는 치매로, 기억장애나 지남력 장애는 잘 나타나지 않고, 대신 성질이 급해지거나 도둑질 · 무임승차 · 공격적인 언행 등 반사회적인 행동을 하기에, 돌보기 어려운 치매이기도 하다. 또 상동행동常同行動이라고 하는, 매일 같은 패턴의 행동을 되풀이하는 증상도 나타난다.

4대 치매 비율

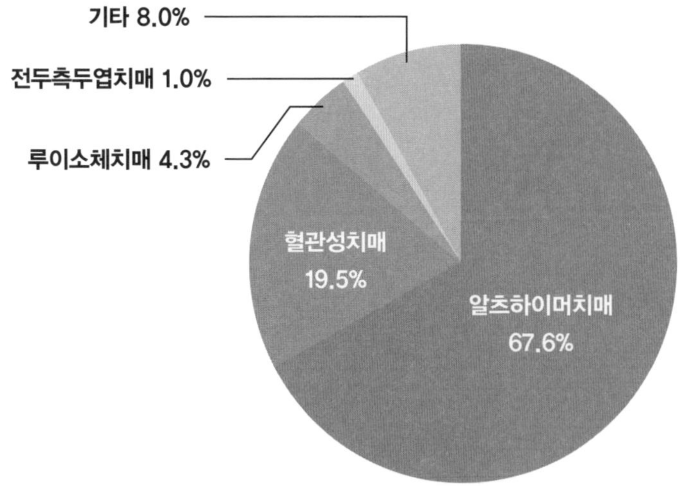

▲ 2013년 5월 〈도시 지역 치매 유병률과 치매 생활 기능장애 대응〉(츠쿠바대학 부속병원 신경정신과)을 참조해서 그림.

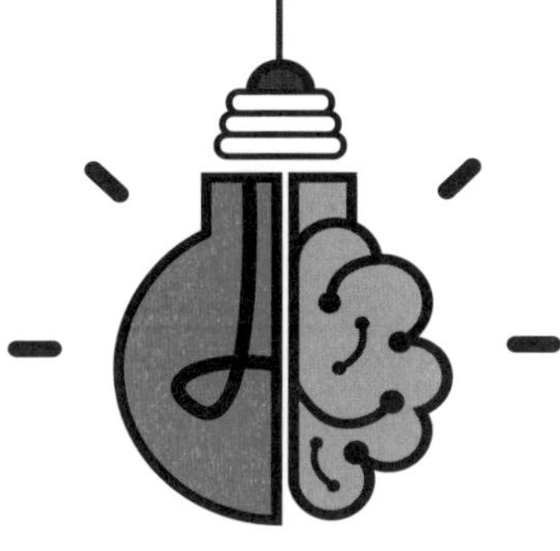

제 2 장

치매의 「?」를 푸는 사건부

_ 마음속을 추리하는 방법

치매가 있는 사람이 보는 세계의 문을 여는 열쇠는 「손을 흔드는 인사」

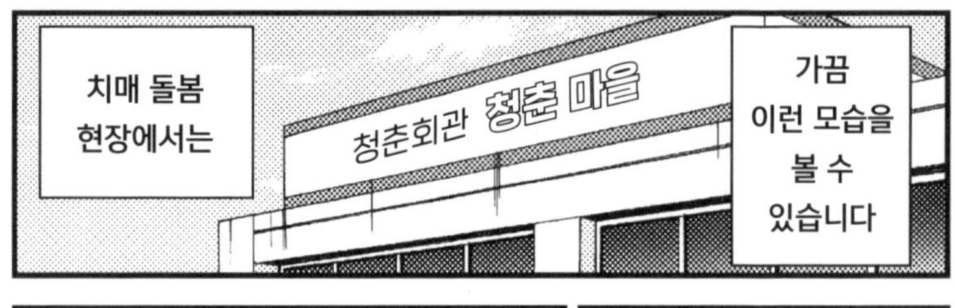

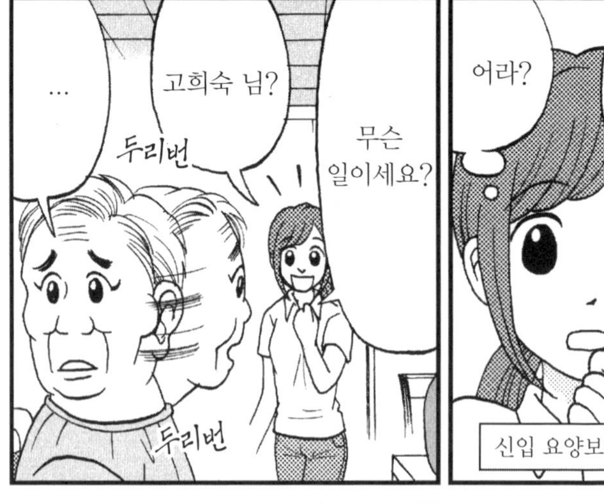

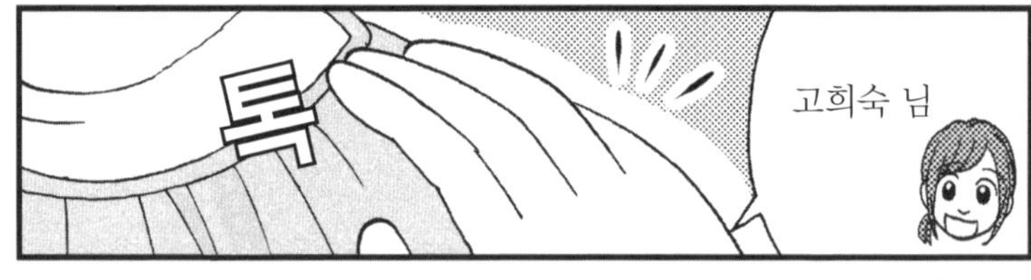

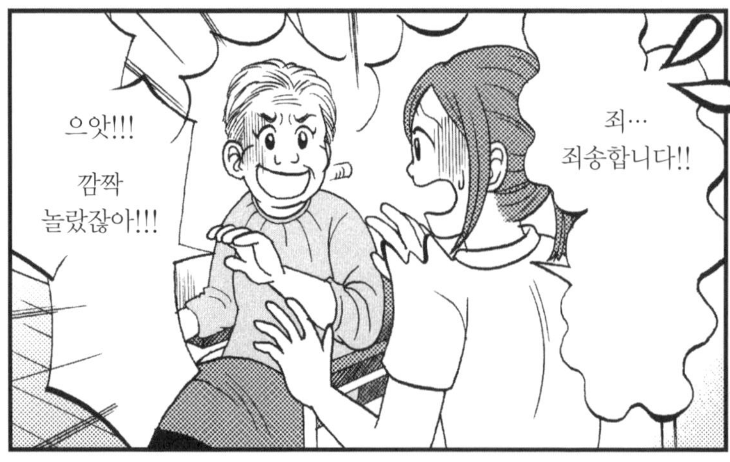

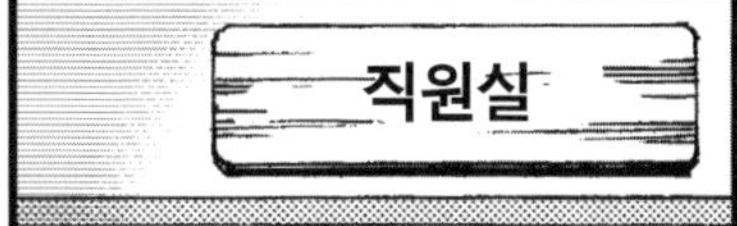
직원실

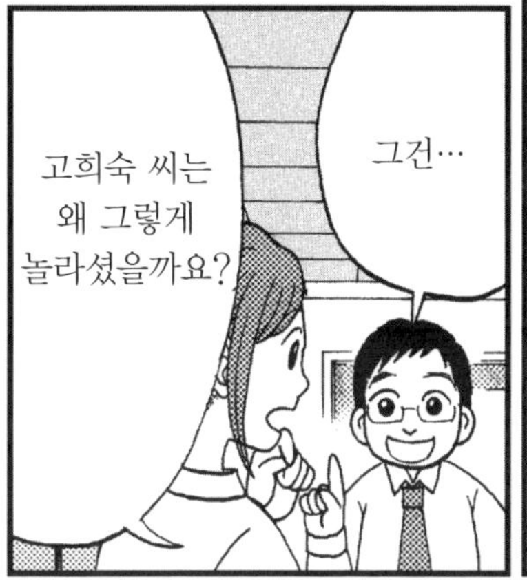
고희숙 씨는 왜 그렇게 놀라셨을까요?
그건…

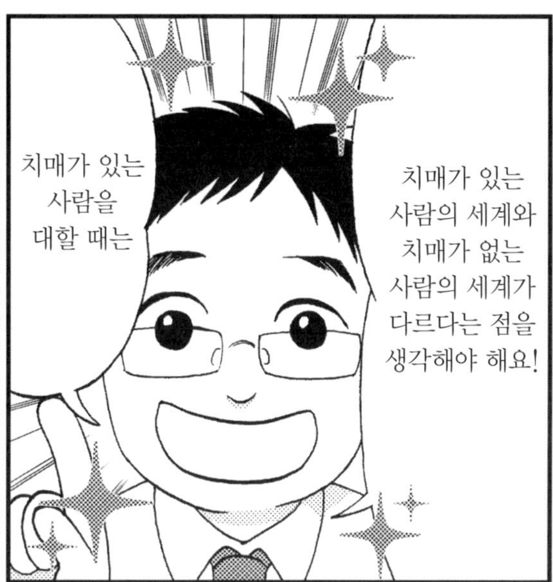
치매가 있는 사람을 대할 때는
치매가 있는 사람의 세계와 치매가 없는 사람의 세계가 다르다는 점을 생각해야 해요!

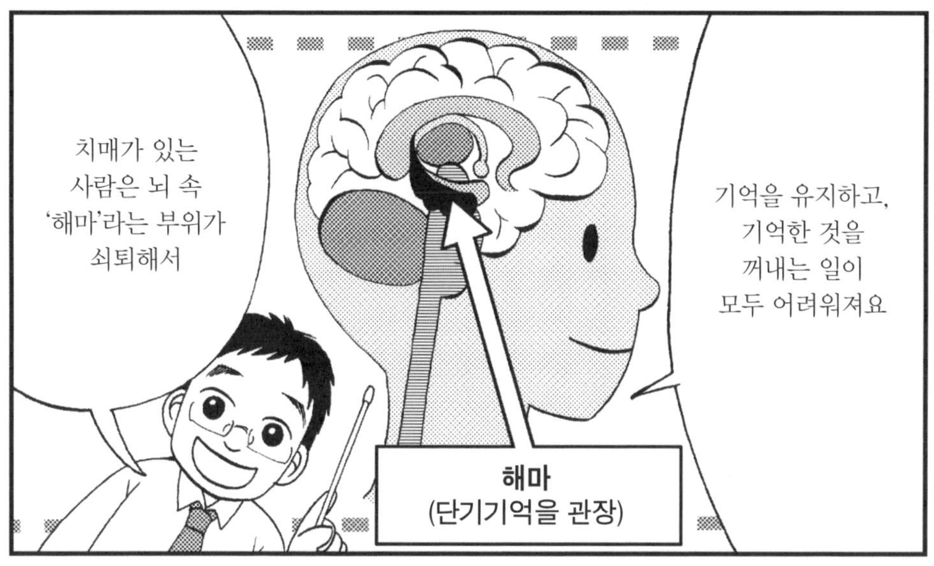
치매가 있는 사람은 뇌 속 '해마'라는 부위가 쇠퇴해서
기억을 유지하고, 기억한 것을 꺼내는 일이 모두 어려워져요
해마
(단기기억을 관장)

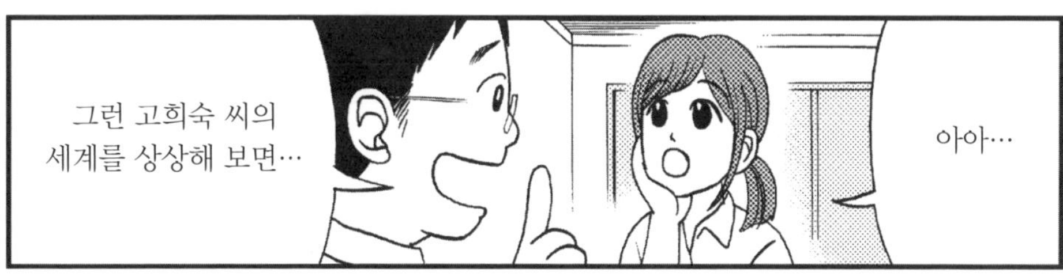
그런 고희숙 씨의 세계를 상상해 보면…
아아…

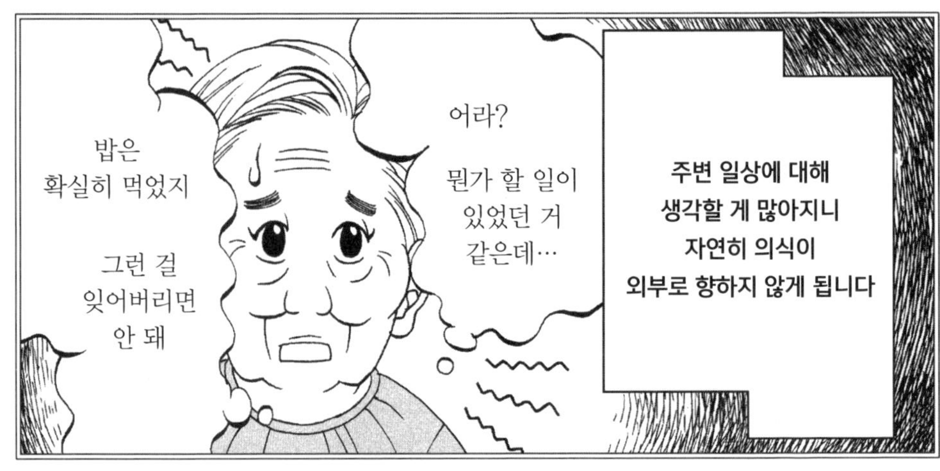
밥은
확실히 먹었지
그런 걸
잊어버리면
안 돼
어라?
뭔가 할 일이
있었던 거
같은데…
주변 일상에 대해
생각할 게 많아지니
자연히 의식이
외부로 향하지 않게 됩니다

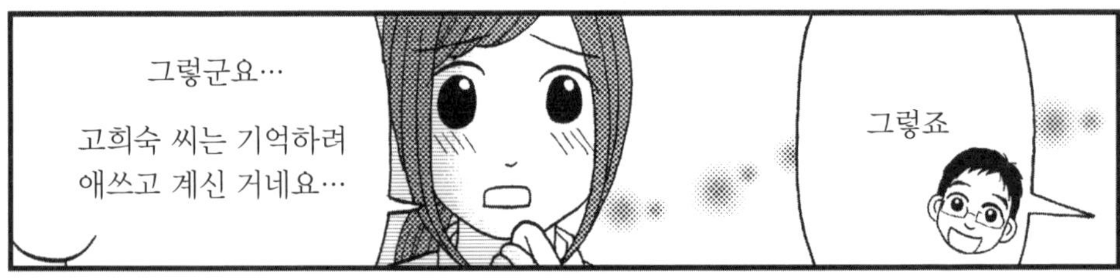
그렇군요…
고희숙 씨는 기억하려
애쓰고 계신 거네요…
그렇죠

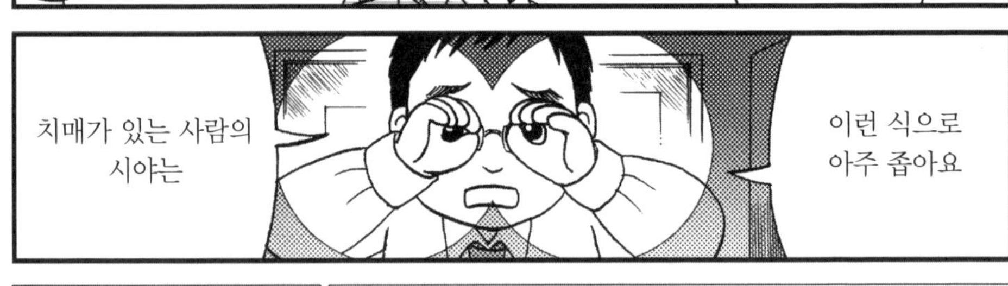
치매가 있는 사람의
시야는
이런 식으로
아주 좁아요

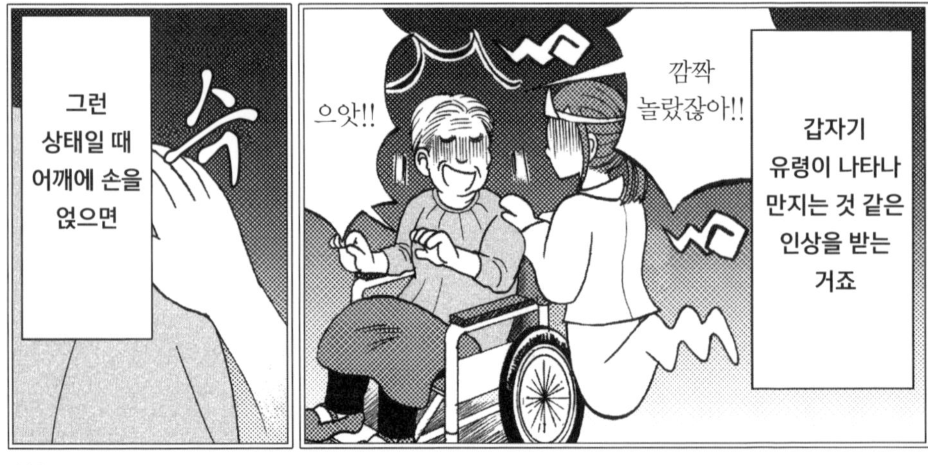
그런
상태일 때
어깨에 손을
얹으면
으앗!!
깜짝
놀랐잖아!!
갑자기
유령이 나타나
만지는 것 같은
인상을 받는
거죠

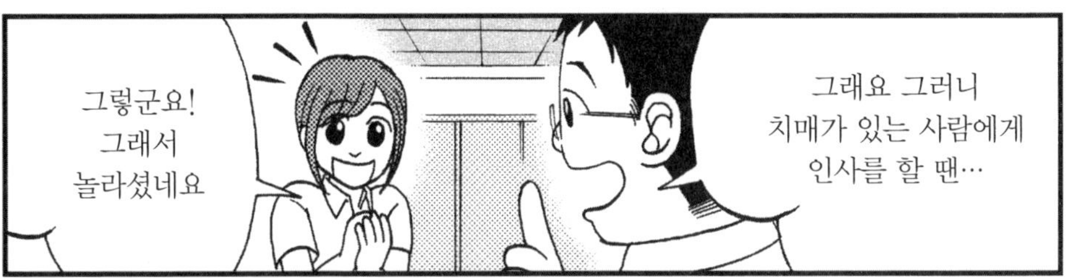
그래요 그러니
치매가 있는 사람에게
인사를 할 땐…
그렇군요!
그래서
놀라셨네요

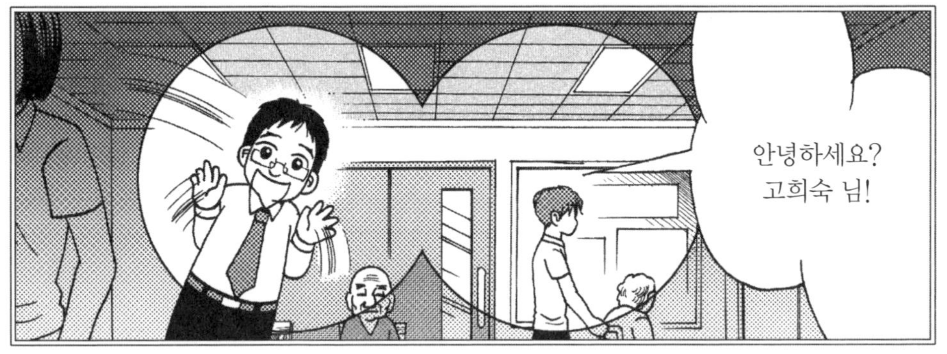
안녕하세요?
고희숙 님!

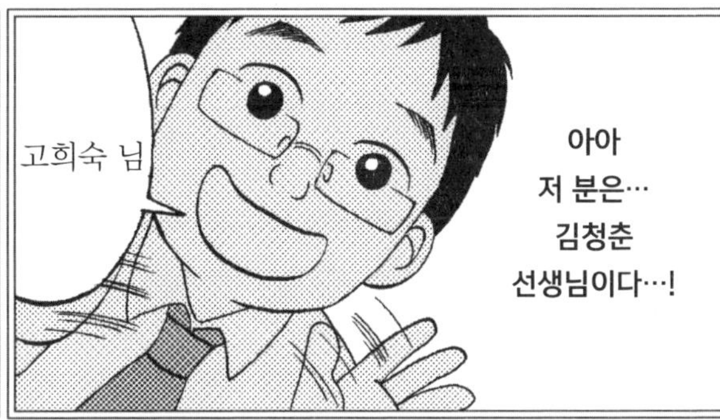
아아
저 분은…
김청춘
선생님이다…!
고희숙 님

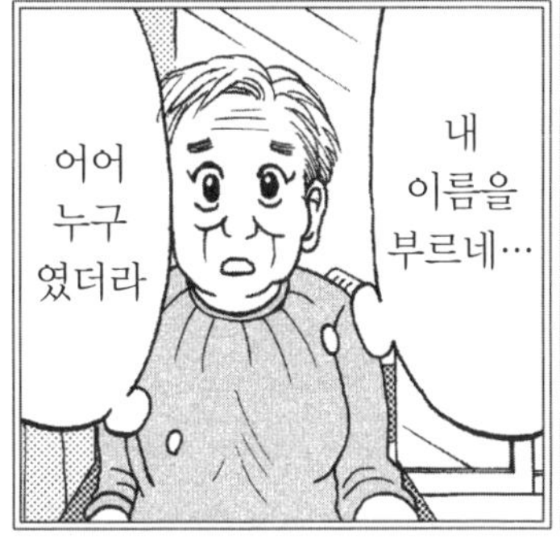
내
이름을
부르네…
어어
누구
였더라

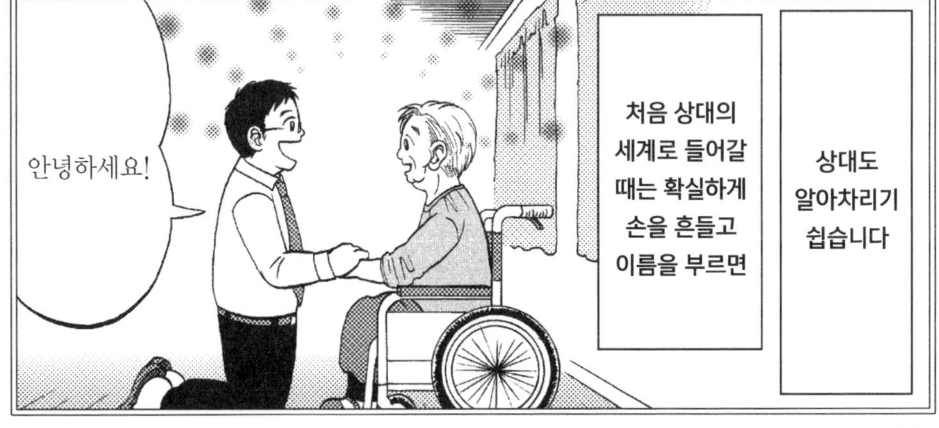
상대도
알아차리기
쉽습니다
처음 상대의
세계로 들어갈
때는 확실하게
손을 흔들고
이름을 부르면
안녕하세요!

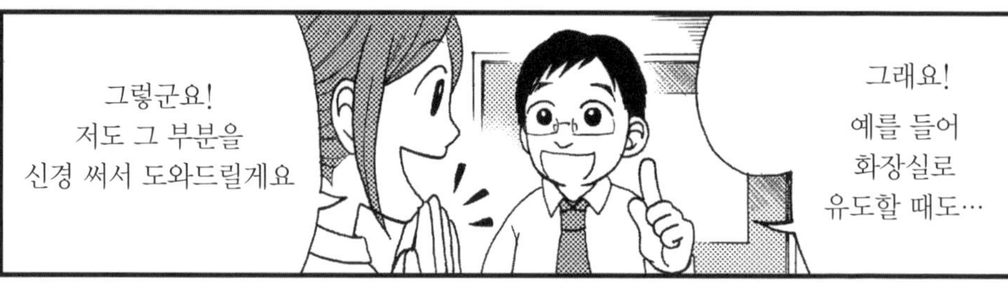
그렇군요!
저도 그 부분을
신경 써서 도와드릴게요
그래요!
예를 들어
화장실로
유도할 때도…

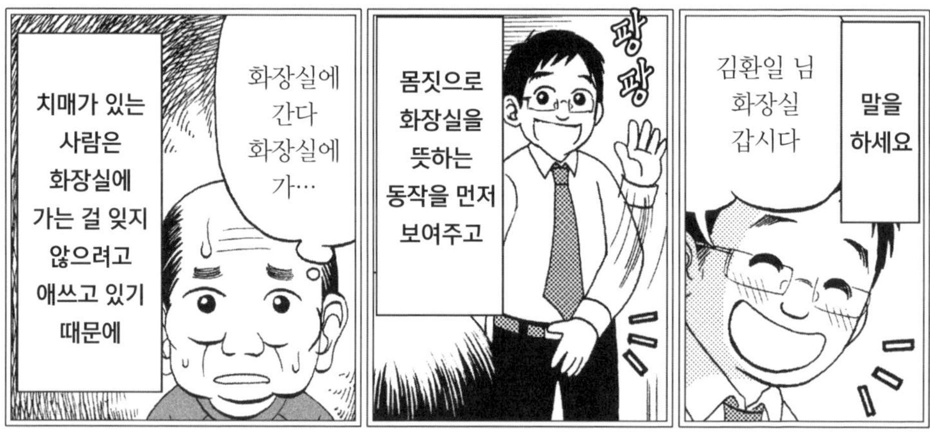
치매가 있는 사람은 화장실에 가는 걸 잊지 않으려고 애쓰고 있기 때문에
화장실에 간다 화장실에 가…
몸짓으로 화장실을 뜻하는 동작을 먼저 보여주고
팡 팡
김환일 님 화장실 갑시다
말을 하세요

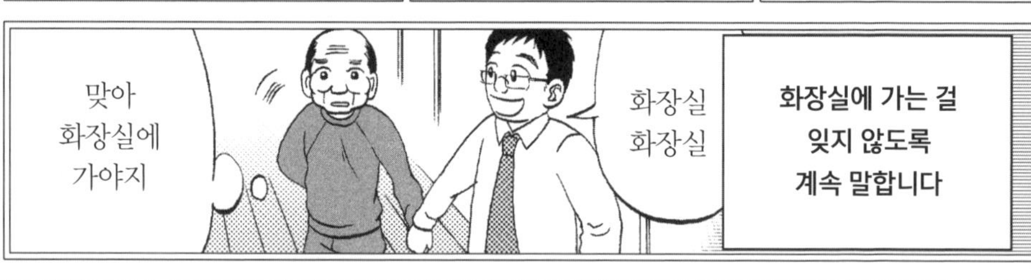
맞아 화장실에 가야지
화장실 화장실
화장실에 가는 걸 잊지 않도록 계속 말합니다

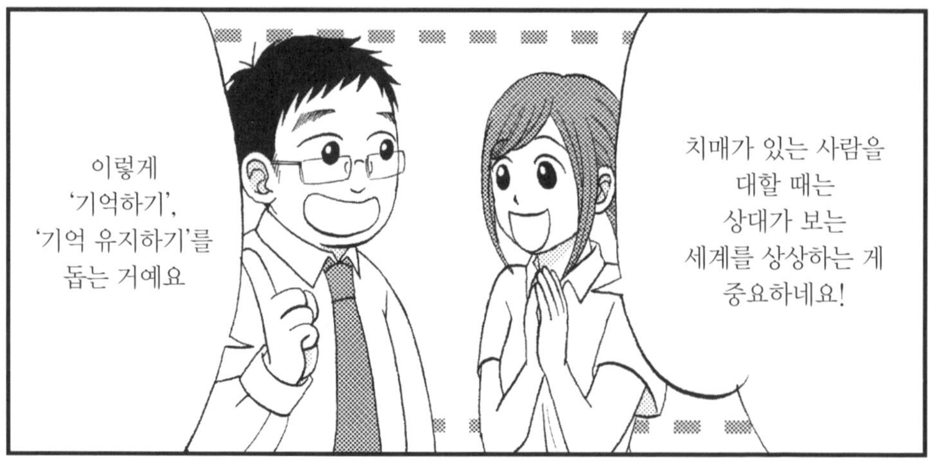
이렇게 '기억하기', '기억 유지하기'를 돕는 거예요
치매가 있는 사람을 대할 때는 상대가 보는 세계를 상상하는 게 중요하네요!

손을 흔드는 인사로, 치매가 있는 사람이 '알아차리게' 돕자

치매의 행동 · 심리증상에는 배회(혼자 걷기)나 환각, 이치에 맞지 않는 언행, 망상 등 주위에서 보면 이해할 수 없는 것들이 많습니다. 가족이나 요양보호사는 그런 증상에 당황하고 피폐해지는 경우도 많고요. 그러나 1장에서 서술한 바와 같이 이런 증상은 치매가 있는 사람이 불안을 해소하려고 노력하기 때문에 나타납니다.

치매가 생기면 '기억하기' '기억을 유지하기' '기억을 떠올리기'가 어려워집니다. 그러다 보니 '잊고 싶지 않다'는 마음이 강해지고 '소중한 것을 기억하고 싶다' '그걸 잊지 않을까?' 하고 속으로 갈등하면서, 주의를 기울이기 힘들어집니다. 또 뇌에 장애가 생기면 보고 들은 것을 바르게 인식하기가 어려워 의사소통에 문제가 생깁니다. 만약 주위를 두리번거리고, 서성이고, 초조해한다면 이것은 치매가 있는 사람이 불안하다는 표시입니다.

그러니 치매가 있는 사람을 대할 때는 기억합시다. 먼저 손을 흔드는 식으로 내 존재를 상대에게 알리고 인식하게 하는 것입니다. 저는 이것을 사전事前 커뮤니케이션, 즉 '프리Pre 커뮤니케이션'이라고 부릅니다. 그리고 상대가 알아채면 이름을 부르고, 눈높이를 맞춰 온화하게 미소 짓고 살며시 손을 대며 이야기합니다.

이렇게 시각, 청각, 촉각 순으로 접근하면 치매 당사자가 상대를 인식하기 쉬워서 의사소통이 원활해집니다. 미국 심리학자 앨버트 메라비언 박사의 연구에 따르면 사람의 인식은 시각 정보(용모 · 태도 · 표정 · 몸짓)가 55%, 청각 정보(어조 · 음량 · 속도 등)가 38%를 차지하고, 언어 정보(말)은 7%에 지나지 않는다고 합니다. 우리가 인식하는 정보에서 말 자체

프리 커뮤니케이션

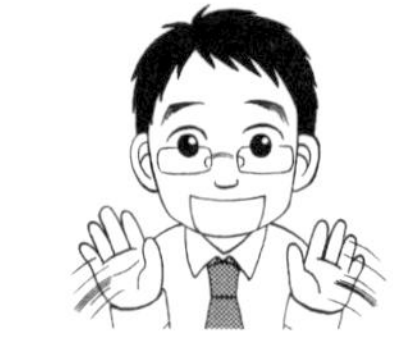

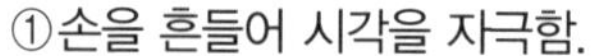

①손을 흔들어 시각을 자극함.

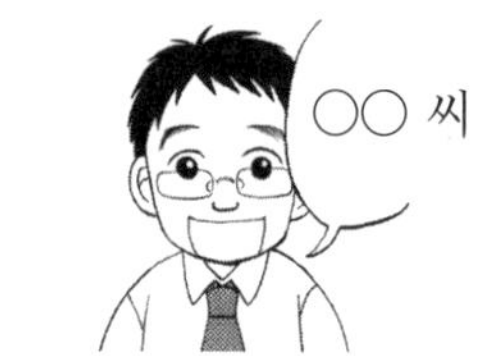

②이름을 불러 청각을 자극함.

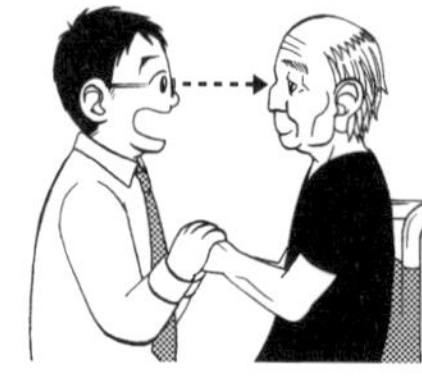

③눈을 맞추고 부드럽게 손을 만져, 시각과 촉각을 자극함.

상대가 '알아차리고' '이해하도록' 돕는다.

가 차지하는 비율은 낮고 외형이나 분위기, 목소리 크기, 어조나 억양이 차지하는 비율이 높은 것이지요. 치매가 있는 사람을 대할 때는 이런 비언어적인 커뮤니케이션이 대단히 중요합니다.

이제 제2장에서는 치매 돌봄 현장에서 제가 겪은 인상적인 사례와 그 해결책을 만화로 소개합니다.

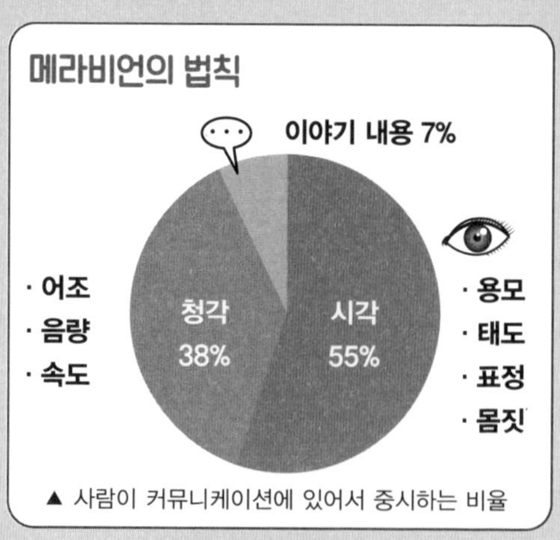

▲ 사람이 커뮤니케이션에 있어서 중시하는 비율

치매 증상이 나타나는 방식은 그 사람이 살아온 인생과 생활, 습관 등에 따라 크게 다릅니다. 어떻게 도와야 하는지도 사람마다 다르지요. 각 사례는 인물의 이름과 상황을 조금 바꾸었지만 모두 저의 체험을 바탕으로 하고 있습니다.

또 만화에서 이중선(‖) 테두리를 두른 부분은, 치매가 있는 사람의 주관, 즉 치매 당사자가 보는 세계를 표현한 것입니다. 각각의 사례에 대해서는 다음 장에 해설을 실었습니다.

사례6 예시

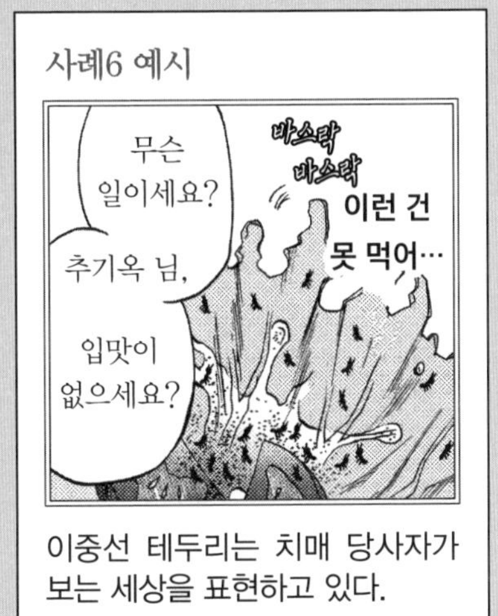

이중선 테두리는 치매 당사자가 보는 세상을 표현하고 있다.

치매가 있는 사람이 보는 세계를 탐색하고 적절한 돌봄을 제공하는 일은, 다양한 정보를 모아 추리하는 탐정과 비슷합니다. 바로 '치매 탐정의 사건부'가 되는 것이지요. 방정식처럼 '이 증상에는 이렇게 대처한다'고 확실한 답을 내기는 어렵습니다. 하지만 만화 속 저의 추리나 사고방식을 좇아, 치매를 올바르게 이해하고, 당사자를 잘 도울 수 있게 된다면 정말 기쁠 것입니다.

사례 1

심야에 노인 요양원을 돌아다니는 이유는?

박상순 씨(80세) 이야기

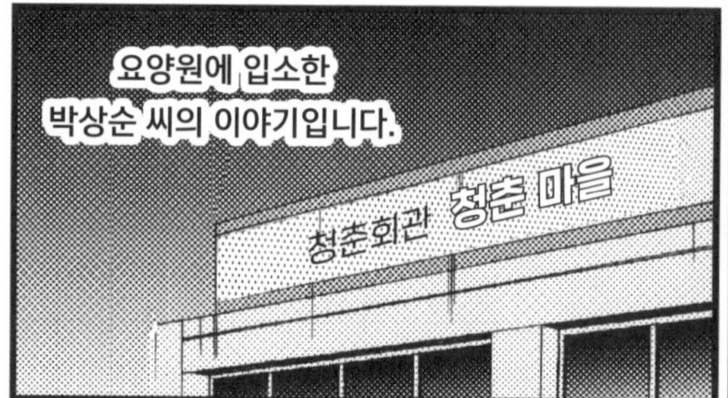

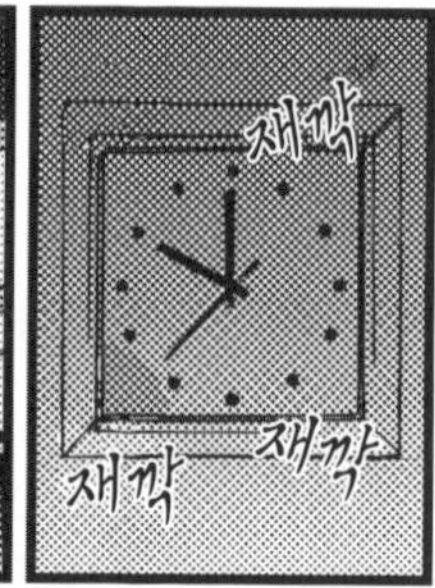

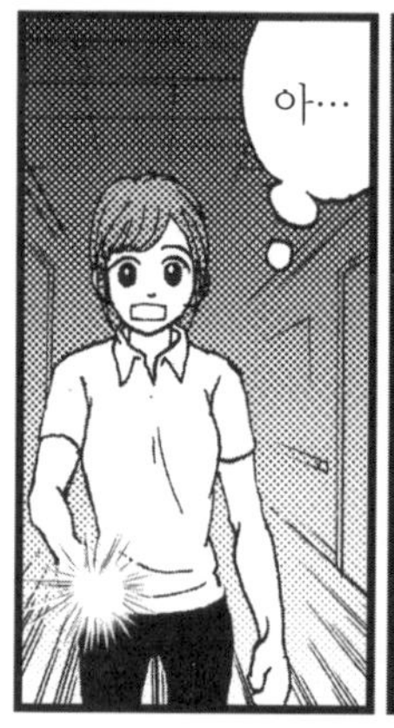

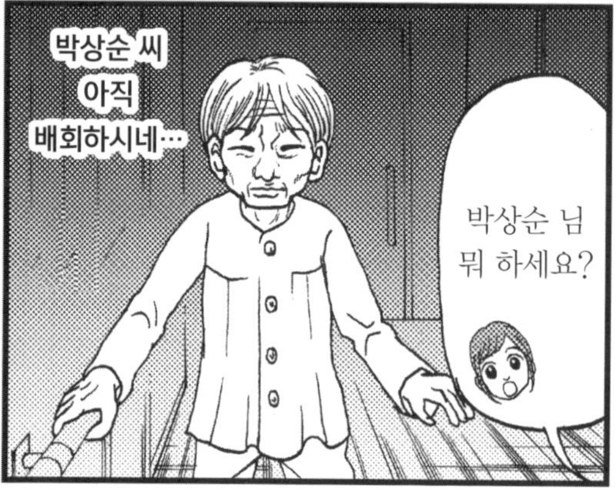

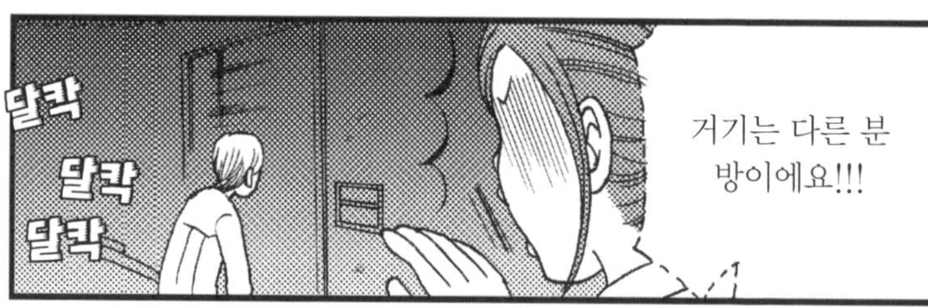

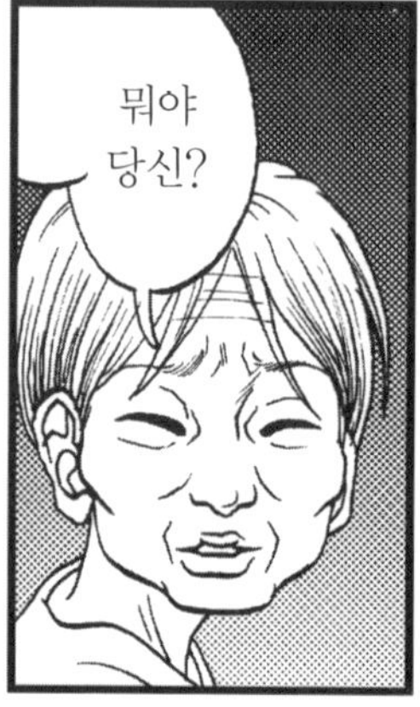

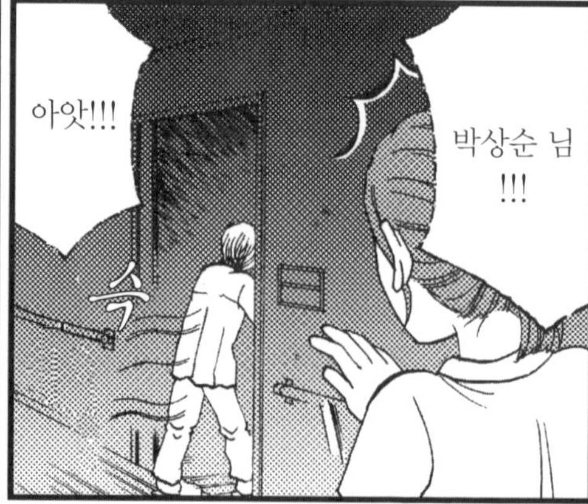

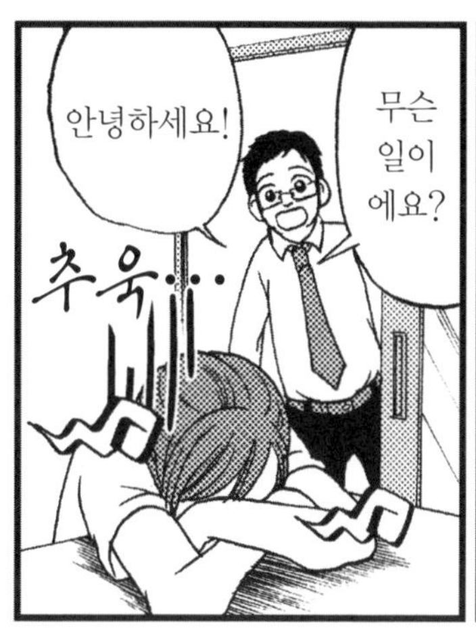
무슨
일이
에요?
안녕하세요!
추욱…

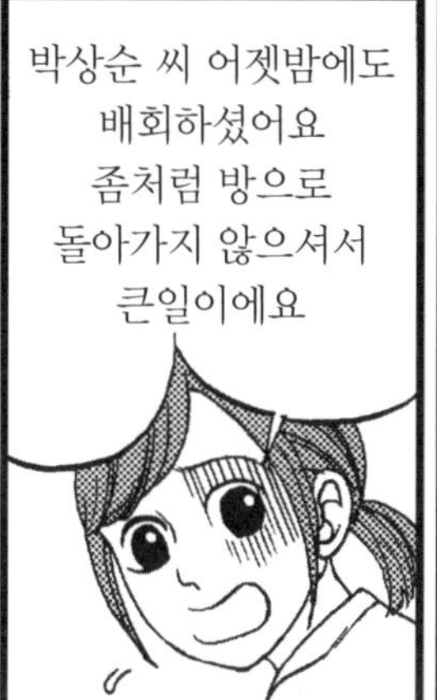
박상순 씨 어젯밤에도
배회하셨어요
좀처럼 방으로
돌아가지 않으셔서
큰일이에요

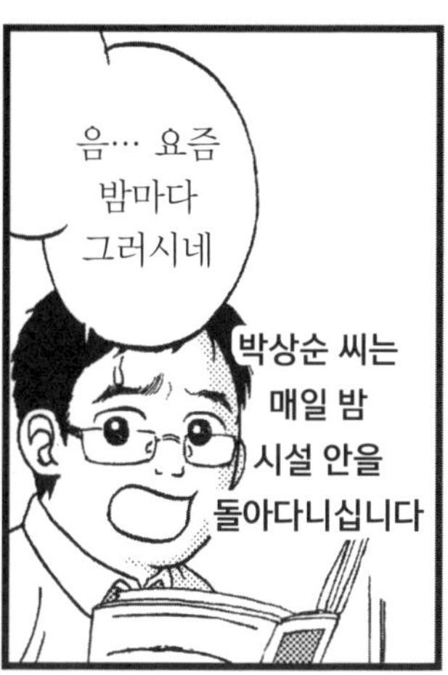
음… 요즘
밤마다
그러시네
박상순 씨는
매일 밤
시설 안을
돌아다니십니다

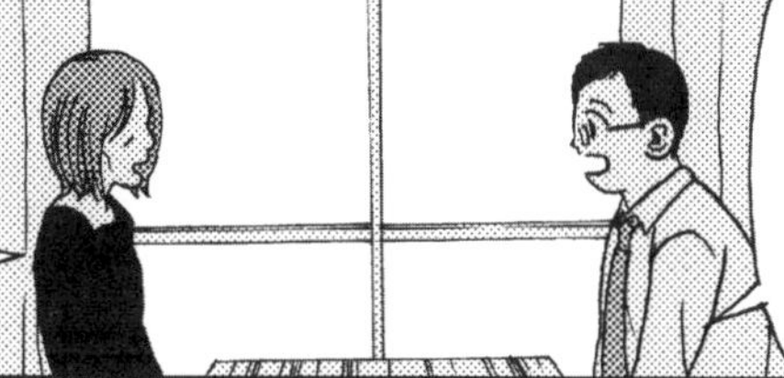
그래서
가족과
면담을
했습니다
엄마가
배회하는
원인이요?
뭔가
짚이는 데가
있으세요?

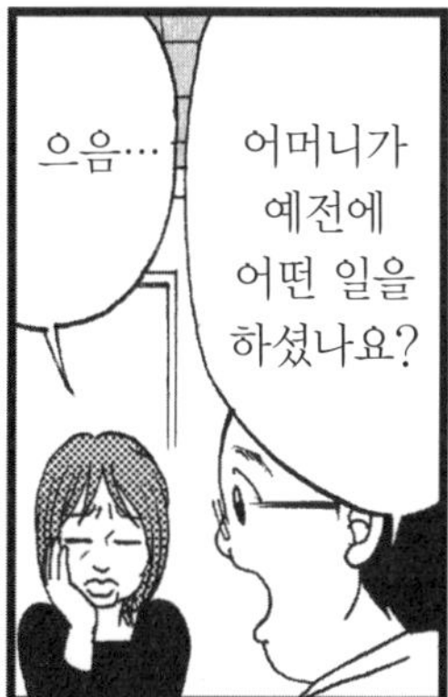
으음…
어머니가
예전에
어떤 일을
하셨나요?

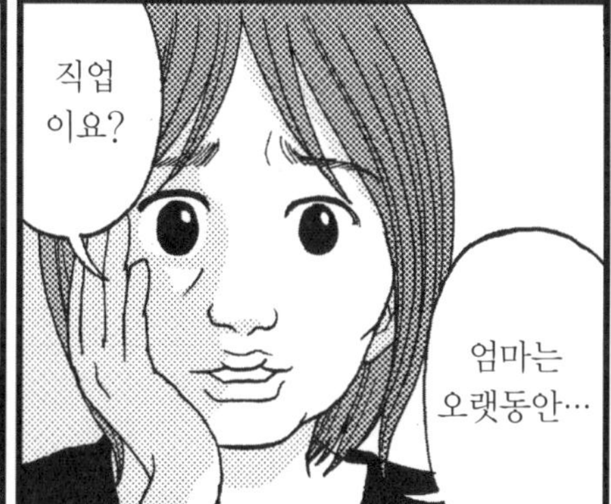
직업
이요?
엄마는
오랫동안…

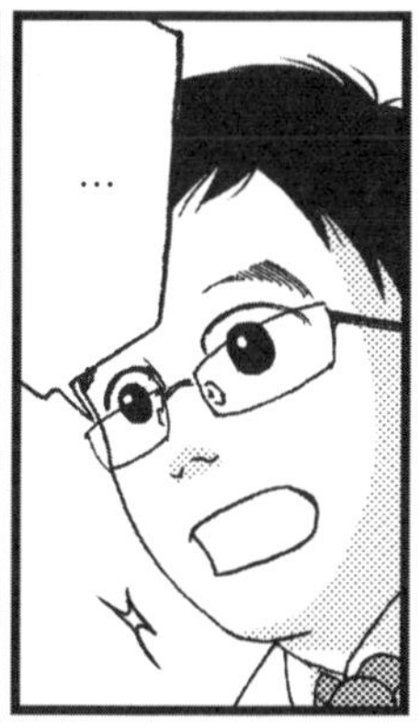
…

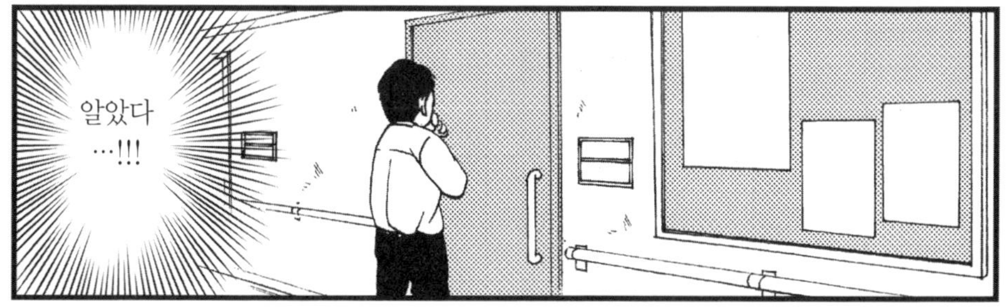
알았다
…!!!

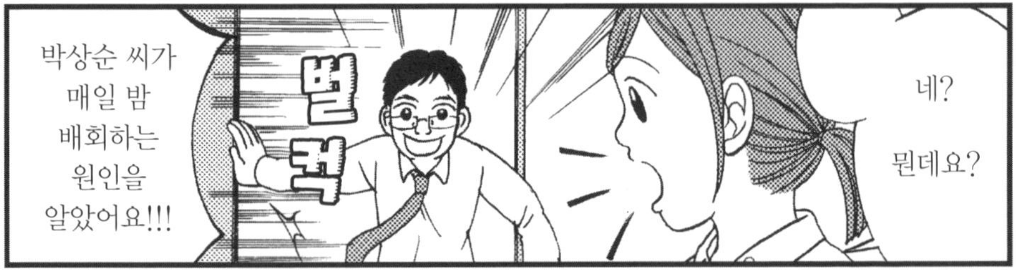
박상순 씨가 매일 밤 배회하는 원인을 알았어요!!!
벌컥
네? 뭔데요?

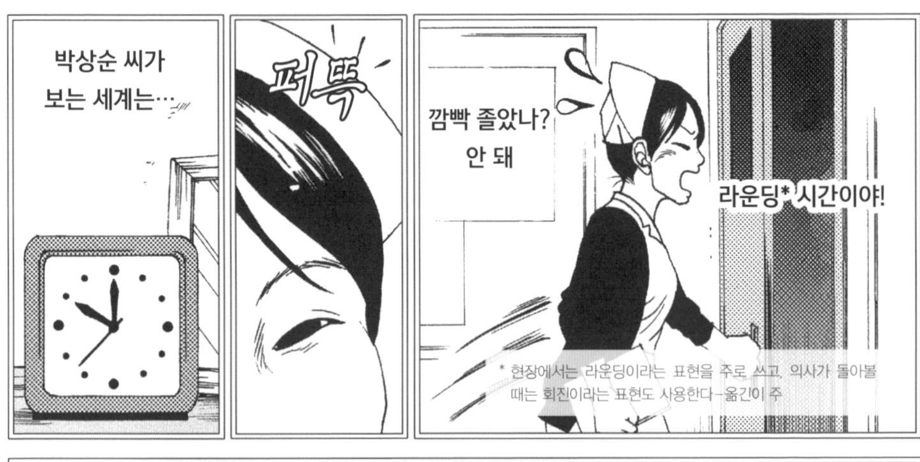
박상순 씨가 보는 세계는…
퍼뜩
깜빡 졸았나? 안 돼
라운딩* 시간이야!
* 현장에서는 라운딩이라는 표현을 주로 쓰고, 의사가 돌아볼 때는 회진이라는 표현도 사용한다-옮긴이 주

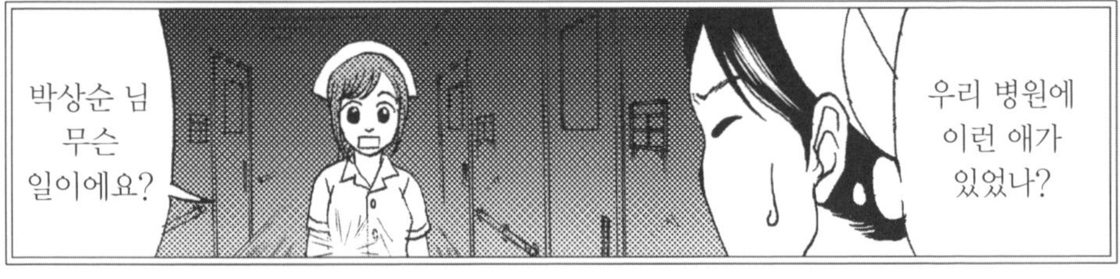
박상순 님 무슨 일이에요?
우리 병원에 이런 애가 있었나?

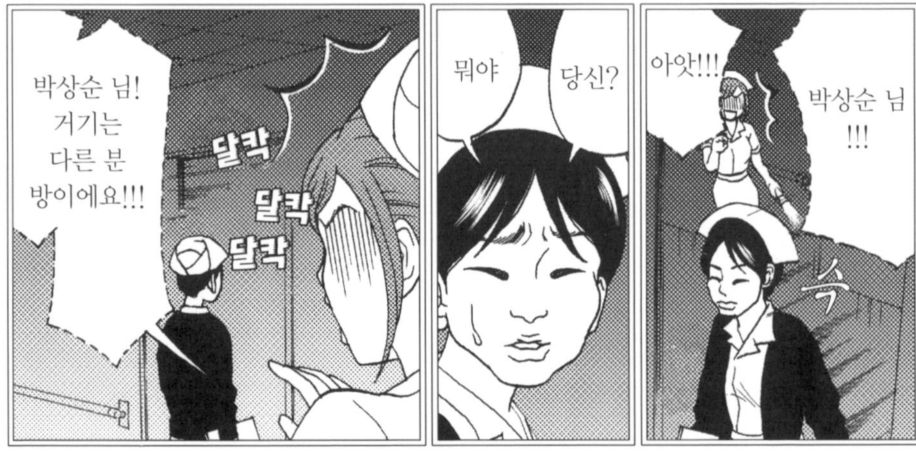
박상순 님! 거기는 다른 분 방이에요!!!
달칵
달칵
달칵
뭐야
당신?
아앗!!!
박상순 님 !!!
슥

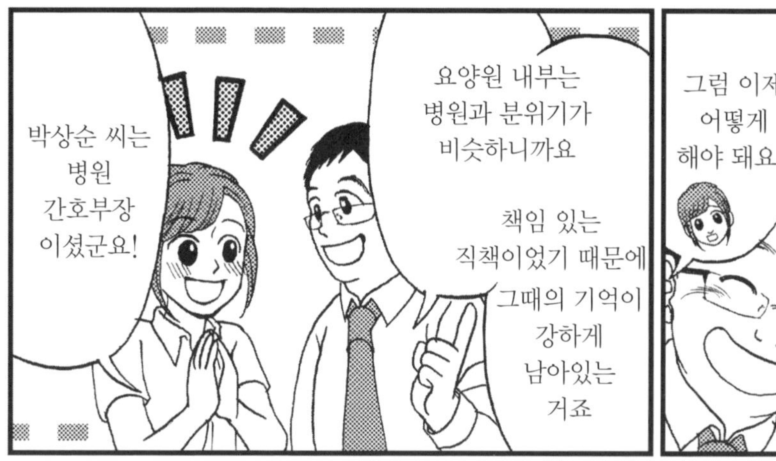
박상순 씨는 병원 간호부장 이셨군요!
요양원 내부는 병원과 분위기가 비슷하니까요
책임 있는 직책이었기 때문에 그때의 기억이 강하게 남아있는 거죠

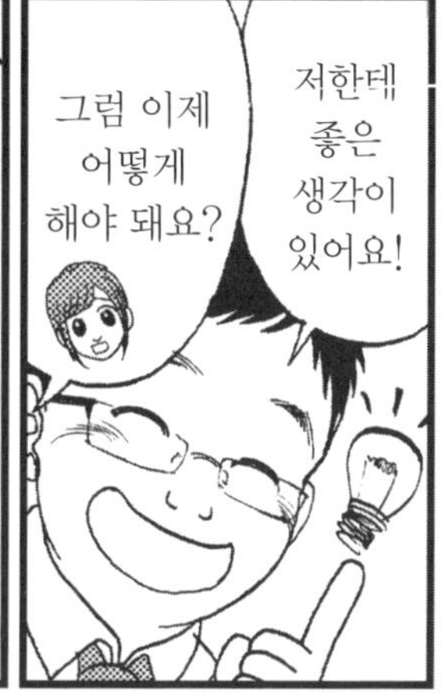
그럼 이제 어떻게 해야 돼요?
저한테 좋은 생각이 있어요!

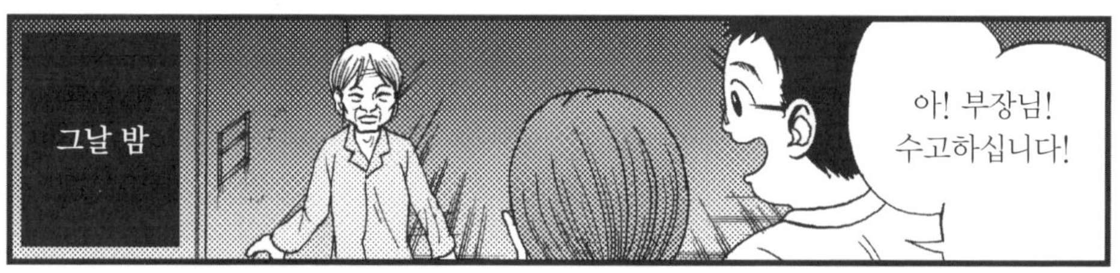
그날 밤
아! 부장님! 수고하십니다!

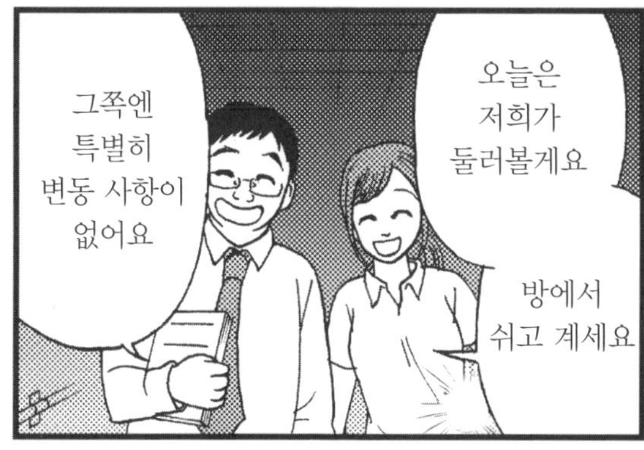
그쪽엔 특별히 변동 사항이 없어요
오늘은 저희가 둘러볼게요
방에서 쉬고 계세요

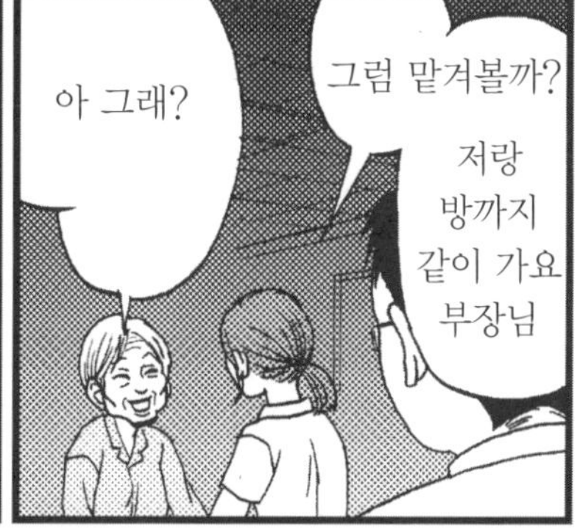
아 그래?
그럼 맡겨볼까?
저랑 방까지 같이 가요 부장님

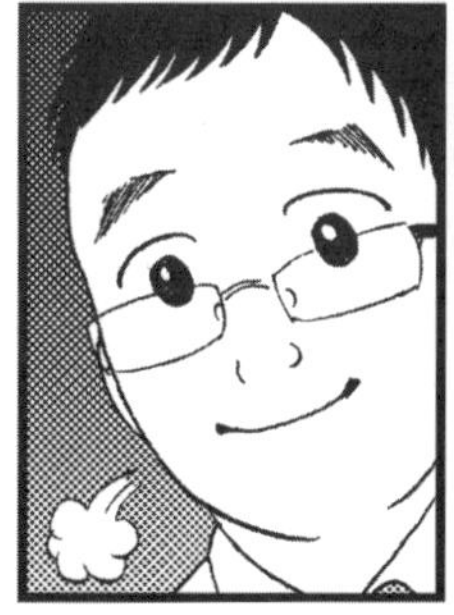

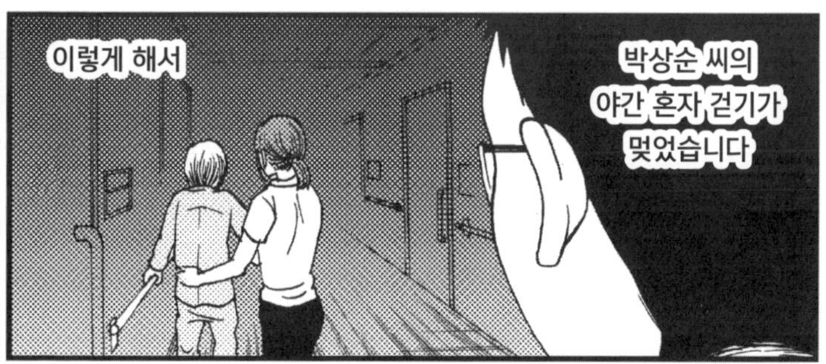
이렇게 해서
박상순 씨의 야간 혼자 걷기가 멎었습니다

현역 시절의 직업이나 과거 습관의 영향으로 증상이 나타나기도 합니다

치매의 행동·심리증상 중 하나로 '배회(혼자 걷기)'가 있습니다. 배회는 무작정 돌아다닌다는 뜻이지만, 치매 증상을 가리키는 말로는 그다지 적절하지 않습니다. 주변에서는 알기 어렵지만 대부분의 경우 본인은 목적이 있어서 다니기 때문입니다. 배회에 대처하려면 당사자가 어떤 목적으로 걷는지를 알아야 합니다.

앞의 사례를 보면, 박상순 씨가 현역일 때 간호부장이었다는 사실이 큰 힌트가 되었습니다. 박상순 씨에게는 지남력장애가 있었습니다. 그래서 간호사 시절 야근 습관이 살아나 밤이 되면 시설 안을 순회하게 된 것입니다. 또 침대가 있는 방이 나란히 있는 요양원은, 병원과 인테리어 분위기가 비슷합니다. 그런 점도 박상순 씨가 '여기는 병원이다'라고 생각하게 된 원인 중 하나겠지요. 이럴 땐 무리하게 방으로 돌아가도록 설득해도, 본인은 라운딩 중이라고 생각하니 효과가 없습니다. 결국 직원들이 간호사 행세를 하며 "대신 둘러보겠습니다"라고 했고 그제야 박상순 씨는 안심하고 방으로 돌아갔습니다.

이처럼 치매 당사자는 예전 습관의 영향으로 이해할 수 없는 행동을 할 때가 적지 않습니다. 저녁이 되면 밥상을 차려야 한다거나 아침에 일하러 간다며 나가려고 하지요. **이러한 행동을 이해하려면, 당사자의 직업이나 습관, 취미 등 생활 이력을 자세히 조사해야 합니다.** 또 앞에서 다룬 것같이, 산책이나 쇼핑을 하러 갔다가 '지금의 위치'를 알 수 없게 돼 배회할 때도 있습니다. 이런 경우 뜻밖의 사고로 이어져 생명이 위태로워 질 수 있으니, 배회가 될 우려되는 경우에는 보호자의 연락처를 적은 이름표나 팔찌를 착용하게 하는 것을 권장합니다.

포인트

생활 이력

고향	태어난 지역, 자란 장소 등
인간관계	가족이나 친척, 친구, 동창생 등
학력 · 이력	학교, 직업, 업무 내용 등
생활 습관	일과, 참여했던 행사 등
취미 · 특기	좋아했던 것, 잘하는 것

치매가 있는 사람이 왜 이해할 수 없는 행동을 하는지 이유를 알아야 할 때는, 위에 적힌 생활 이력을 조사하는 게 중요하다.

사례 2

「목이 마르다」고 하면서 가위를 찾는 이유는?

오현숙 씨(71세) 이야기

주간보호센터에 다니는
오현숙 씨의
이야기입니다.

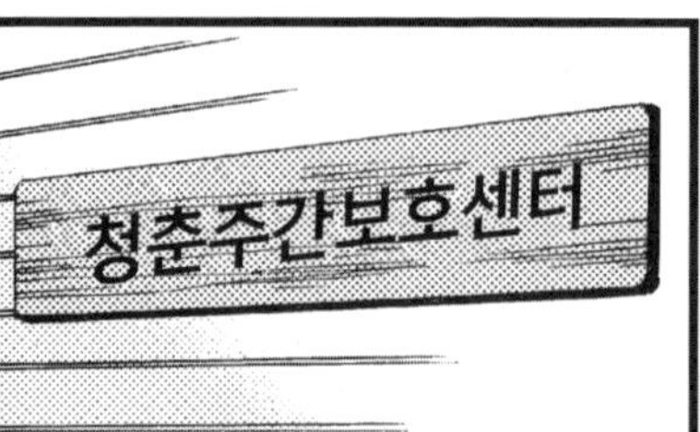

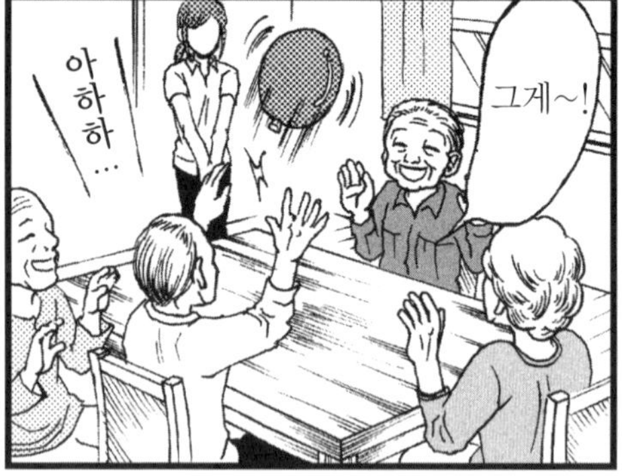

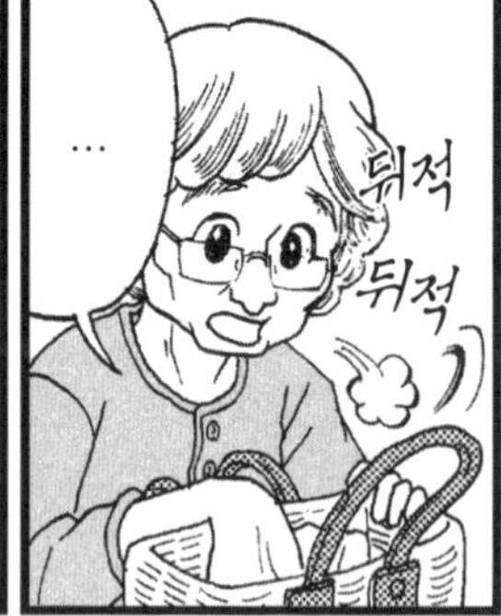

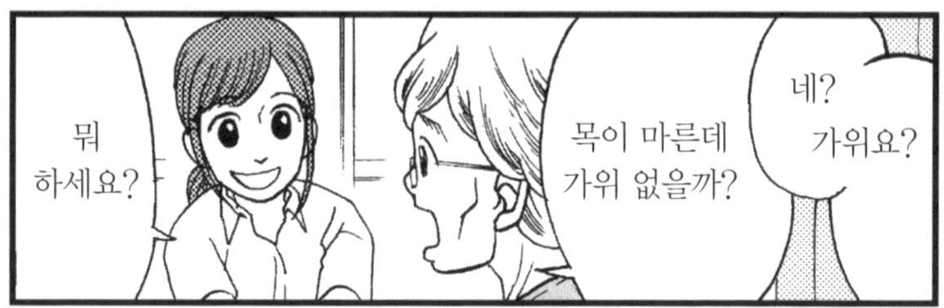

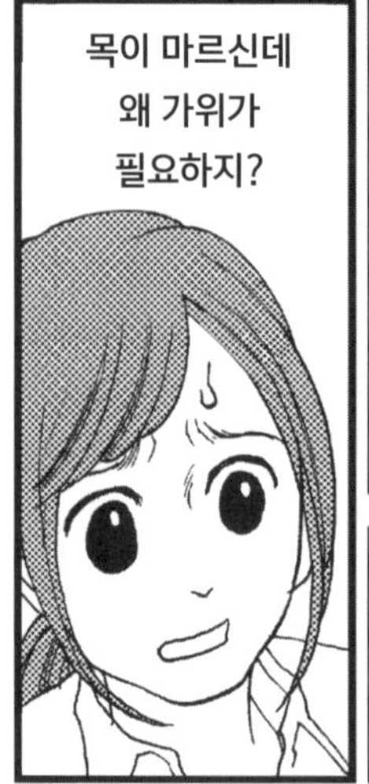

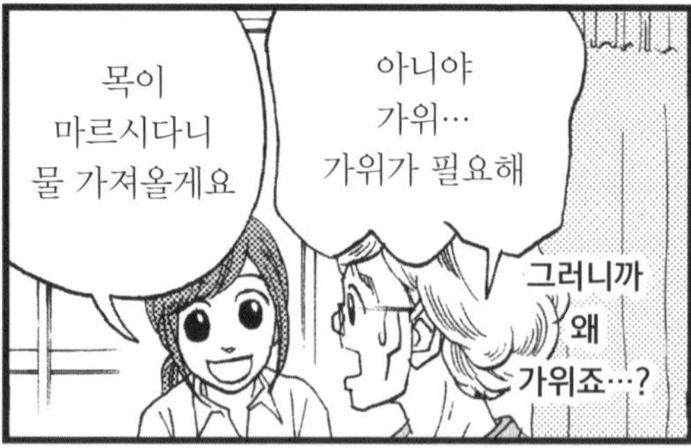

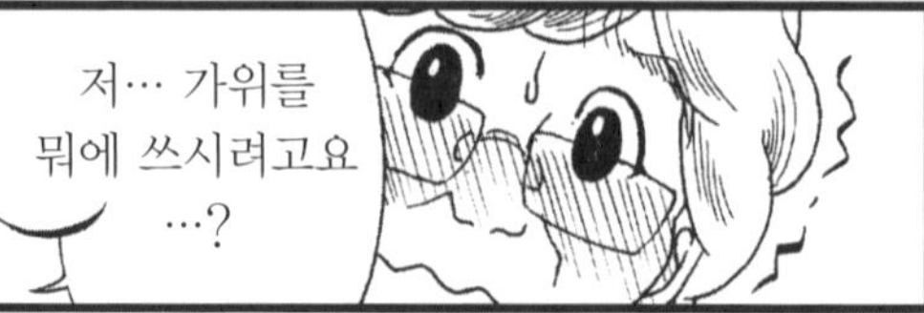

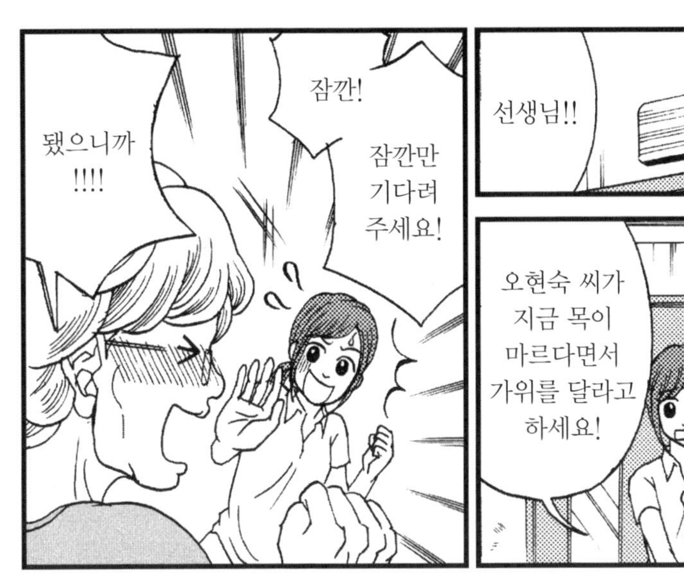
잠깐!
잠깐만
기다려
주세요!
됐으니까
!!!!
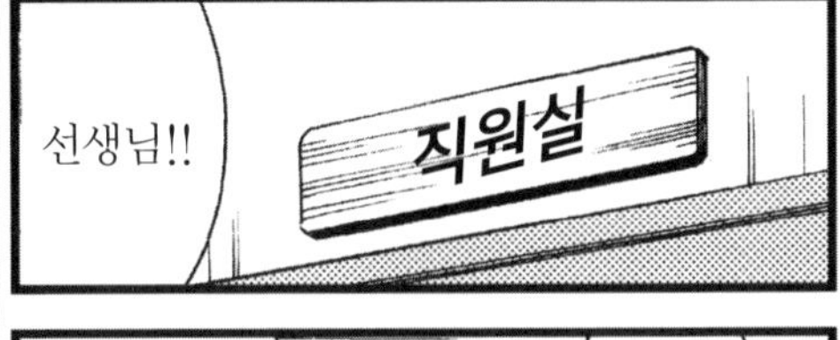
직원실
선생님!!
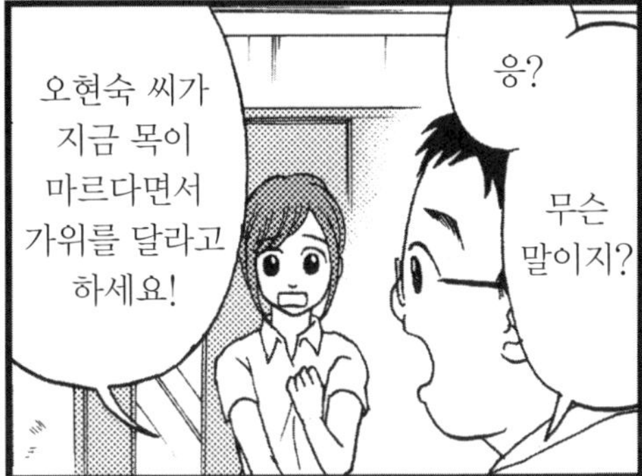
오현숙 씨가
지금 목이
마르다면서
가위를 달라고
하세요!
응?
무슨
말이지?
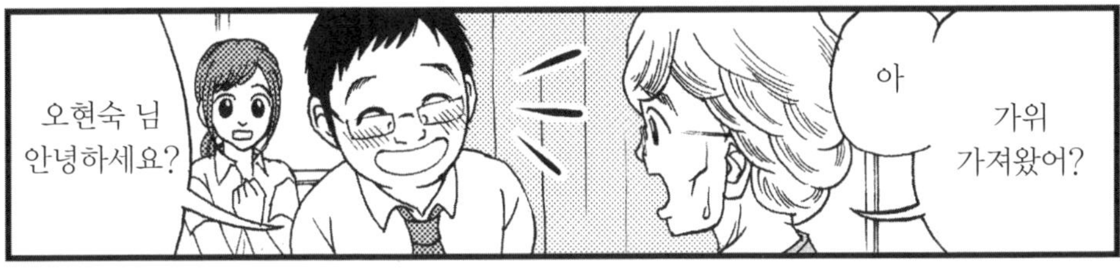
오현숙 님
안녕하세요?
아
가위
가져왔어?
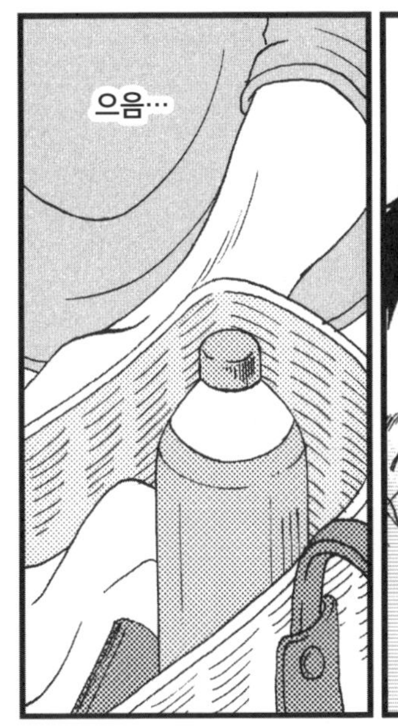
으음…
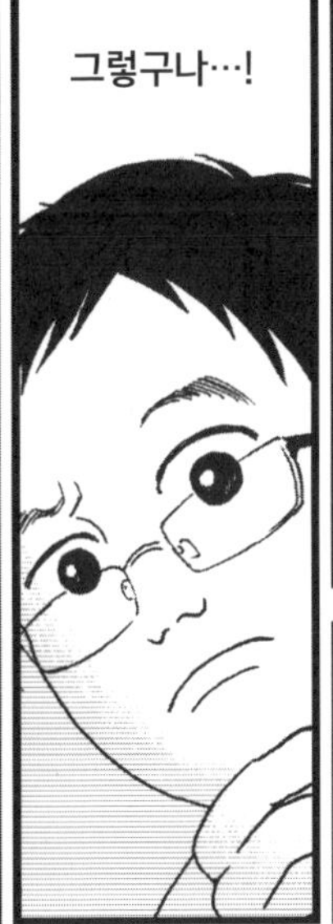
그렇구나…!
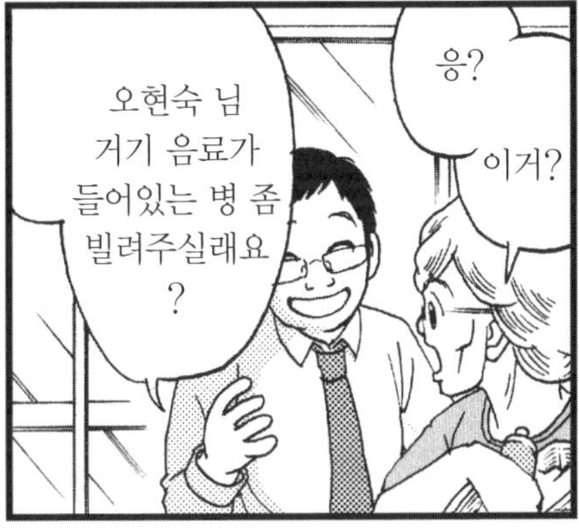
오현숙 님
거기 음료가
들어있는 병 좀
빌려주실래요
?
응?
이거?
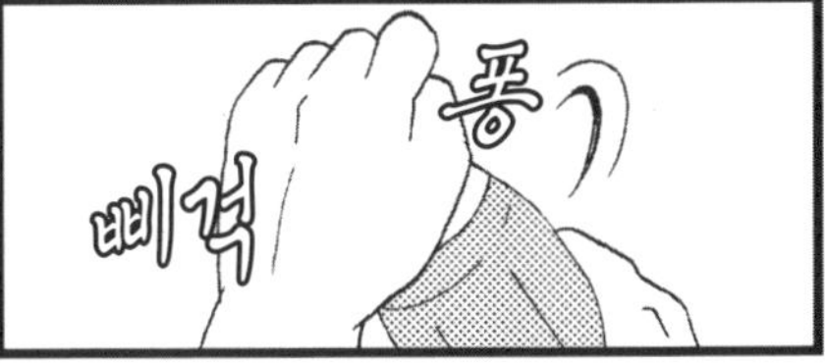
퐁
삐걱

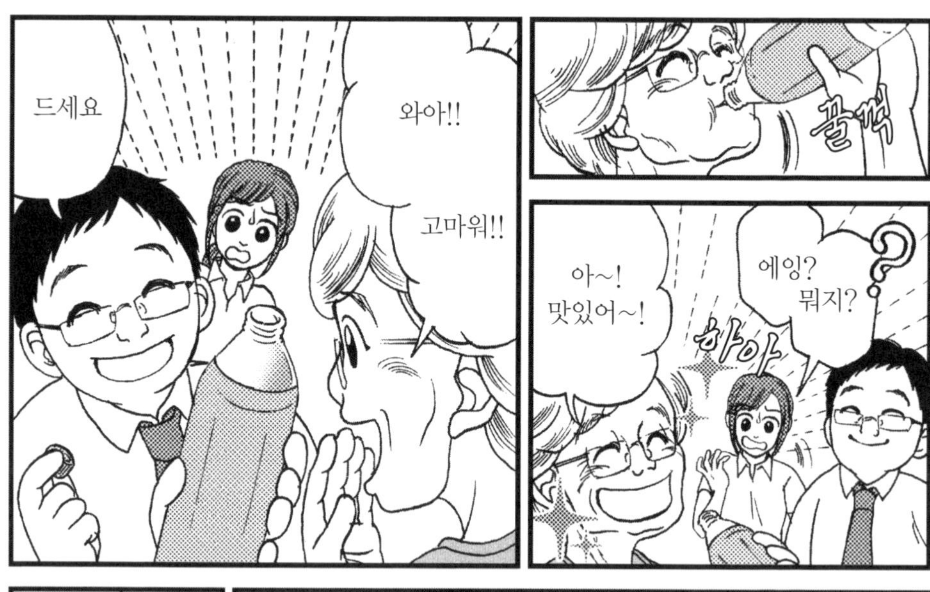
드세요
와아!!
고마워!!
꿀꺽
아~!
맛있어~!
하아
에잉?
뭐지?

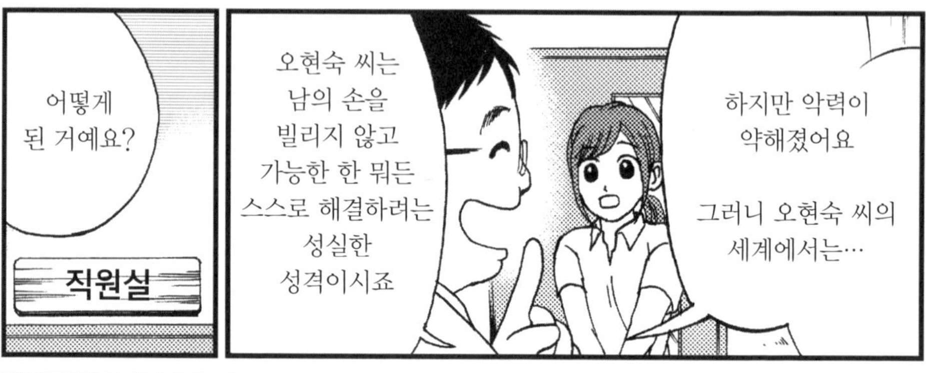
어떻게
된 거예요?
직원실
오현숙 씨는
남의 손을
빌리지 않고
가능한 한 뭐든
스스로 해결하려는
성실한
성격이시죠
하지만 악력이
약해졌어요
그러니 오현숙 씨의
세계에서는…

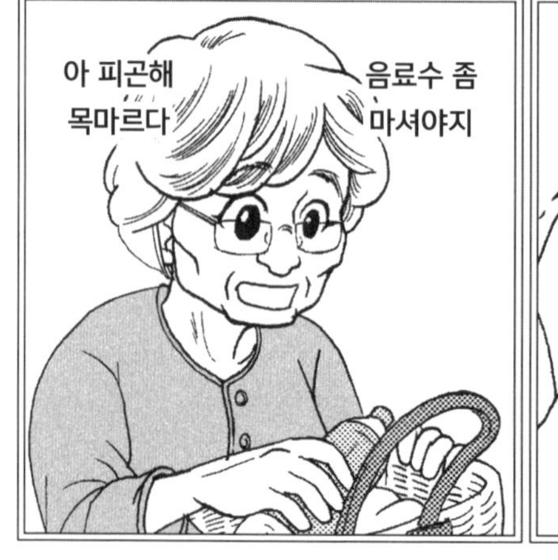
아 피곤해
목마르다
음료수 좀
마셔야지

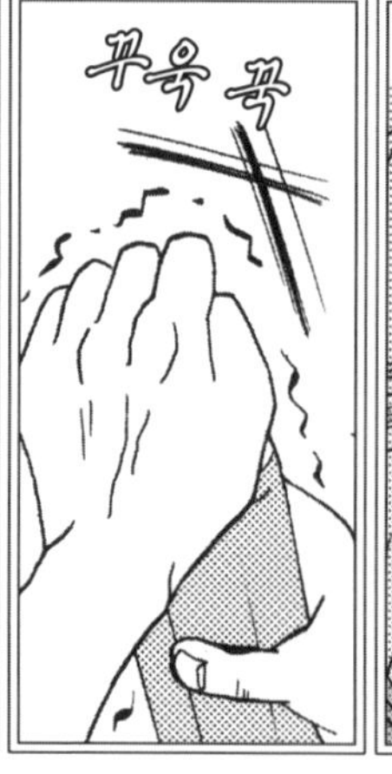
끄윽 끅

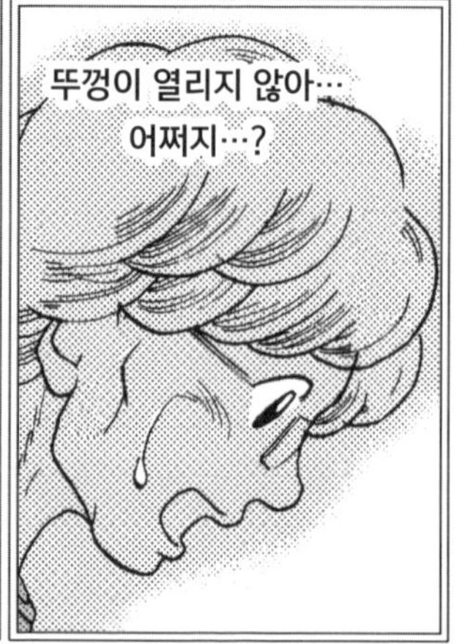
뚜껑이 열리지 않아…
어쩌지…?

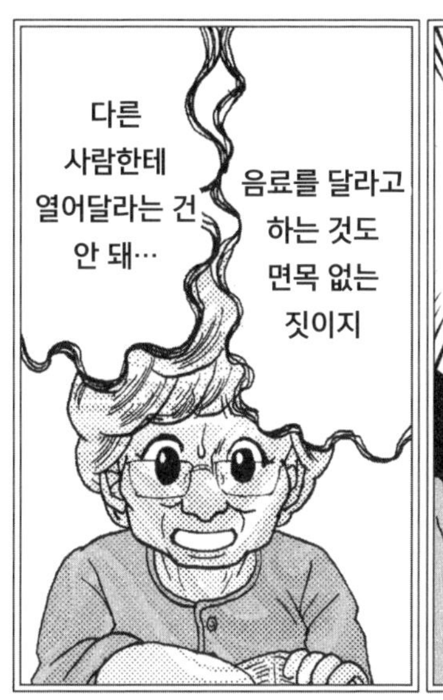
다른
사람한테
열어달라는 건
안 돼…
음료를 달라고
하는 것도
면목 없는
짓이지

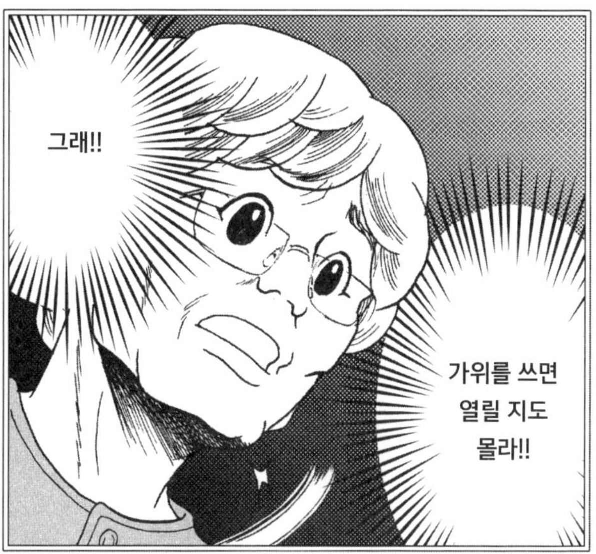
그래!!
가위를 쓰면
열릴 지도
몰라!!

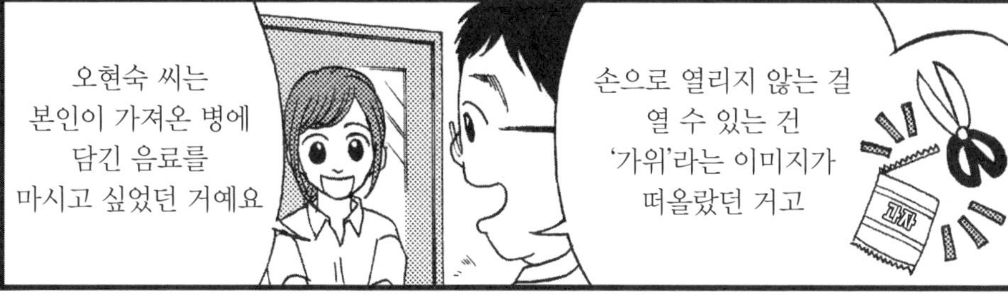
손으로 열리지 않는 걸
열 수 있는 건
'가위'라는 이미지가
떠올랐던 거고
오현숙 씨는
본인이 가져온 병에
담긴 음료를
마시고 싶었던 거예요
과자

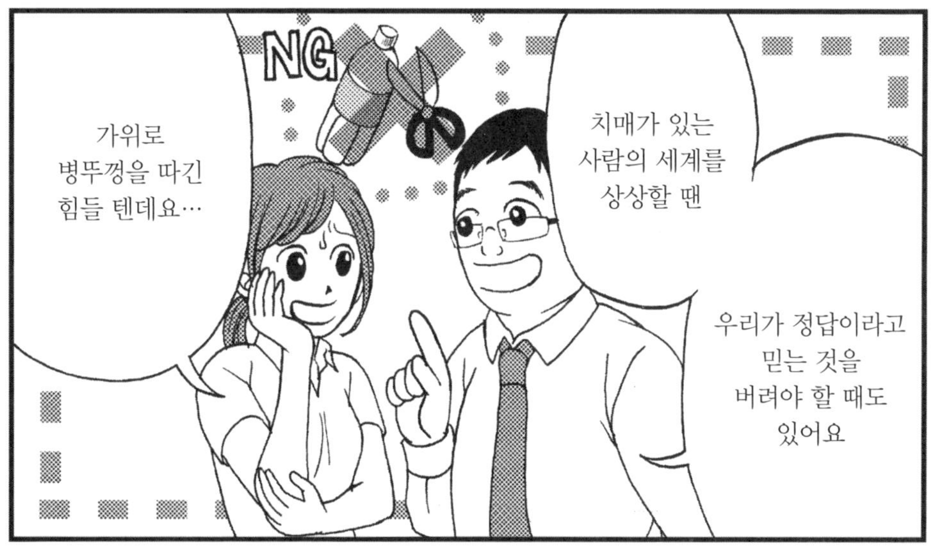
NG
치매가 있는
사람의 세계를
상상할 땐
우리가 정답이라고
믿는 것을
버려야 할 때도
있어요
가위로
병뚜껑을 따긴
힘들 텐데요…

의미를 알 수 없는 언행은 본인으로서는 열심히 생각한 결과일 수도 있습니다

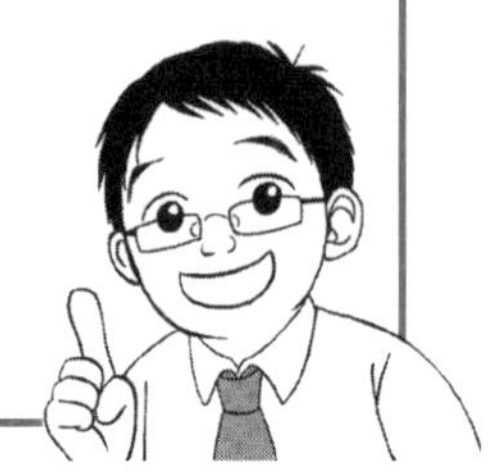

"목이 마르니까 가위가 필요해"라는 말을 들으면 대부분 당황하지요. 오현숙 씨는 페트병 뚜껑을 열기 위해 가위를 쓰려고 했습니다. 보통은 페트병 뚜껑을 여는 데 가위를 쓰지는 않지요. 오현숙 씨의 말은 우리로서는 이해하기 어려웠습니다.

치매로 인지기능이 저하되면 사고력이나 판단력이 약해지고, 사리에 맞게 생각하기가 어려워져서 이해되지 않는 말, 앞뒤가 맞지 않는 말을 하기도 합니다. 이럴 때 치매가 있는 사람의 세계를 상상하려면 우선 주위 상황을 유심히 살펴야 합니다. 그리고 당사자의 성격·치매 증상을 감안해 종합적으로 추리해야 하지요.

이 사례에서는 '가방에 음료가 든 페트병이 들어있다' '목이 마르다고 하면서도 페트병에는 손을 대지 않았다' '최대한 남에게 폐를 끼치지 않으려고 하는 성격'이 해결의 실마리가 되었습니다. 또, 손으로 열지 못했을 때 가위를 쓰는 건, 치매에 걸리지 않은 우리도 마찬가지이니 오현숙 씨가 그렇게 생각한 것도 무리는 아닙니다. 이러한 힌트를 바탕으로 생각하니 오현숙 씨가 바라는 것은 '음료를 마시고 싶다'일 것이라는 결론에 도달했습니다. 그래서 페트병 뚜껑을 대신 열어드리자 문제가 해결됐습니다.

기억할 것은, 치매가 있는 사람이 의미를 알 수 없는 이야기를 하는 건,

사고력과 판단력 저하 때문만은 아니라는 점입니다. **뇌기능이 쇠퇴해도 아직 남아있는 능력으로 열심히 이것저것 생각한 결과, 우리의 상식이나 판단과는 어긋난 말로 표현되는 것이지요.** 치매 당사자라도 문제에 직면한 순간, '다른 사람에게 민폐를 끼치기 싫다' '되도록 스스로 해결하고 싶다'라며 최선을 다해 해결책을 찾고 있다는 걸 기억해 주세요. 그러니 "무슨 소린지 모르겠네" 하고 일축하지 말고, 당사자에게 다가가 무슨 생각을 하는지 함께 생각해 주시길 바랍니다.

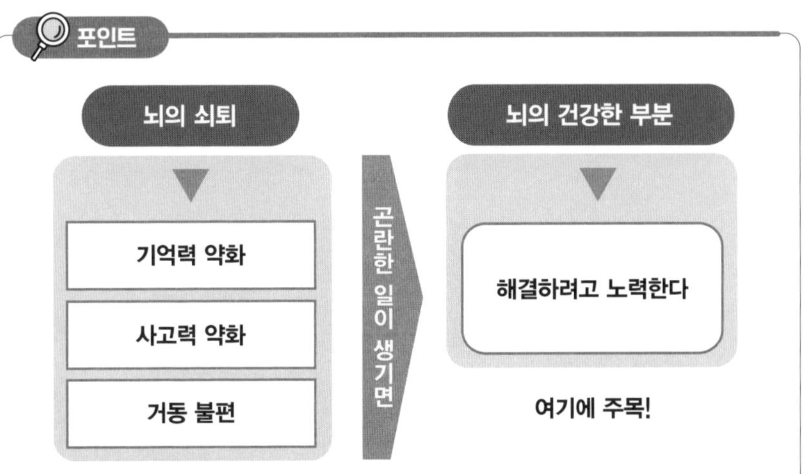

치매가 있는 사람의 이해할 수 없는 말과 행동은, 뇌의 건강한 부분을 활용해서 최선을 다해 노력한 결과로, 우리의 상식과 어긋난 형태로 나타날 수 있다. 당사자에게 다가가서, 무슨 생각을 하고 있는지 상상해 보려 노력하는 것이 중요하다.

사례 3

정중하게 대하는데도 계속 돌봄을 거부하는 이유는?

김병호 씨(85세) 이야기

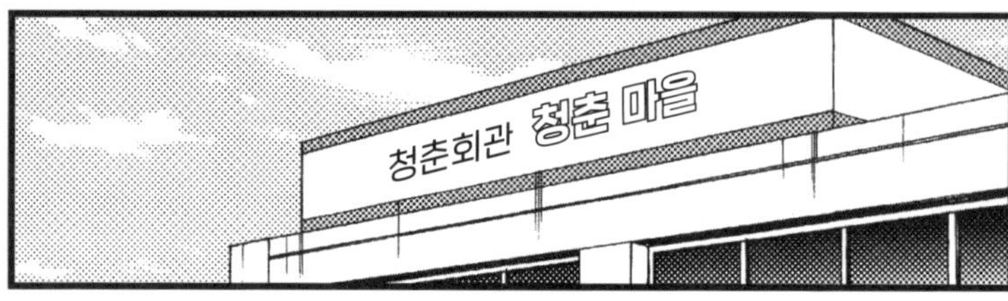

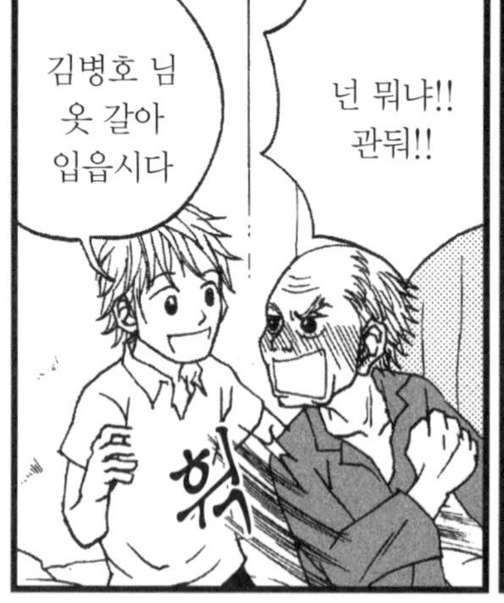

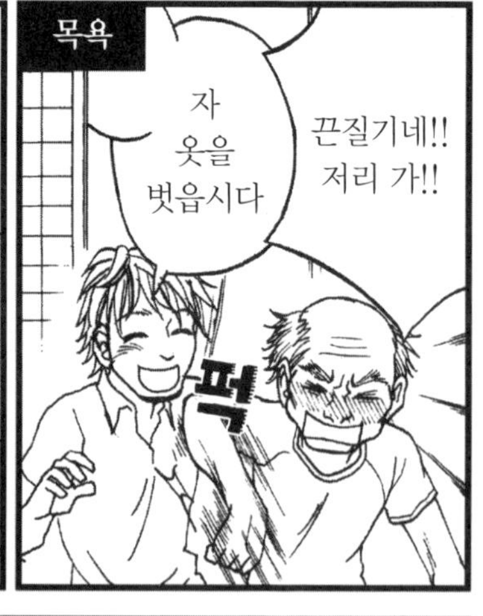

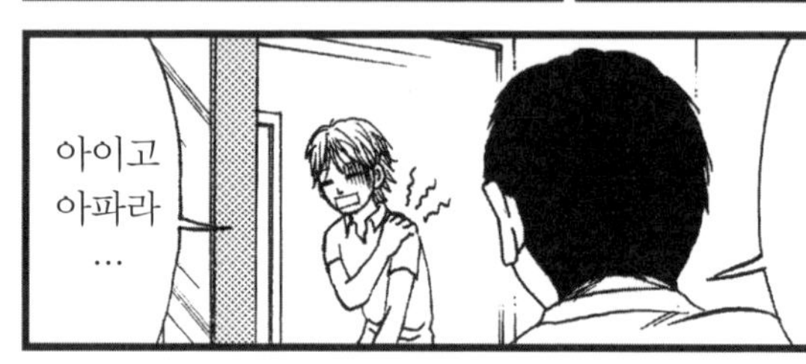

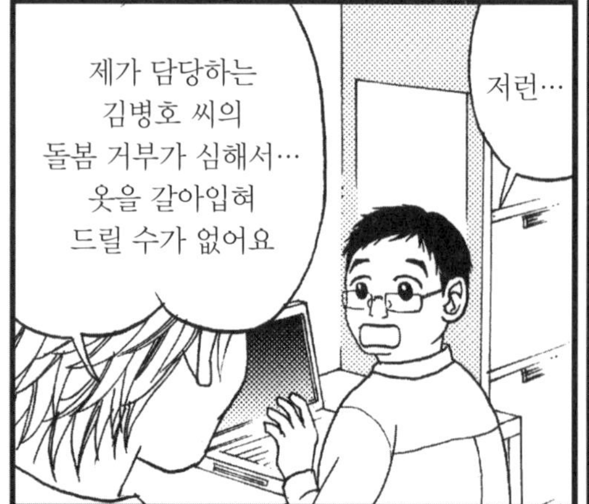

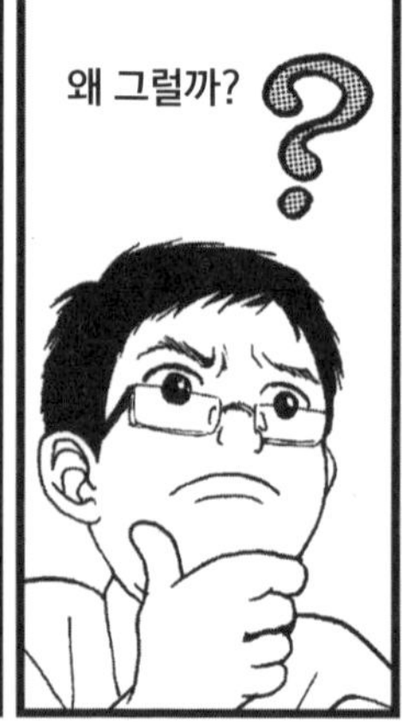

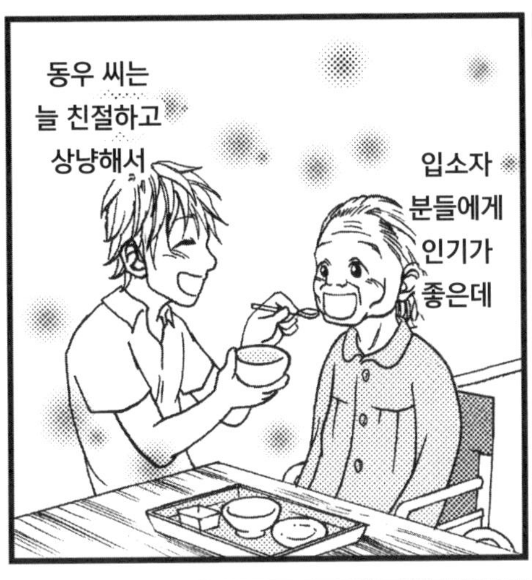
동우 씨는
늘 친절하고
상냥해서
입소자
분들에게
인기가
좋은데

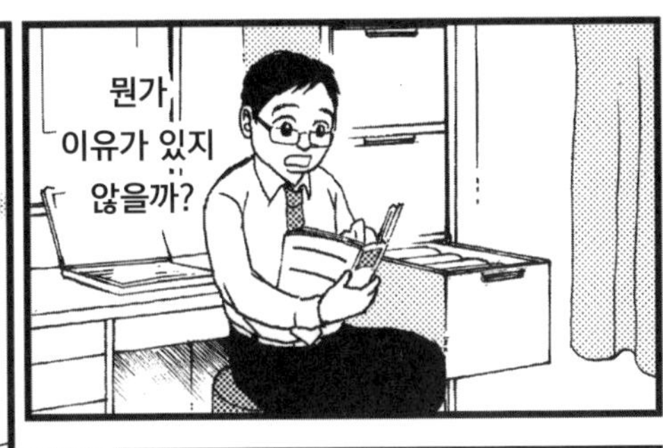
뭔가
이유가 있지
않을까?

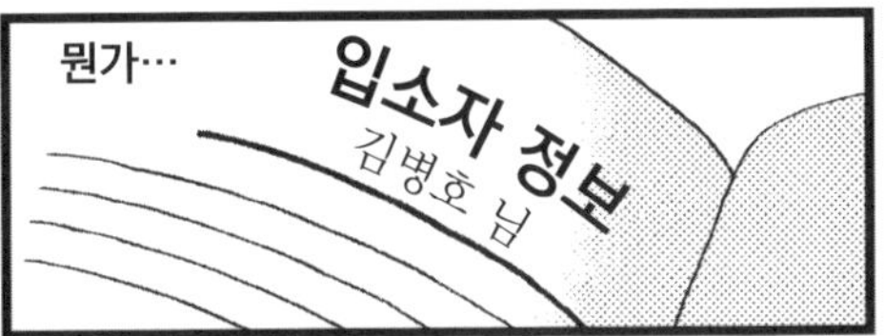
뭔가…
입소자 정보
김병호 님

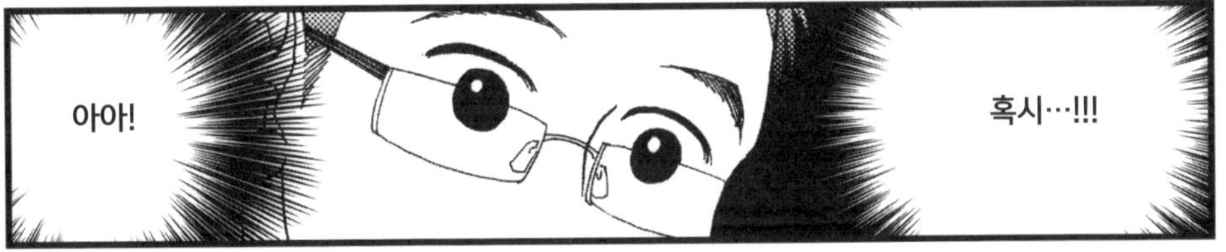
아아!
혹시…!!!

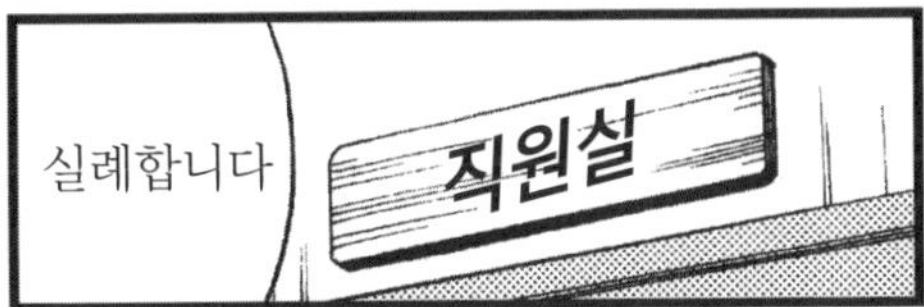
실례합니다
직원실

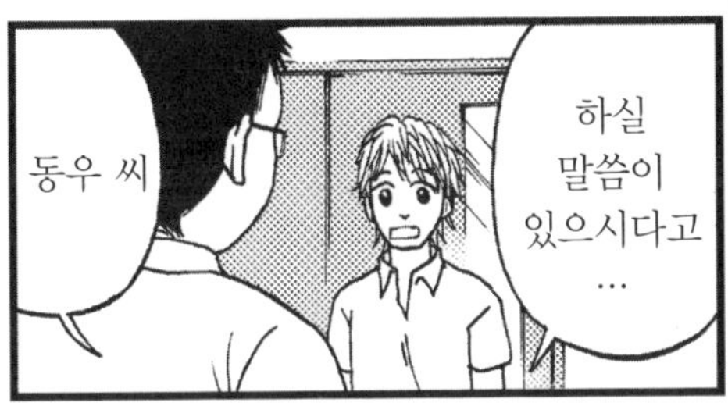
동우 씨
하실
말씀이
있으시다고
…

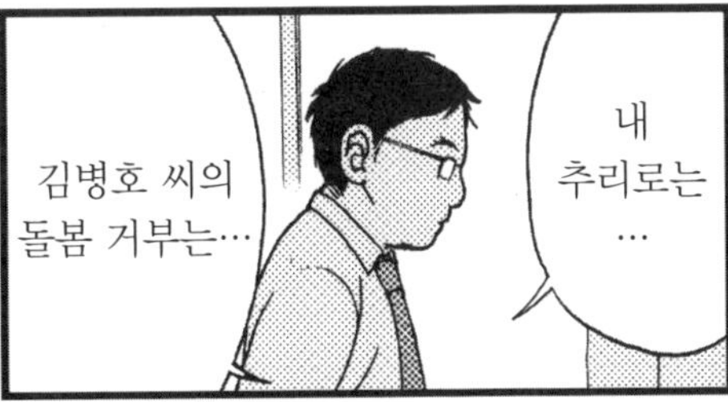
김병호 씨의
돌봄 거부는…
내
추리로는
…

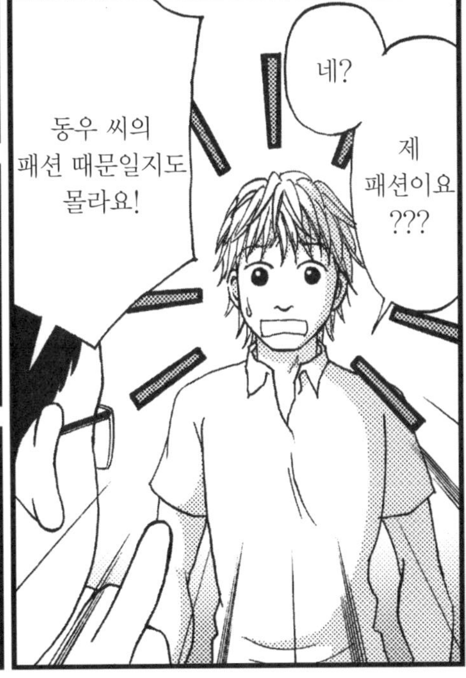
동우 씨의
패션 때문일지도
몰라요!
네?
제
패션이요
???

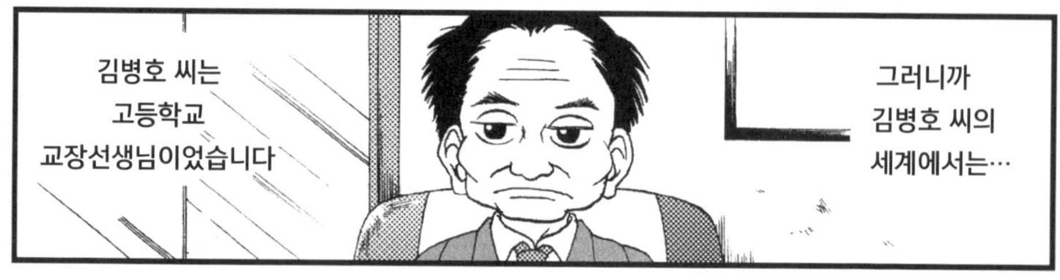
김병호 씨는
고등학교
교장선생님이었습니다
그러니까
김병호 씨의
세계에서는…

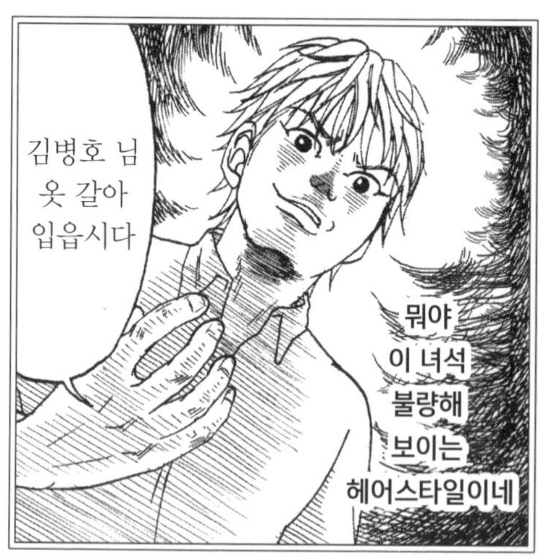
김병호 님
옷 갈아
입읍시다
뭐야
이 녀석
불량해
보이는
헤어스타일이네

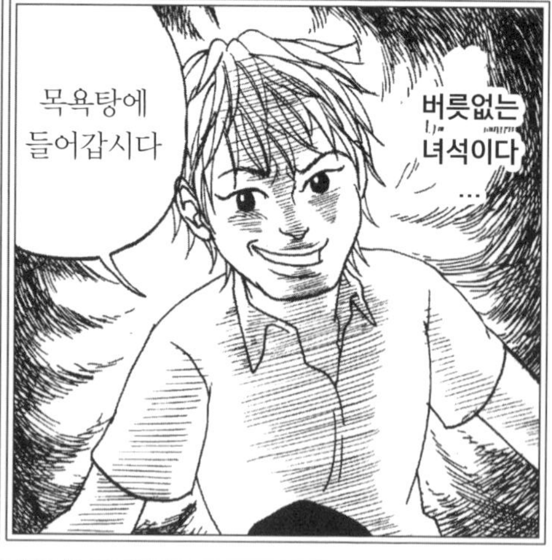
목욕탕에
들어갑시다
버릇없는
녀석이다
…

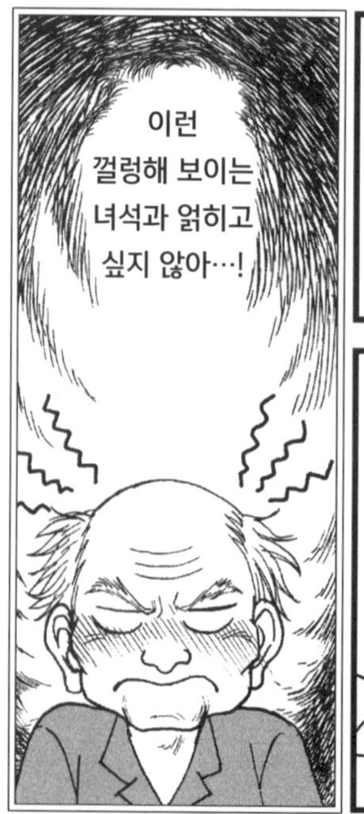
이런
껄렁해 보이는
녀석과 얽히고
싶지 않아…!

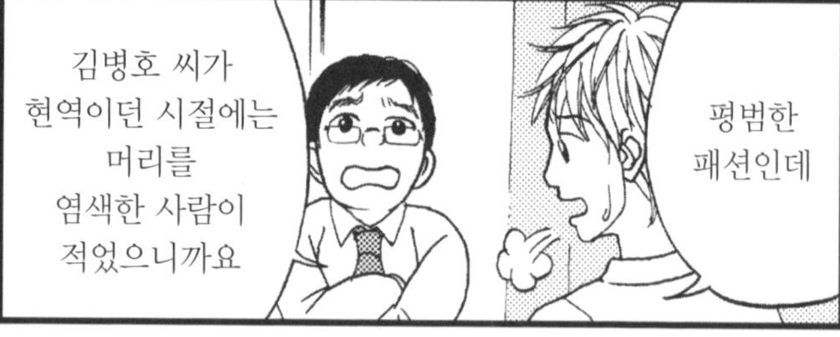
김병호 씨가
현역이던 시절에는
머리를
염색한 사람이
적었으니까요
평범한
패션인데

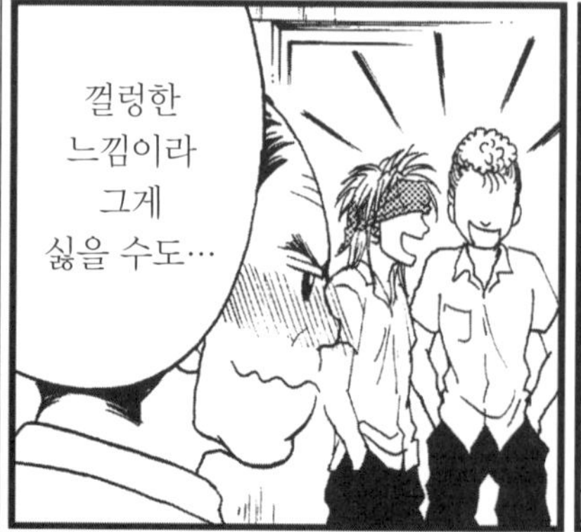
껄렁한
느낌이라
그게
싫을 수도…

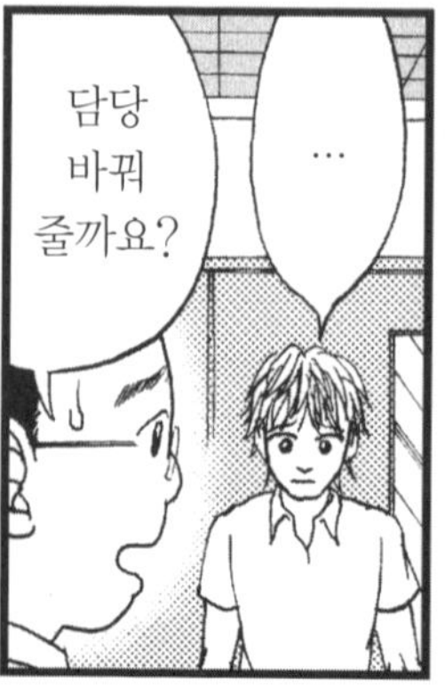
담당
바꿔
줄까요?
…

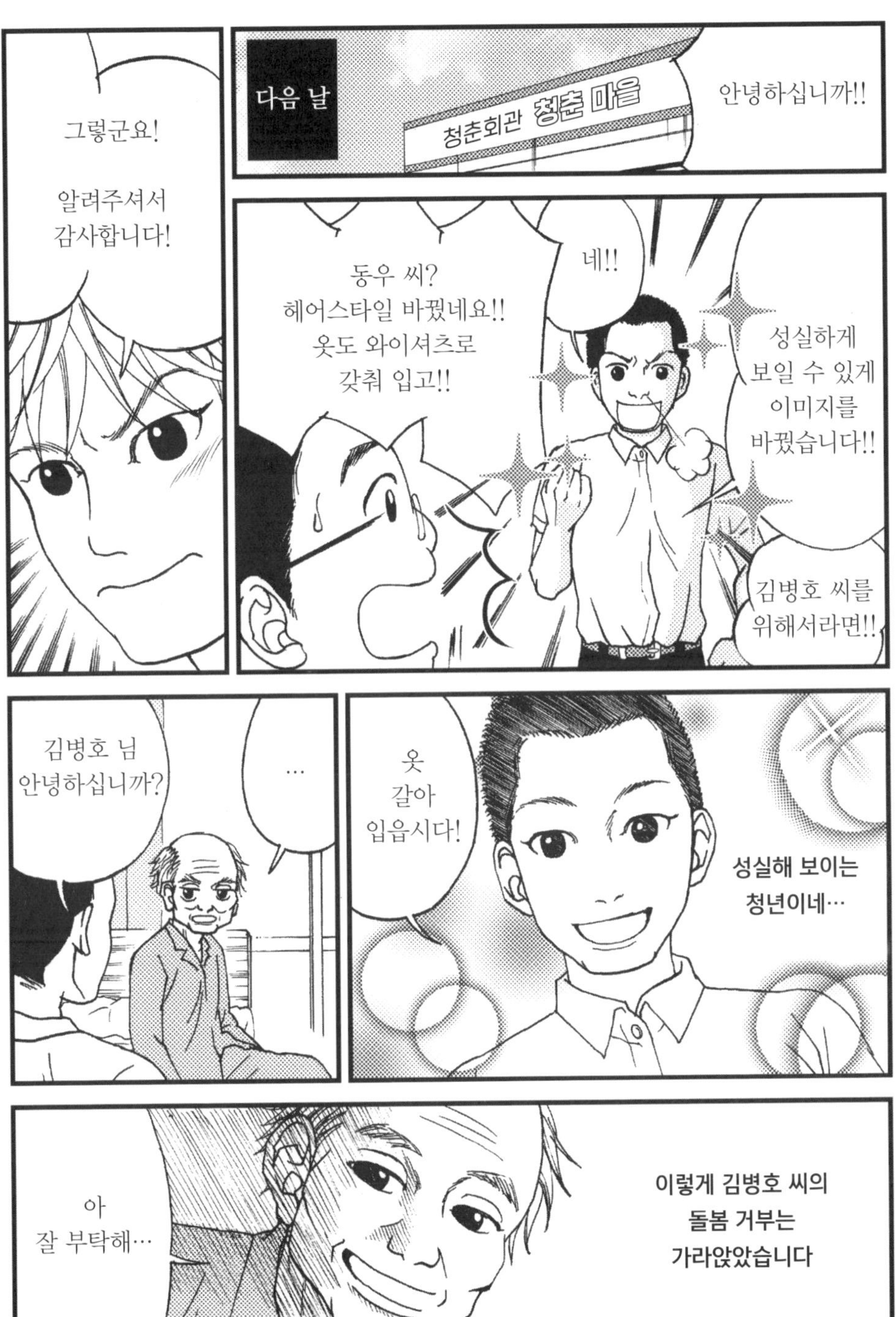
다음 날
청춘회관 청춘 마을
안녕하십니까!!
그렇군요!
알려주셔서
감사합니다!
동우 씨?
헤어스타일 바꿨네요!!
옷도 와이셔츠로
갖춰 입고!!
네!!
성실하게
보일 수 있게
이미지를
바꿨습니다!!
김병호 씨를
위해서라면!!
김병호 님
안녕하십니까?
…
옷
갈아
입읍시다!
성실해 보이는
청년이네…
아
잘 부탁해…
이렇게 김병호 씨의
돌봄 거부는
가라앉았습니다

말씨나 옷차림을 바꾸는 것만으로 반응이 크게 달라질 수 있습니다

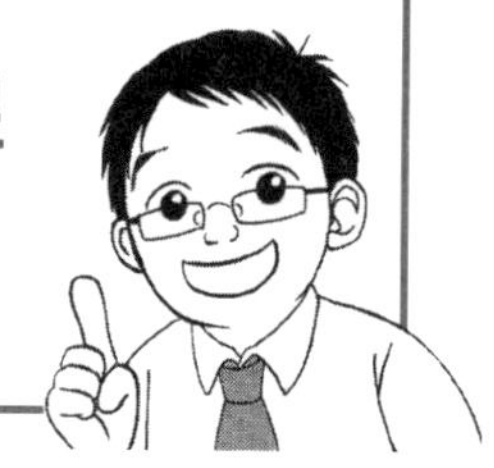

치매 돌봄 현장에서는 식사, 옷 갈아입기, 목욕, 화장실 가기 등 돌봄을 거부하는 상황이 종종 일어납니다. 이런 돌봄 거부도 당사자에게는 절실한 이유가 있습니다. 우선 그것을 확인하는 것이 중요합니다.

만화로 돌아가 봅시다. 김병호 씨 사례에서는 교사라는 전 직업과 성실한 성격이 해결의 실마리가 되었습니다. 지금은 다양한 색상으로 머리를 염색하는 사람이 드물지 않지만, 김병호 씨가 교사로 일했던 1970~1980년대는 염색한 사람은 껄렁하다는 인상이 강했던 것 같습니다. 특히 교장이던 김병호 씨는 염색을 싫어하는 성향이 강했을 수도 있지요. 그래서 김병호 씨는 담당 요양보호사가 머리에 염색을 한 것을 불쾌하게 여기는 걸까 생각했습니다. 또 요양보호사의 옷차림은 대게 폴로셔츠나 티셔츠이기 때문에 상대적으로 담당 요양사의 옷차림이 단정하지 못하다는 인상이 더 강해진 게 아닐까 했고요. 추리는 적중했습니다. 이후 담당 요양보호사가 자진해 헤어스타일과 옷차림을 바꾸자 돌봄 거부가 가라앉았지요.

이와 같이 옷차림이나 헤어스타일은 물론, 인상과 말씨를 바꾸는 것만으로도 치매 당사자의 반응이 종종 달라지는 경우가 있습니다. 사람의 가치관과 유행은 시대와 함께 바뀌니, 지금은 일반적인 패션이라도 치매 당사자에게는 불쾌할 가능성이 있습니다. **치매가 있는 사람은 늘 불안하기 때문에 불쾌한 사람을 피하고 싶다고 생각하는 것도 무리는 아니지요.**

치매가 있으면 그 불쾌감을 원만하게 전달하지 못해, 폭언·폭력이라는 형태로 나타날 수 있습니다. 돌봄 거부는 그 사람의 건강한 부분이 열심히 불쾌감을 호소하고 있는 '신호'라고도 볼 수 있지요. 예를 들어, 옷을 갈아입을 때 도움을 거부하는 건 '부끄럽다'는 당연한 감정이 남아있기 때문입니다. 또 화장실에 가고 싶은데 목욕을 하자고 하면, "그럴 때가 아니다" 하고 거부하게 되지요. 이러한 거부는 치매 때문은 아닙니다. 사람이라면 누구나 그럴 수 있는, 지극히 평범한 반응이지요.

포인트

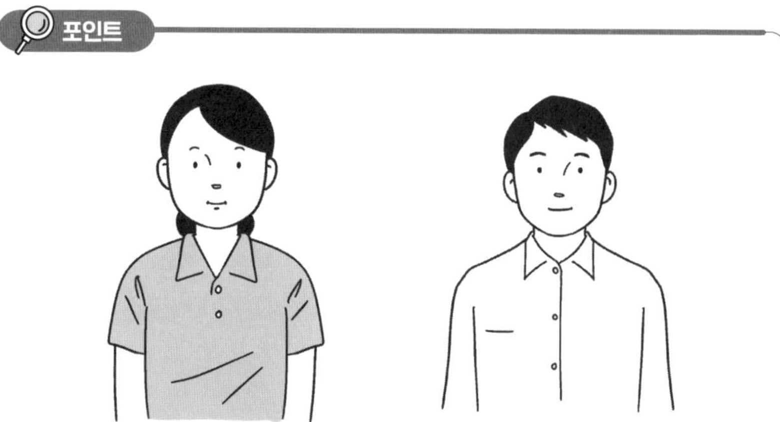

치매가 있는 사람은 늘 불안하기 때문에 불쾌한 사람을 피하고 싶다고 생각하는 것도 무리가 아니다. 옷차림이나 말씨를 바꾸는 것만으로도 당사자의 반응이 달라질 때가 많으니 이 점을 참고해 두도록 하자.

사례 4

건강하던 사람이 갑자기 지금 있는 곳이 어딘지 모르게 되는 이유는?

오인철 씨(59세) 이야기

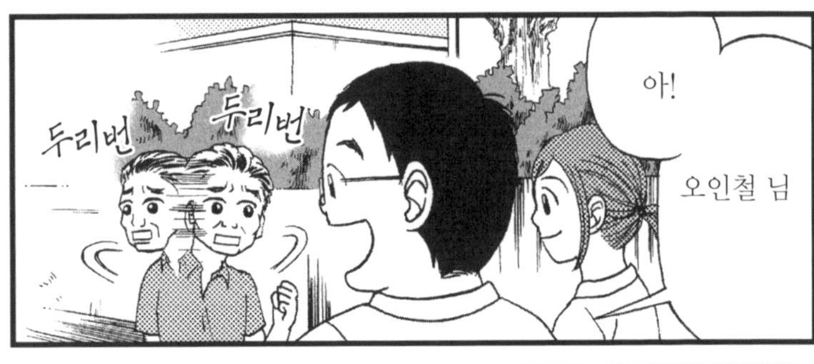

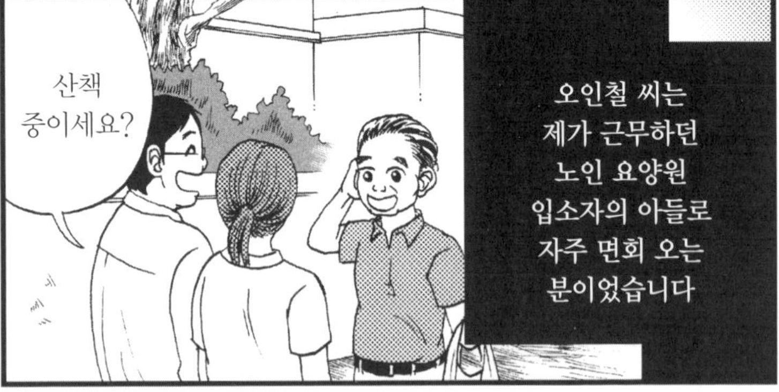

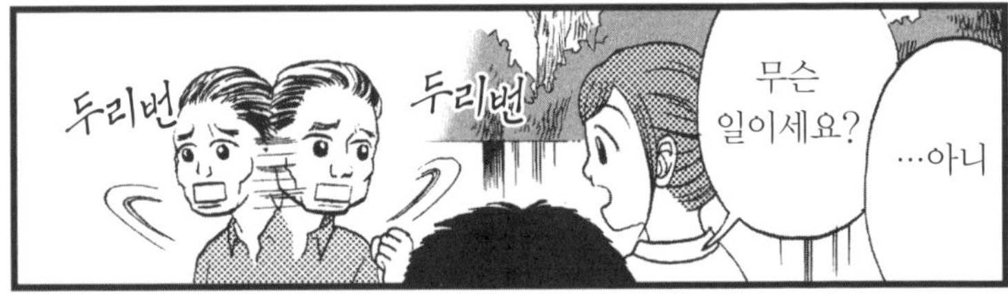

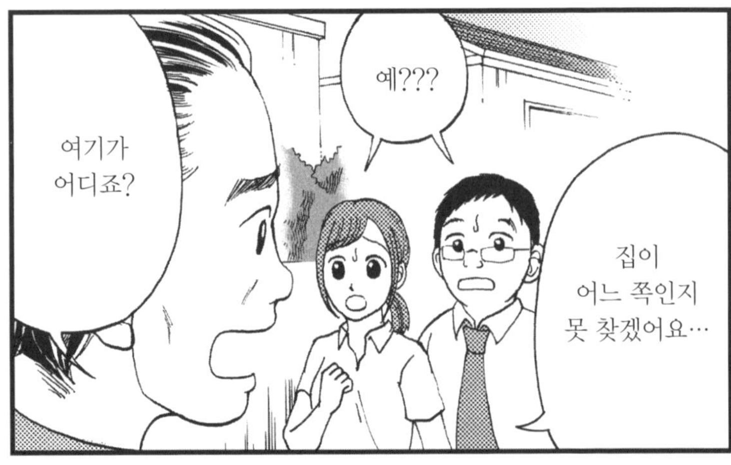

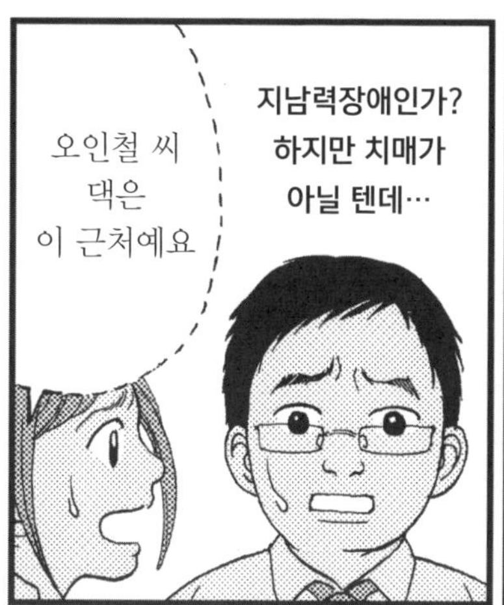
지남력장애인가?
하지만 치매가
아닐 텐데…
오인철 씨
댁은
이 근처예요

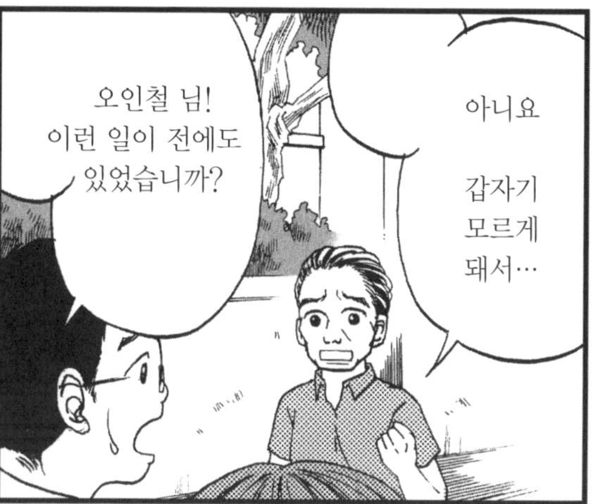
아니요
갑자기
모르게
돼서…
오인철 님!
이런 일이 전에도
있었습니까?

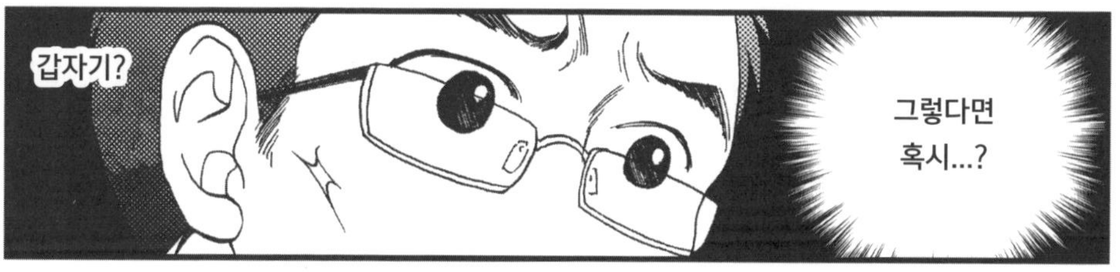
갑자기?
그렇다면
혹시...?

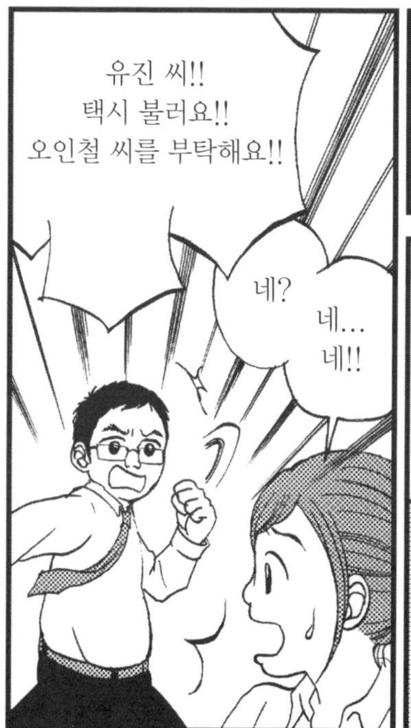
유진 씨!!
택시 불러요!!
오인철 씨를 부탁해요!!
네?
네...
네!!

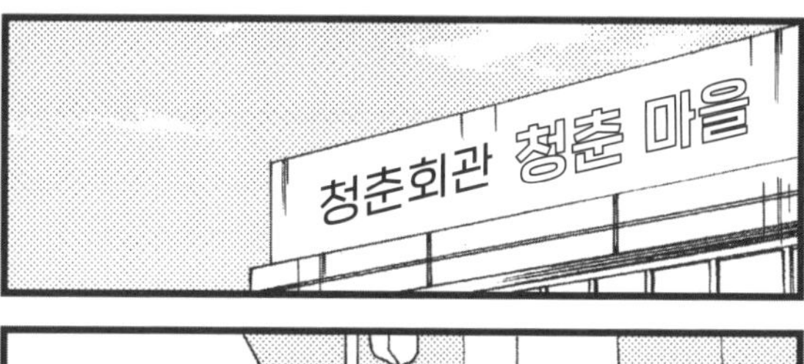
청춘회관 청춘 마을

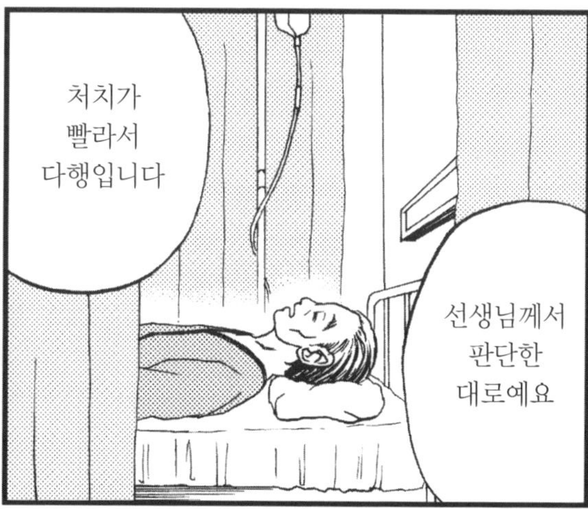
처치가
빨라서
다행입니다
선생님께서
판단한
대로예요

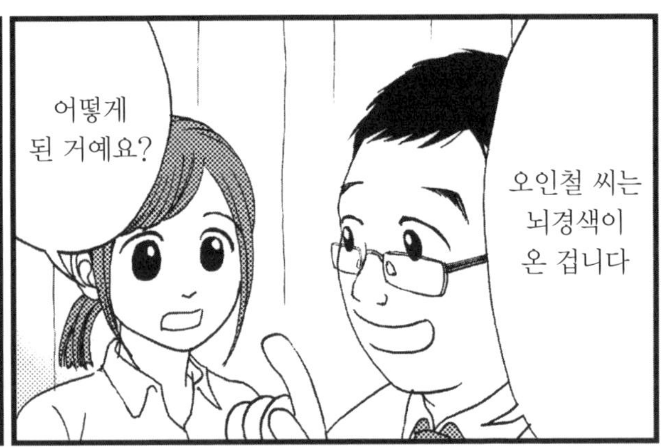
오인철 씨는
뇌경색이
온 겁니다
어떻게
된 거예요?

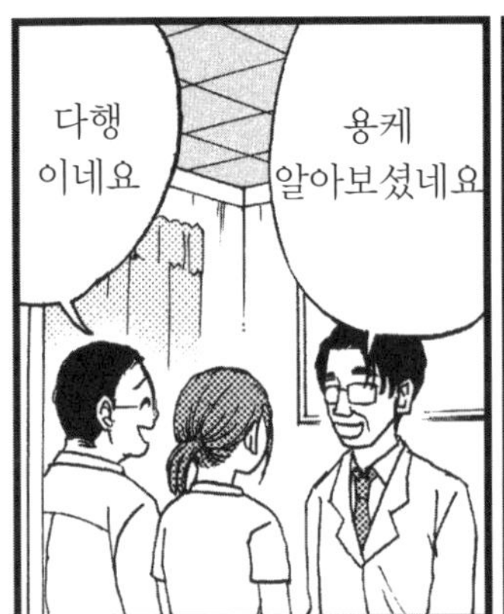
용케
알아보셨네요
다행
이네요

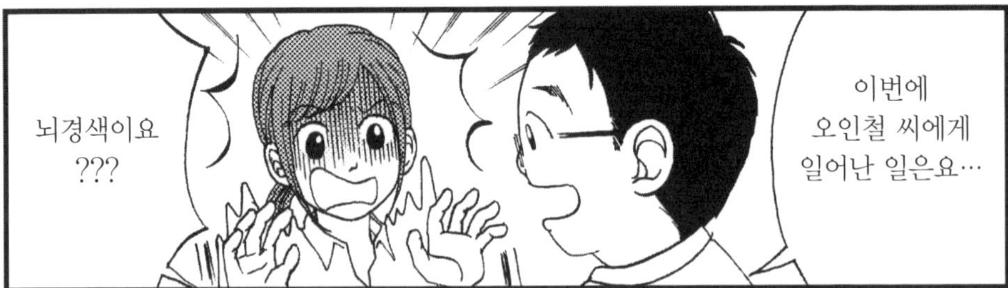
이번에
오인철 씨에게
일어난 일은요…
뇌경색이요
???

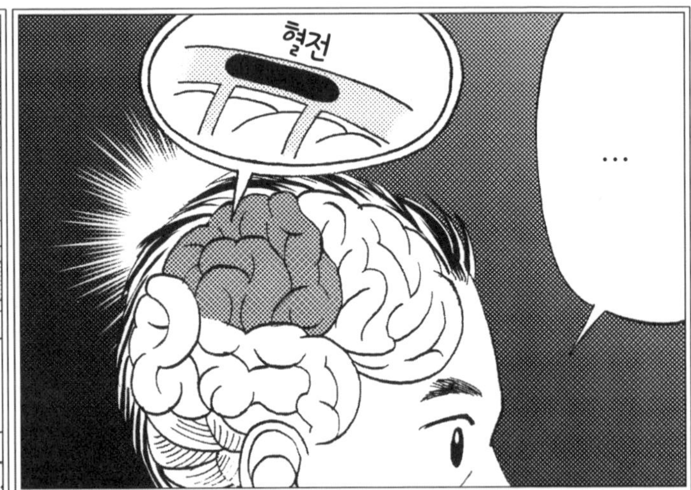
…
혈전

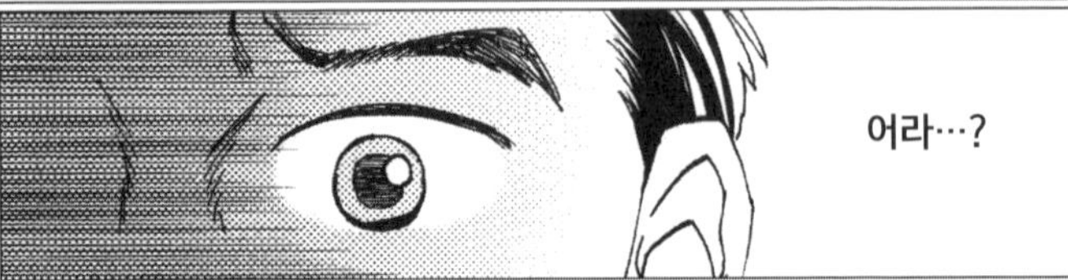
어라…?

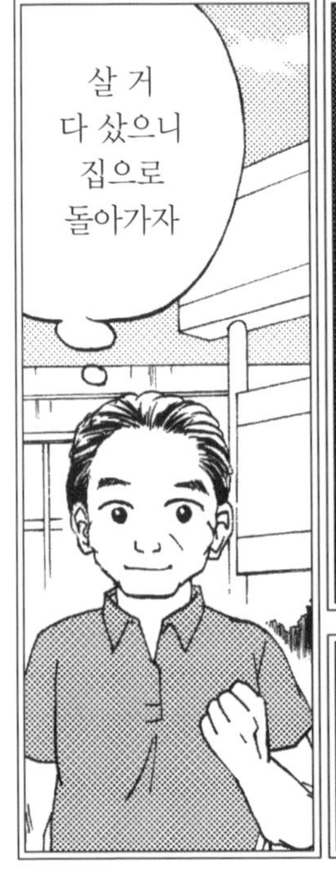
살 거
다 샀으니
집으로
돌아가자

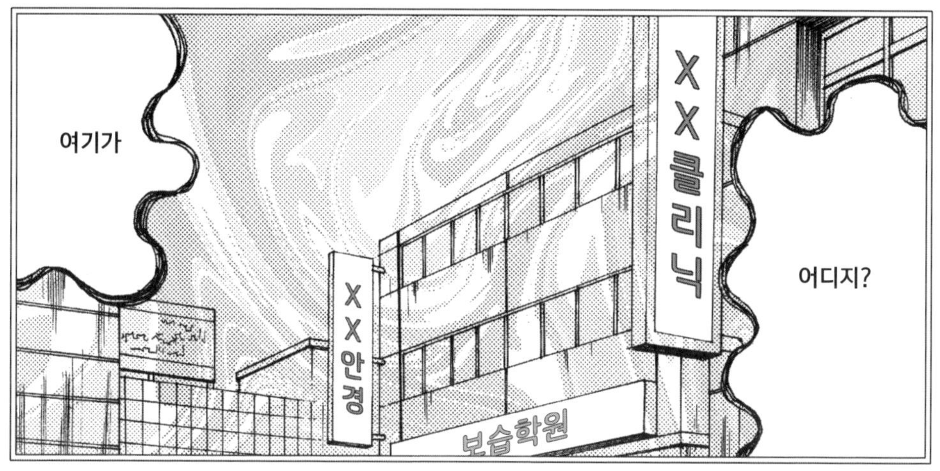
여기가
XX클리닉
XX안경
보습학원
어디지?

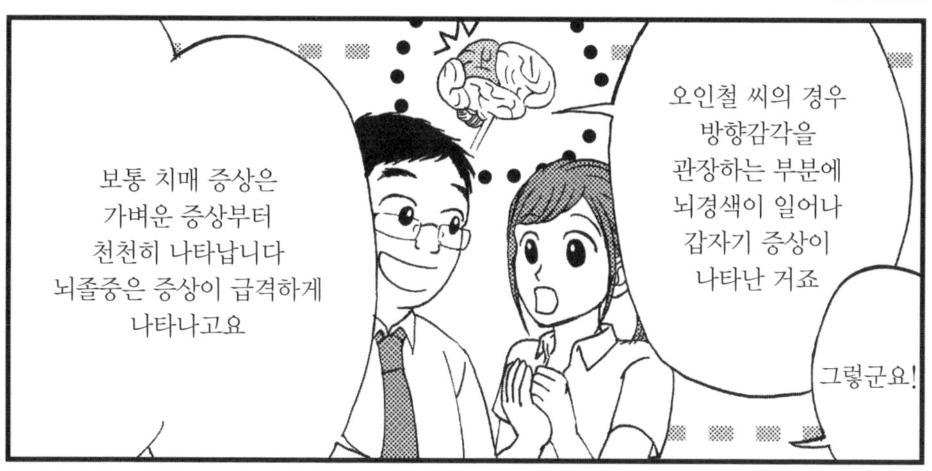
오인철 씨의 경우
방향감각을
관장하는 부분에
뇌경색이 일어나
갑자기 증상이
나타난 거죠
보통 치매 증상은
가벼운 증상부터
천천히 나타납니다
뇌졸중은 증상이 급격하게
나타나고요
그렇군요!

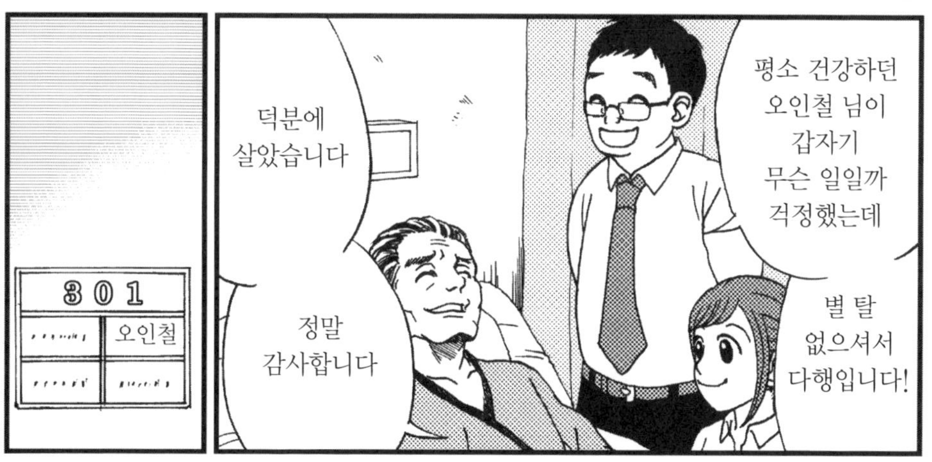
평소 건강하던
오인철 님이
갑자기
무슨 일일까
걱정했는데
덕분에
살았습니다
별 탈
없으셔서
다행입니다!
정말
감사합니다
301
오인철

건강하던 사람에게 갑자기 치매 증상이 나타나면 뇌혈관질환을 의심해 봅시다

치매는 대부분 몇 년에 걸쳐서 천천히 인지기능이 저하되다가 결국 중등도 치매로 이어지는 것이 일반적입니다. 뇌경색이나 뇌출혈 같은 뇌혈관질환이 발생하면, 어느 날 갑자기 치매 같은 증상이 나타나고 악화되기도 하지요.

오인철 씨는 원래 치매가 아닙니다. 요양원 입주자의 가족으로 치매 증상이 없는 건강한 분이었지요. 그런데 갑자기 '지금 어딘지 모르겠다'고 하소연을 해서 뇌졸중이 아닐까 생각하고 병원에 데려간 겁니다. 우리는 위치를 인식하는 두정엽 혈관에 뇌경색이 일어나 지금 있는 장소를 갑자기 모르게 되는 지남력장애가 생긴 것 같다고 추측했습니다.

이처럼 평소와 다른 증상이 있으면 되도록 빨리 뇌신경외과에서 치료받아야 합니다. 위중한 증상이라도 발병 후 두세 시간 이내로 치료하면 다음 날 퇴원할 수 있을 정도로 빠른 회복이 가능합니다. 뇌졸중 발작이라고 하면 '갑자기 의식을 잃고 쓰러지는 병'이라는 인식이 뿌리 깊지만 나타나는 방식은 매우 다양합니다. 뇌혈류가 일시적으로 악화되는 뇌졸중의 증상은 다음과 같습니다.

① 한쪽 팔·손·손가락에 마비나 저림이 있다.

② 침이 흐른다.

③ 심한 두통 증상이 있다.

④말이 어눌해지고 발음이 나빠졌다.

⑤말을 이해하지 못한다.

⑥현기증이 난다.

⑦한쪽 시야의 일부나 전부가 보이지 않는다.

⑧몸 한쪽에 힘이 들어가지 않아서 똑바로 걷지 못한다.

이와 같은 증상은 전문적으로는 일과성뇌허혈발작(TIA Transient Ischemic Attack)이라고 합니다. 일과성뇌허혈발작은 몇 초 정도 나타나는 경우가 많고, 길어야 하루(24시간) 정도만 있으면 혈류가 재개되어 증상이 가라앉기 때문에 대수롭지 않게 생각하는 분들이 적지 않습니다. 하지만 방치하면 15~20%의 경우 3개월 이내에 뇌경색을 일으킵니다. 혈관성치매가 될 위험성도 커지지요. 일과성뇌허혈발작이 일어나면 뇌신경외과나 신경내과에서 진찰과 검사를 받아야 합니다.

포인트

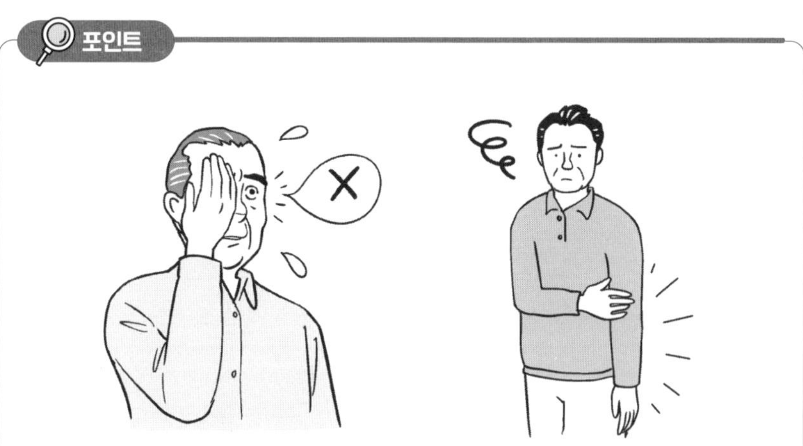

몸 한쪽의 마비나 저림, 한쪽 시야가 잘 보이지 않는 일과성뇌허혈발작은, 본격적인 뇌경색이나 혈관성치매의 전조 증상이다. 서둘러 뇌신경외과 진찰을 받으면 후유증을 막고, 빠르게 회복할 수 있다.

사례 5

밤이 되면 나타나는 유령의 정체는?

최칠복 씨(75세) 이야기

노인 요양원 입소자인
최칠복 씨에게 일어난
불가사의한 일입니다

드르륵

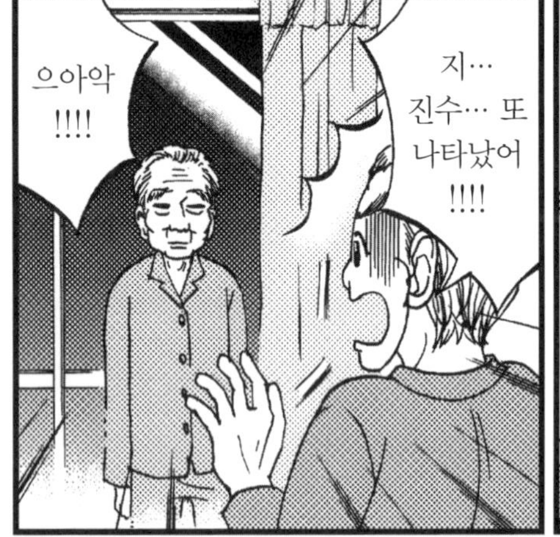

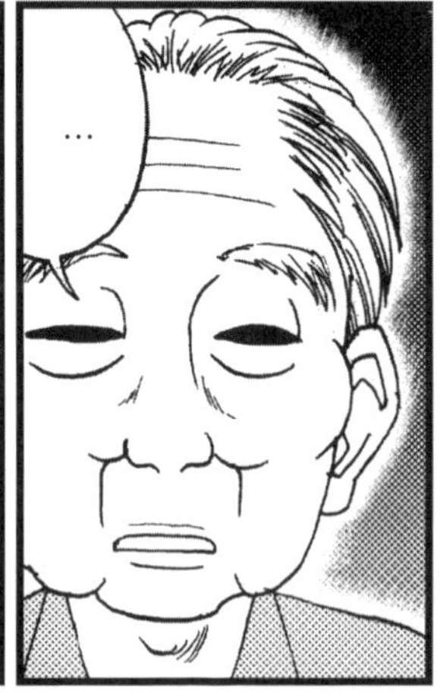

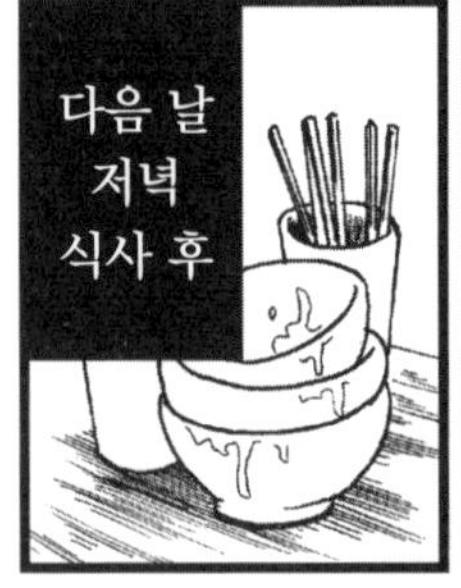

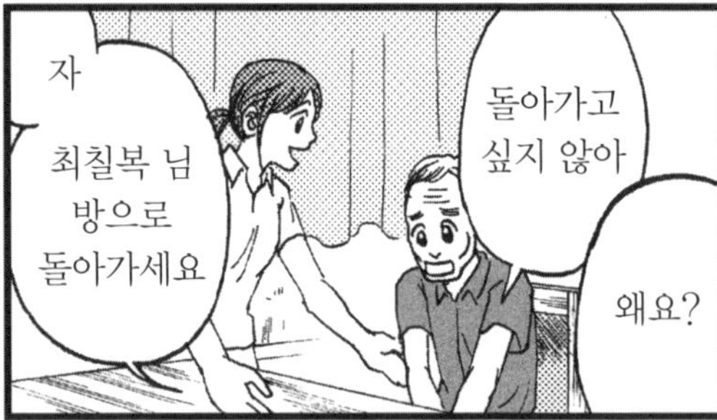

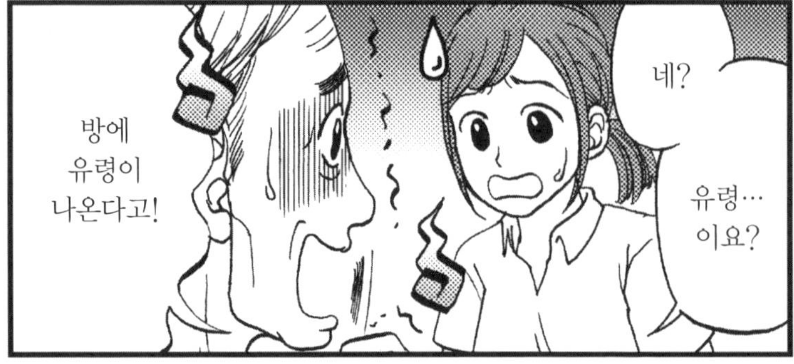

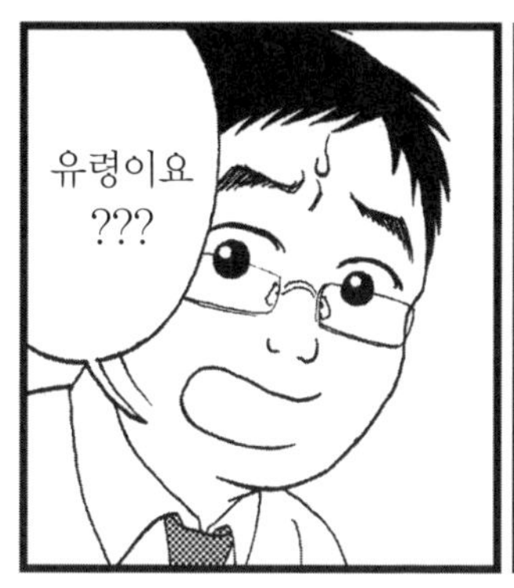
유령이요
???

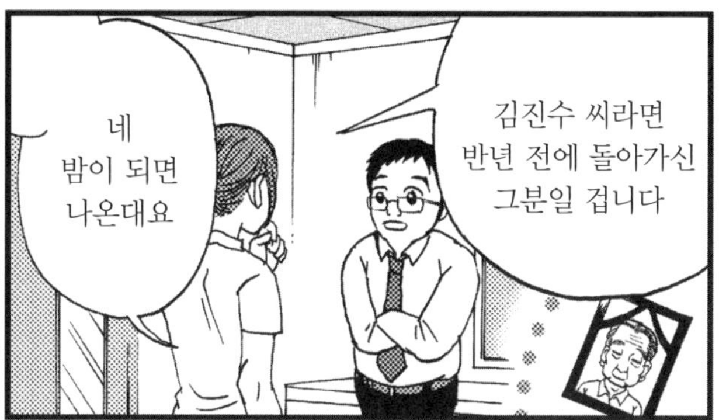
김진수 씨라면
반년 전에 돌아가신
그분일 겁니다
네
밤이 되면
나온대요

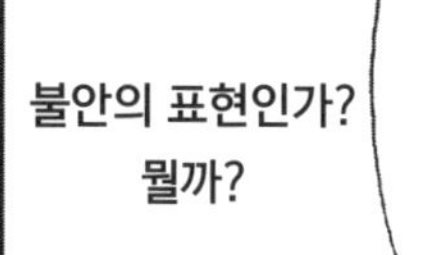
불안의 표현인가?
뭘까?

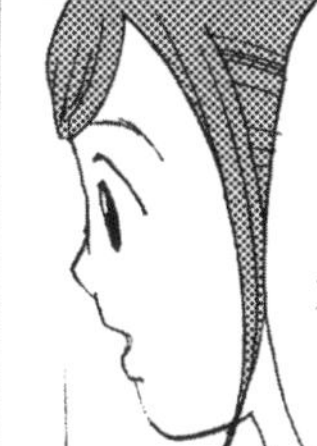
최칠복 씨
방에
가봐야겠네요
최칠복 씨는
김진수 씨와
사이가 좋았어

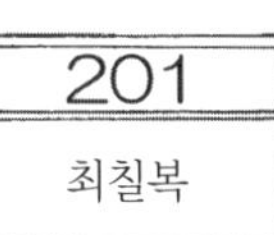
201
최칠복

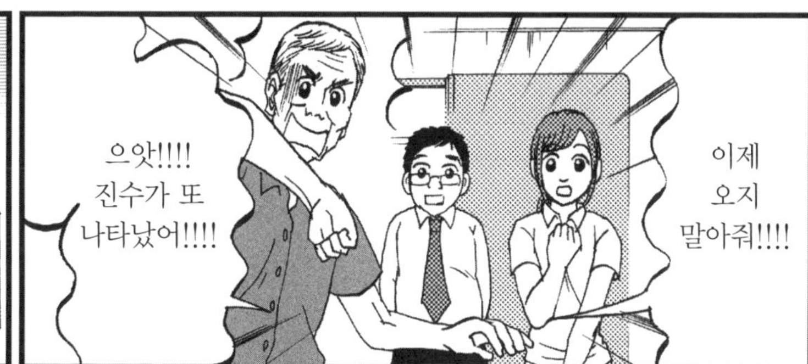
이제
오지
말아줘!!!!
으앗!!!!
진수가 또
나타났어!!!!

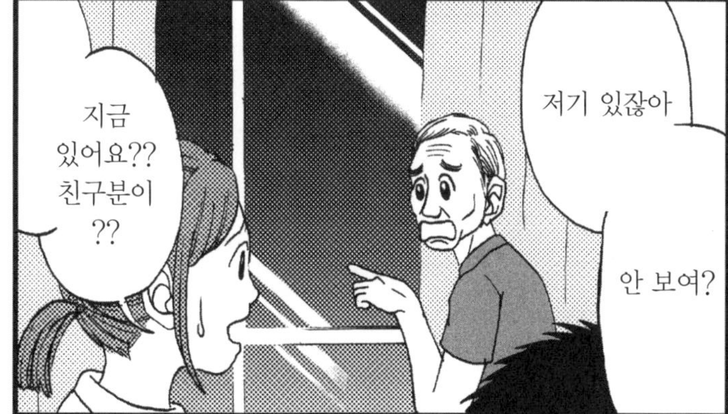
저기 있잖아
안 보여?
지금
있어요??
친구분이
??

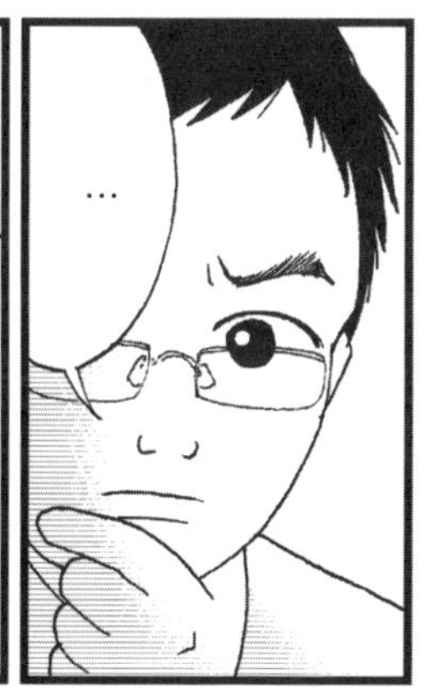
…

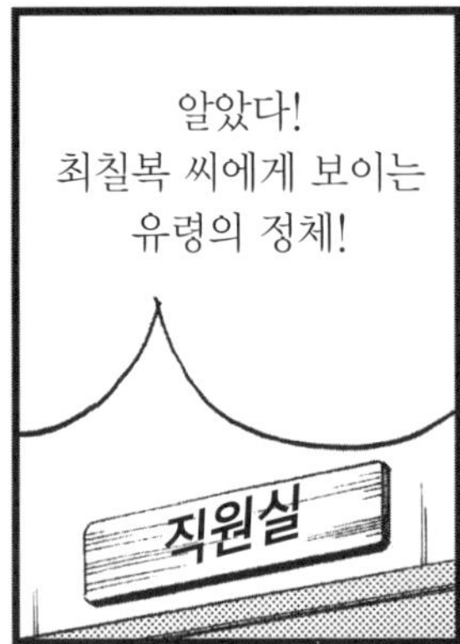
알았다!
최칠복 씨에게 보이는
유령의 정체!
직원실

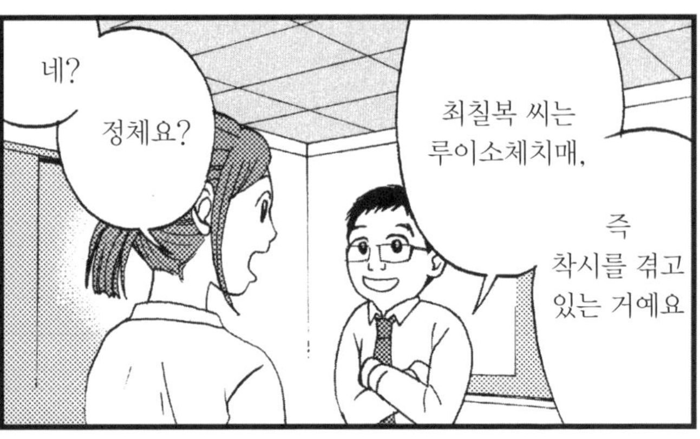
최칠복 씨는
루이소체치매,
즉
착시를 겪고
있는 거예요
네?
정체요?

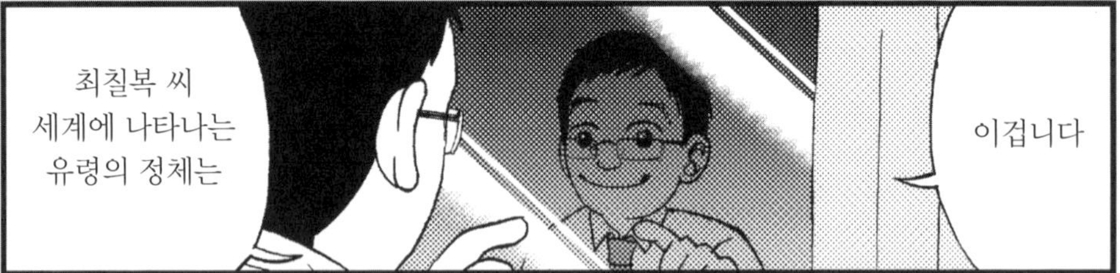
최칠복 씨
세계에 나타나는
유령의 정체는
이겁니다

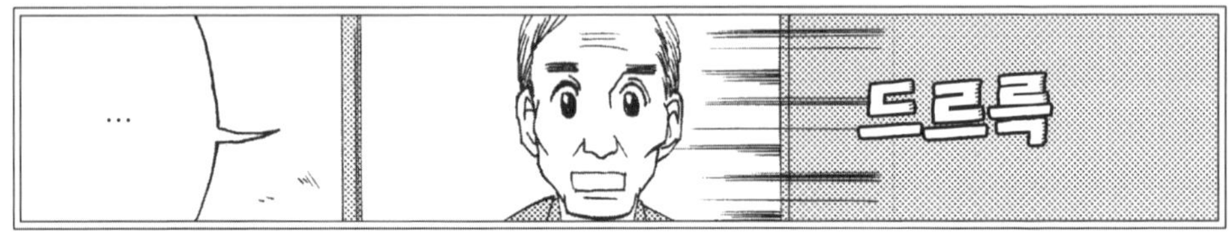
드르륵
…

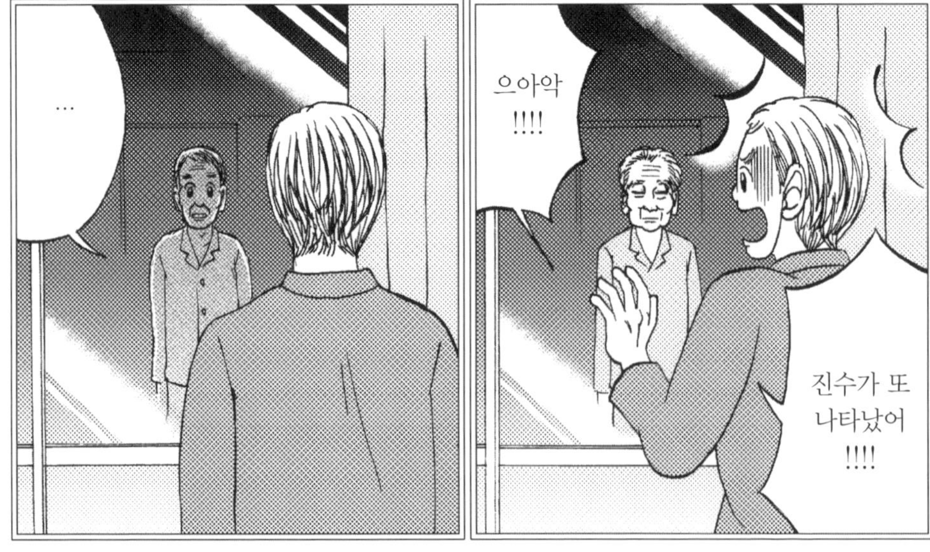
…
으아악
!!!!
진수가 또
나타났어
!!!!

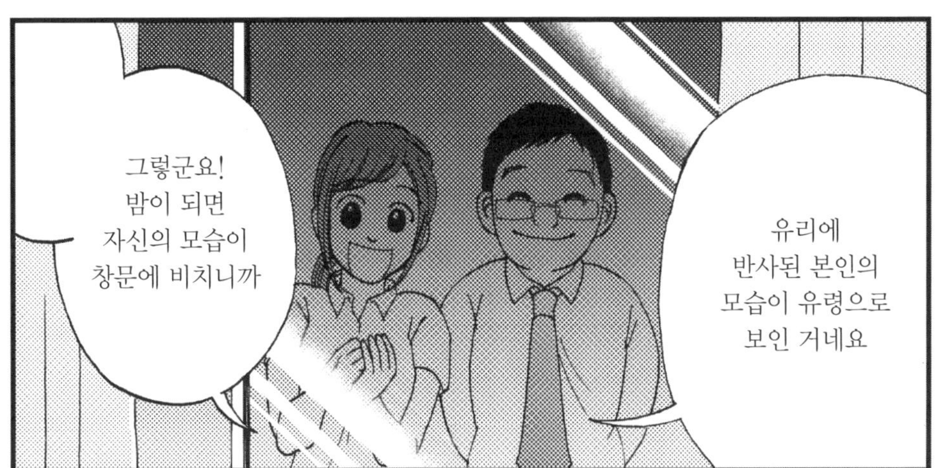
그렇군요!
밤이 되면
자신의 모습이
창문에 비치니까
유리에
반사된 본인의
모습이 유령으로
보인 거네요

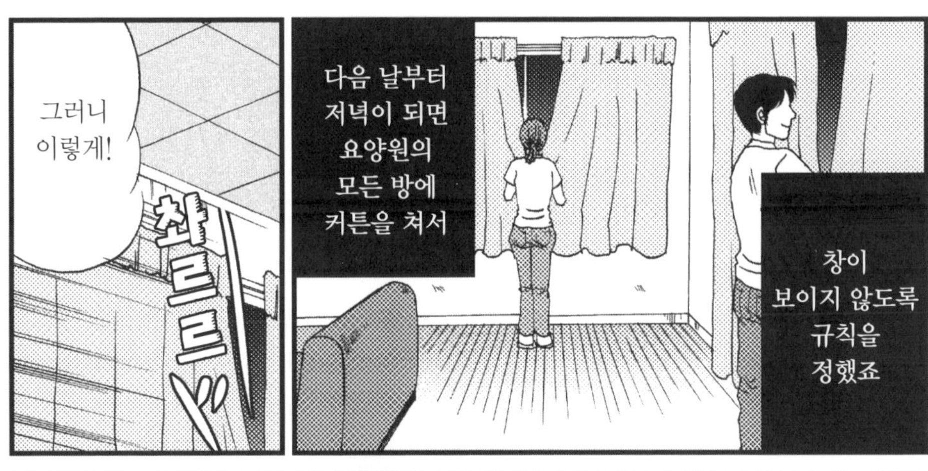
그러니
이렇게!
촤르르
다음 날부터
저녁이 되면
요양원의
모든 방에
커튼을 쳐서
창이
보이지 않도록
규칙을
정했죠

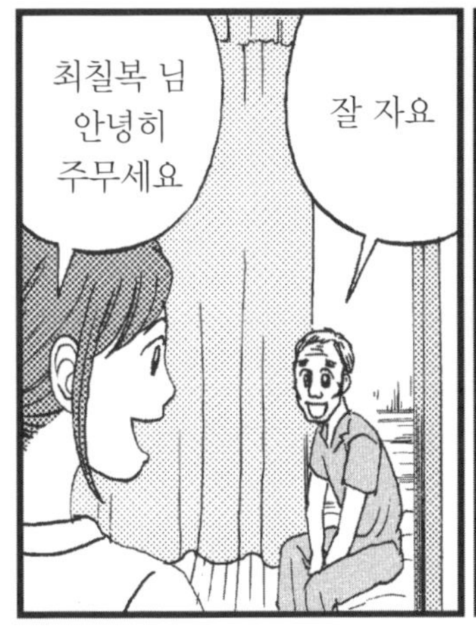
최칠복 님
안녕히
주무세요
잘 자요

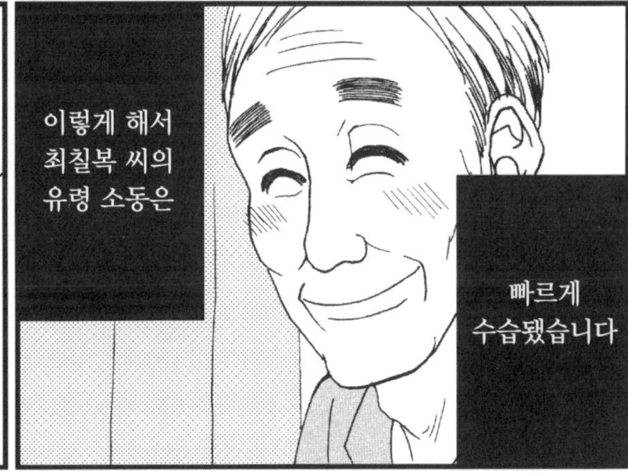
이렇게 해서
최칠복 씨의
유령 소동은
빠르게
수습됐습니다

우선 환각이나 착시가 일어나기 어려운 환경을 만듭시다

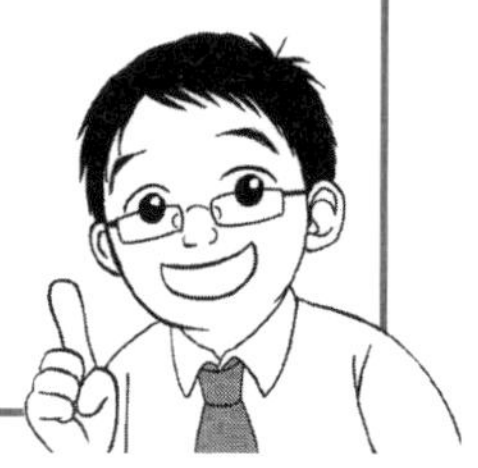

이번 사례에서 최칠복 씨는 유리창에 비친 자신을, '세상을 떠난 친구', 즉 '유령'이라고 생각했습니다. **①밤이 되면 자신의 모습이 유리창에 희미하게 비친다, ②평소 사이좋던 친구가 몇 달 전 사망했다**, 이 두 가지 상황이 겹쳐진 결과, 자신의 모습을 죽은 친구라고 믿게 된 것이지요.

치매에 걸리면 눈으로 본 것을 바르게 인식하는 힘이 약해집니다. 그러면 거울에 비친 자신의 모습을 자신이라고 인식하지 못하게 되거나, 자신의 모습을 타인으로 착각하는 현상이 일어날 수 있게 되지요. 이런 현상을 전문용어로 거울망상증Mirrored-self Misidentification, 또는 거울현상Mirror Phenomenon이라고 합니다. 거울망상증은 환시나 착시가 일어나기 쉬운 루이소체치매 초기부터, 알츠하이머치매에서는 중기부터 나타납니다.

이후 최칠복 씨의 방에 커튼을 달았습니다. 커튼을 쳐서 자신의 모습이 유리창에 비치지 않게 하니 곧 증상이 가라앉았습니다.

이와 같이 치매 당사자의 증상이나 상황을 잘 살펴서 환경을 개선하는 것이 중요합니다. 때때로 거울이나 유리창에 비친 사람이 자신에게 해를 끼친다고 생각해서 거울에 비친 자신을 향해 소리를 지르거나, 달려들어 거울을 깨뜨리는 사람도 있습니다. 주위 사람에게는 매우 기이하게 보이겠지요. 하지만 치매 당사자에게는 현실처럼 보이기 때문에, 공포와 불쾌감에 사로잡힙니다. 그러니 "그런 건 없다"라고 딱 잘라 부정하지 말고, 환경을 개선한 다음 "어딘가로 가버렸나 봐요"라고 말해주는 게 좋습니다.

더불어, 환각이나 착시는 방이 어두우면 일어나기 쉽기 때문에 조명을 밝게 해두는 것이 좋고, 몸 상태가 좋지 않을 때도 환각이 생기기 쉬우니, 식사나 수분을 충분히 섭취하고 있는지, 변비는 없는지, 체온은 정상인지도 신경 써야 합니다.

포인트

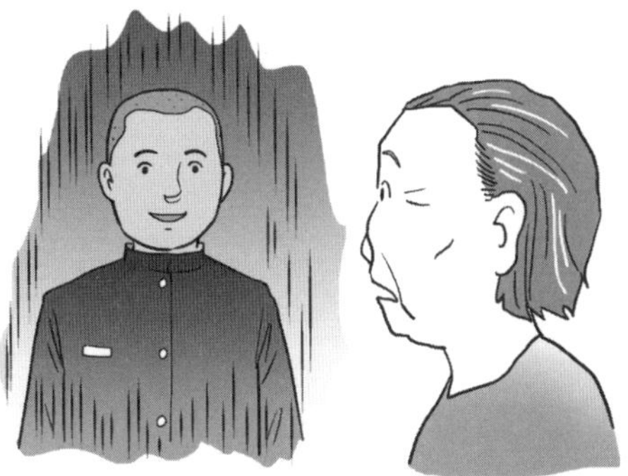

환각이나 착시는 치매 당사자에게는 실제로 보이는 증상이기 때문에, "그런 건 없다"고 딱 잘라 부정하지 말고, 환경을 개선한 다음 "어딘가로 가버렸나 봐요"라고 말해주는 게 좋다.

사례 6

「샐러드가 무서워」 먹지 않는 할머니의 마음속은?

추기옥 씨(83세) 이야기

시끌
시끌
시끌
시끌

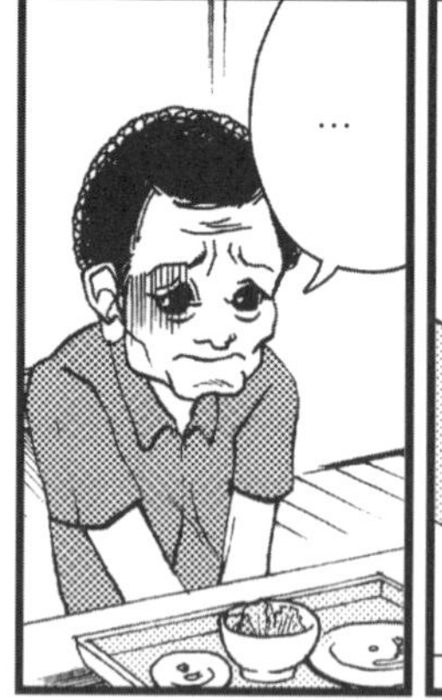

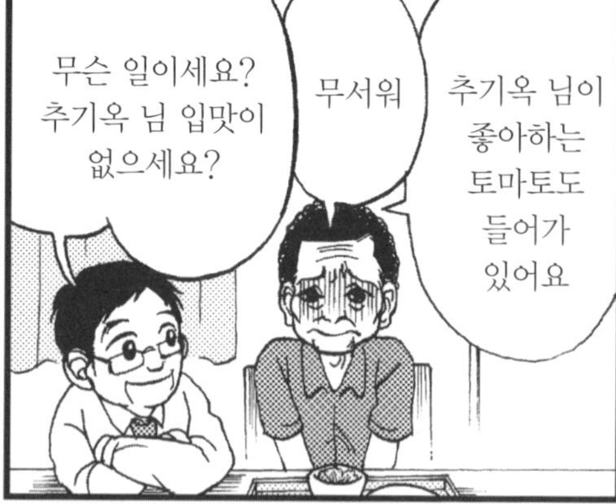

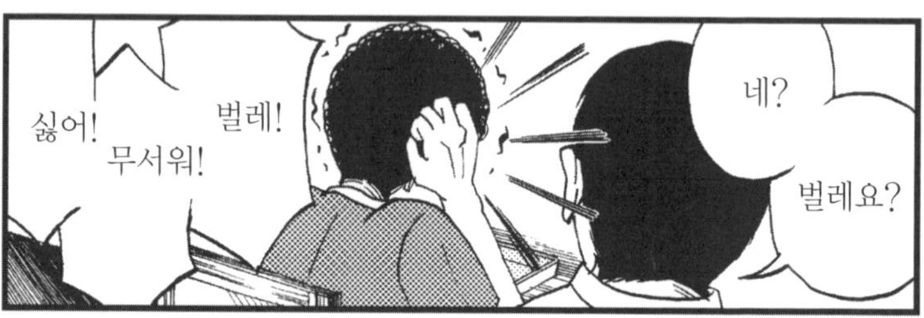

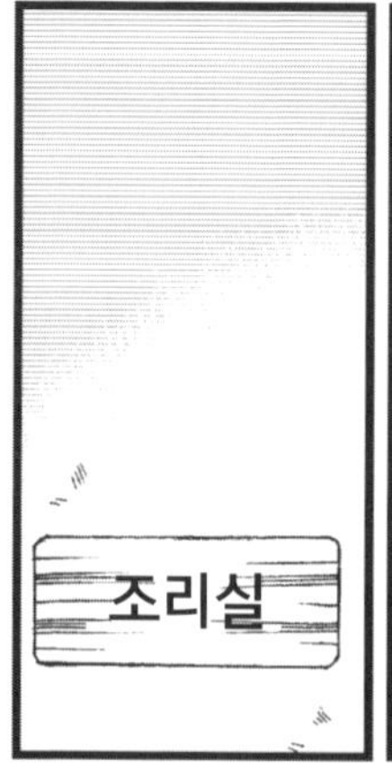

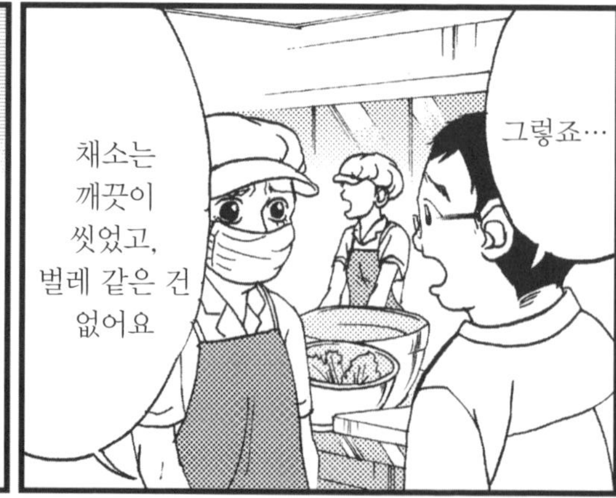

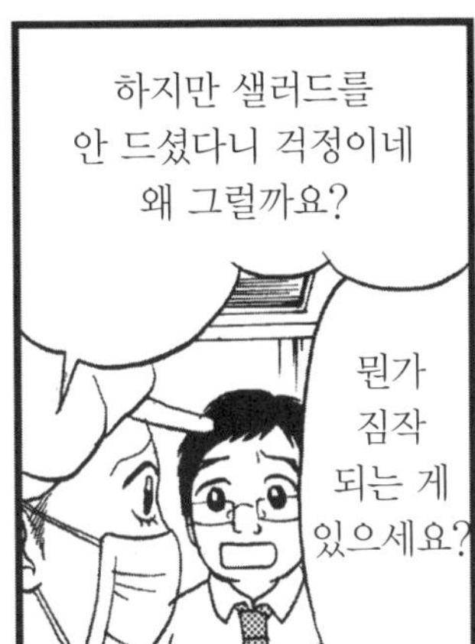

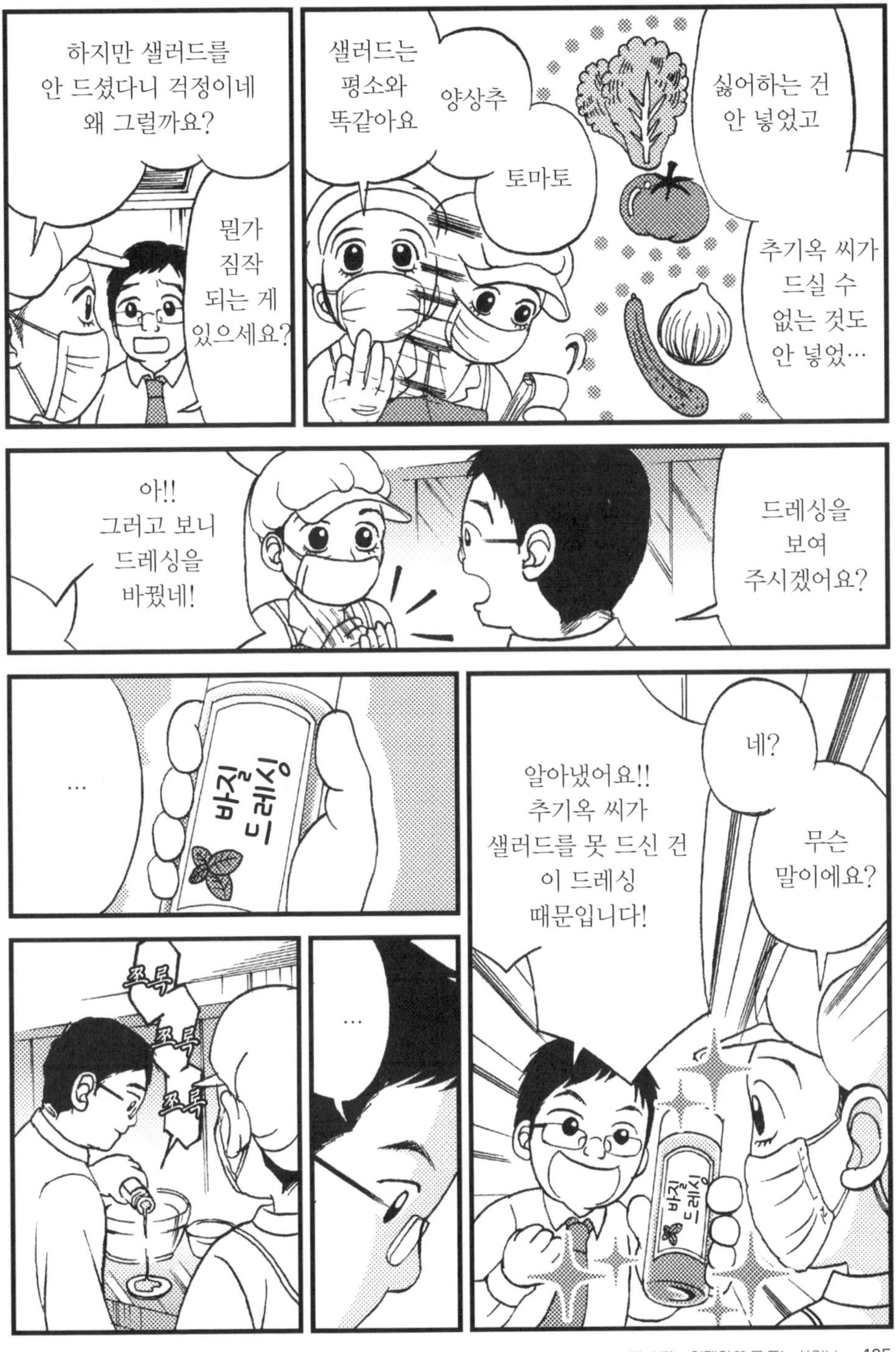

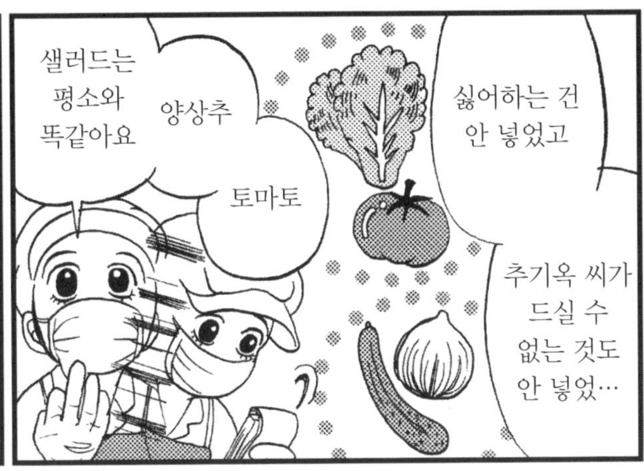

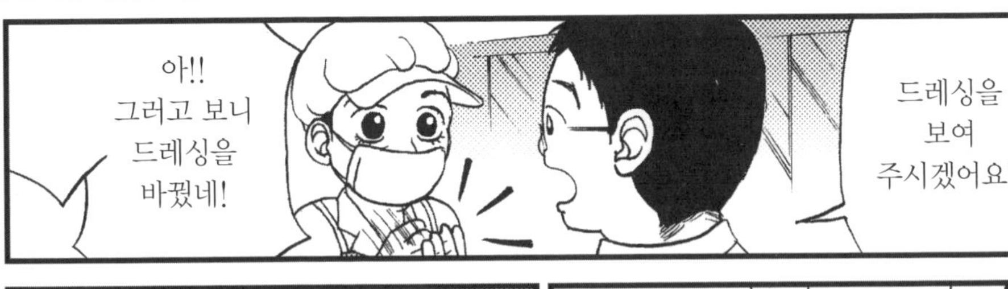

…

바질 드레싱

쪼륵
쪼륵
쪼륵

…

알아냈어요!!
추기옥 씨가
샐러드를 못 드신 건
이 드레싱
때문입니다!

네?

무슨
말이에요?

바질 드레싱

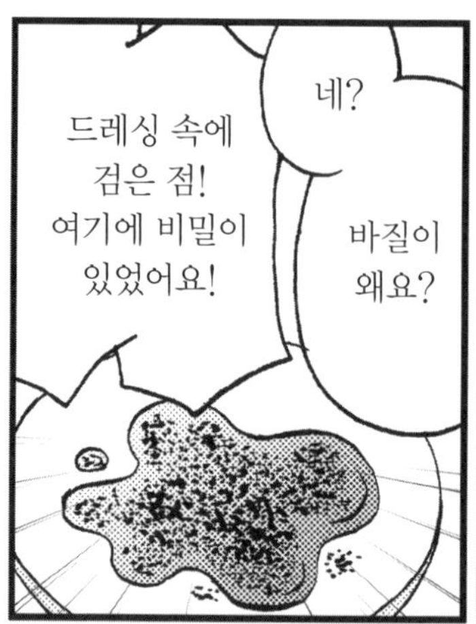
네?
바질이
왜요?
드레싱 속에
검은 점!
여기에 비밀이
있었어요!

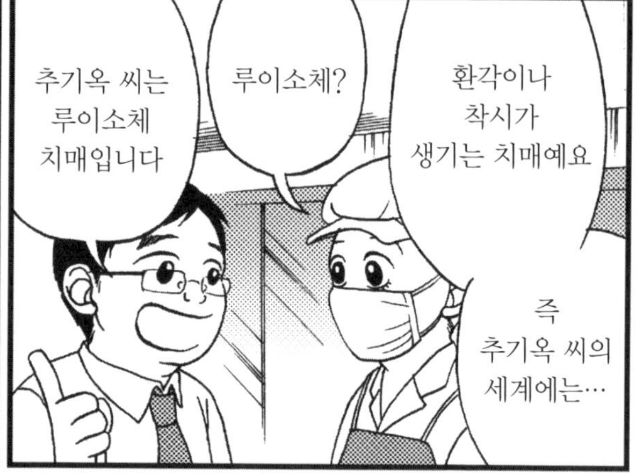
환각이나
착시가
생기는 치매예요
즉
추기옥 씨의
세계에는…
루이소체?
추기옥 씨는
루이소체
치매입니다

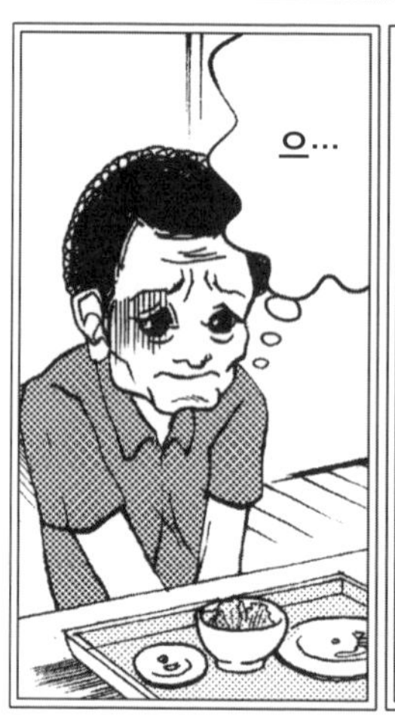
으…

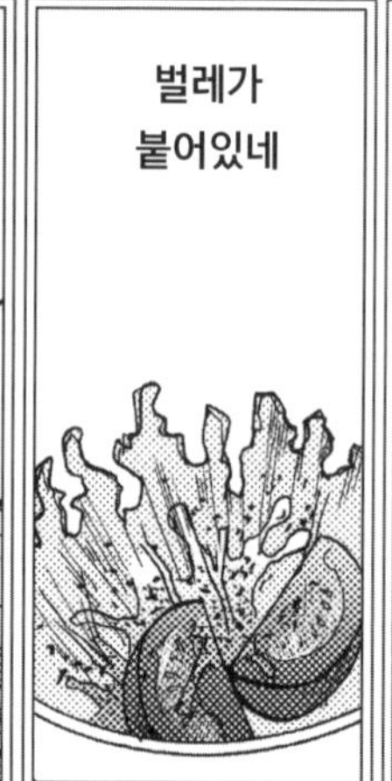
벌레가
붙어있네

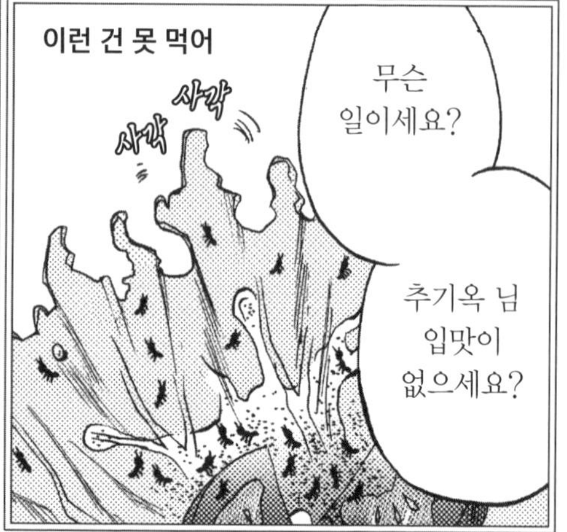
무슨
일이세요?
추기옥 님
입맛이
없으세요?
이런 건 못 먹어
사각
사각

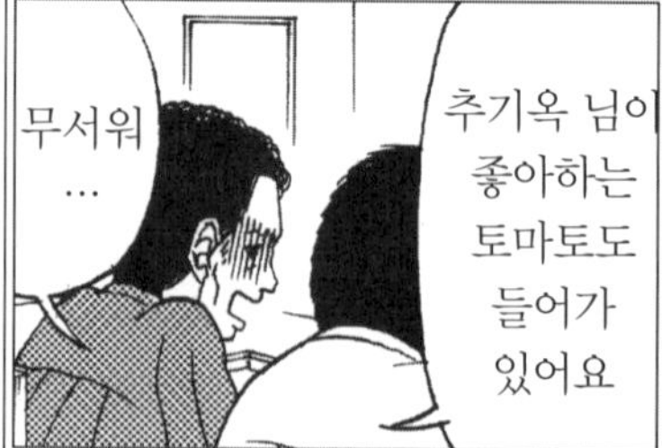
추기옥 님이
좋아하는
토마토도
들어가
있어요
무서워
…

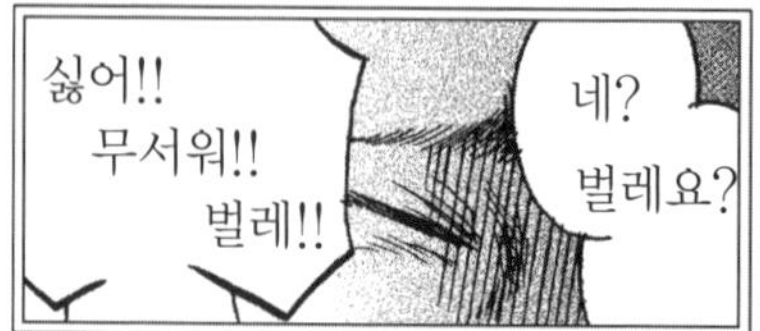
네?
벌레요?
싫어!!
무서워!!
벌레!!

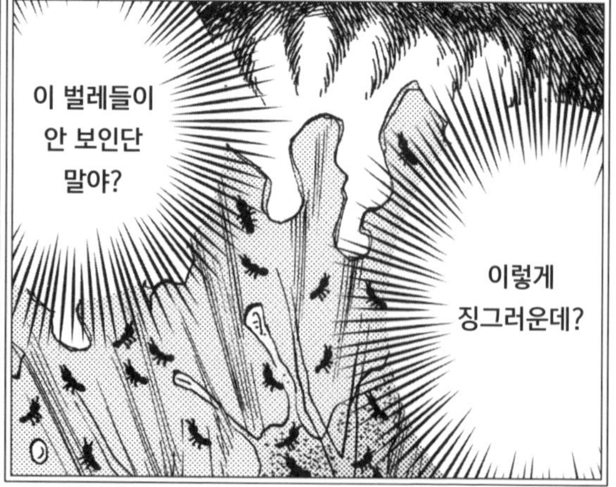
이 벌레들이
안 보인단
말야?
이렇게
징그러운데?

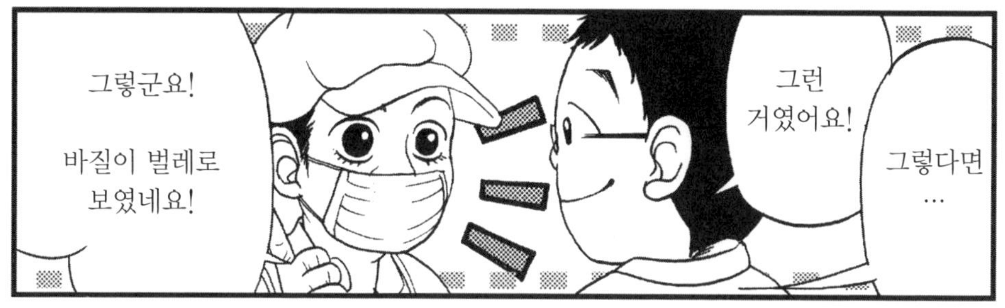
그렇군요!
바질이 벌레로 보였네요!
그런 거였어요!
그렇다면 …

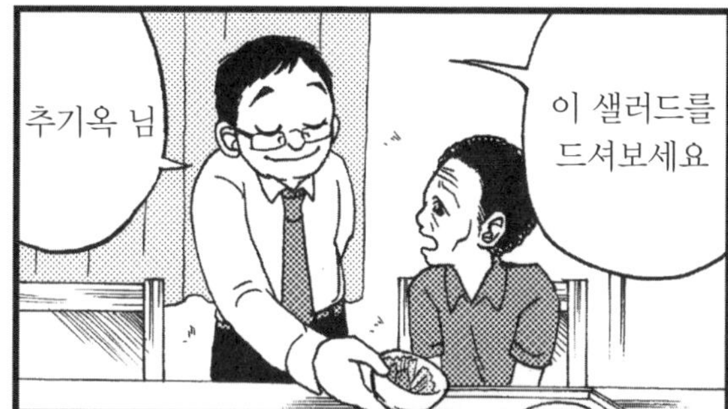
추기옥 님
이 샐러드를 드셔보세요

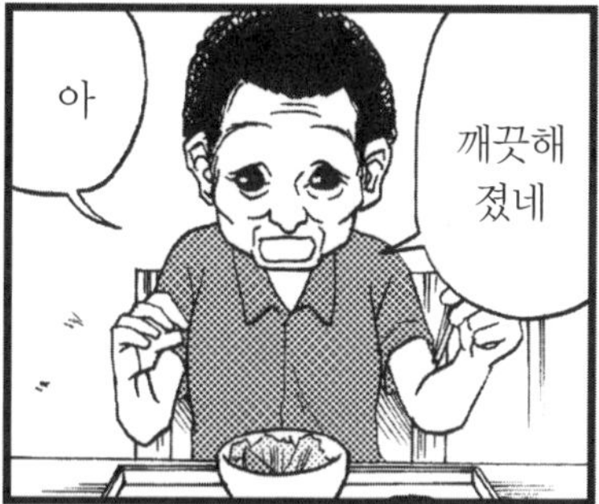
아
깨끗해 졌네

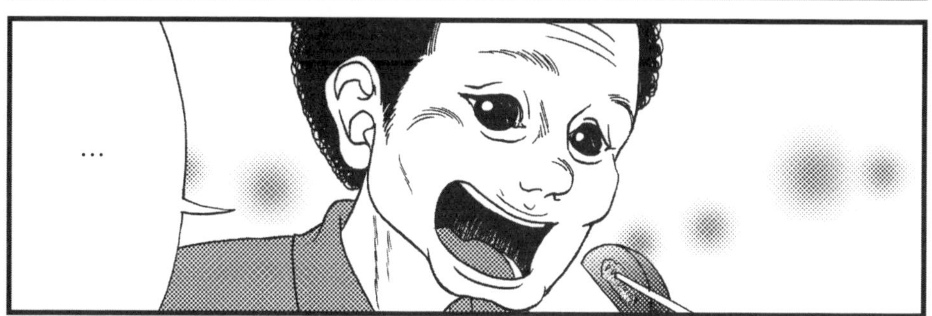
…

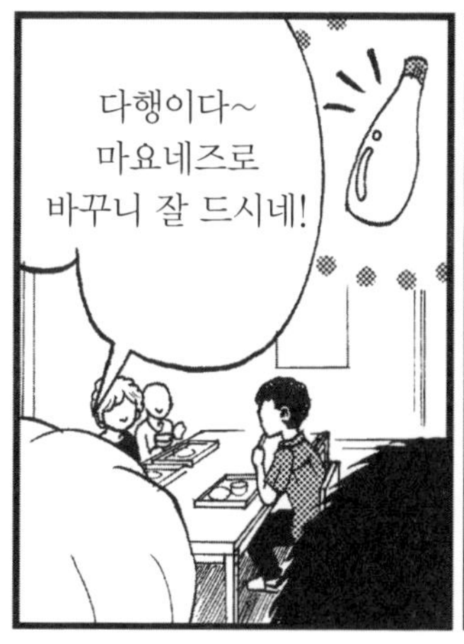
다행이다~ 마요네즈로 바꾸니 잘 드시네!

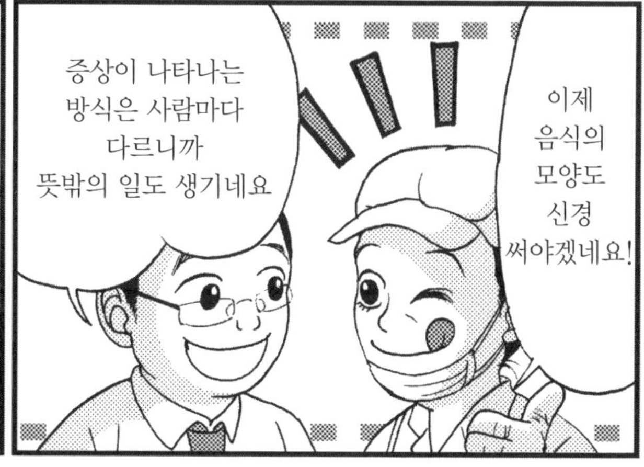
증상이 나타나는 방식은 사람마다 다르니까 뜻밖의 일도 생기네요
이제 음식의 모양도 신경 써야겠네요!

식사를 거부할 때는 음식의 외형에 원인이 있을 수도 있습니다

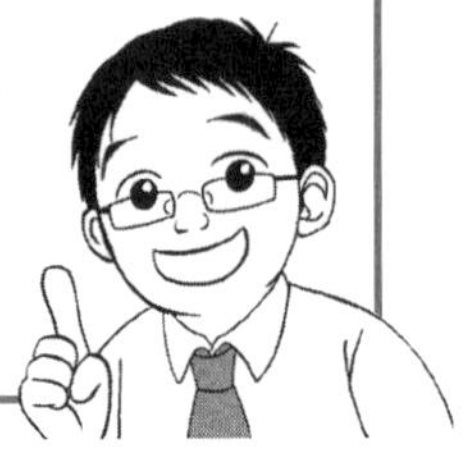

이 사례에서 추기옥 씨는 샐러드드레싱에 있는 바질을 작은 벌레로 착각했습니다. 이때 추기옥 씨가 환시나 착시를 일으키기 쉬운 루이소체치매라는 사실이, 추기옥 씨가 보는 세계를 이해하는 힌트가 되었습니다. 그래서 바질 드레싱 대신 마요네즈를 뿌려드리니 추기옥 씨의 착시 증상은 빠르게 사라진 것이지요.

이처럼 루이소체치매나 시력이 저하된 치매 당사자 중에는 요리의 겉모양 때문에 식사를 거부하는 경우가 적지 않습니다. 밥에 얹은 김자반을 벌레로 잘못 보고 식사를 거부하기도 하고, 흰쌀을 흰 그릇에 담으면 쌀을 제대로 인식하지 못해 먹지 않게 되는 사례도 있지요. 또 늘 사용하던 식기를 바꾸면 '이건 내 밥이 아니야'라고 생각해 먹지 않기도 합니다. 그 밖에도 치매가 있는 사람이 식사를 거부할 때는 음식 외형 외에도 다음과 같은 원인을 생각해 볼 수 있습니다.

- 구내염이나 충치가 생겼거나 틀니가 맞지 않다.
- 변비가 있어 식욕이 없다.
- 약 부작용으로 식욕감퇴가 일어났다.
- 손목관절의 통증이 심해져 수저를 들기가 불편해졌다.
- 우울하거나 매사에 의욕이 떨어졌다.
- 해결되지 않은 고민거리가 있다.

치매가 있는 사람은 이와 같은 상태를 말로 표현하기 어렵습니다. 따라서 가족이나 요양보호사는 당사자의 입장이 되어 식사를 하지 않으려는 원인을 추측하고, 적절한 지원을 해야 합니다.

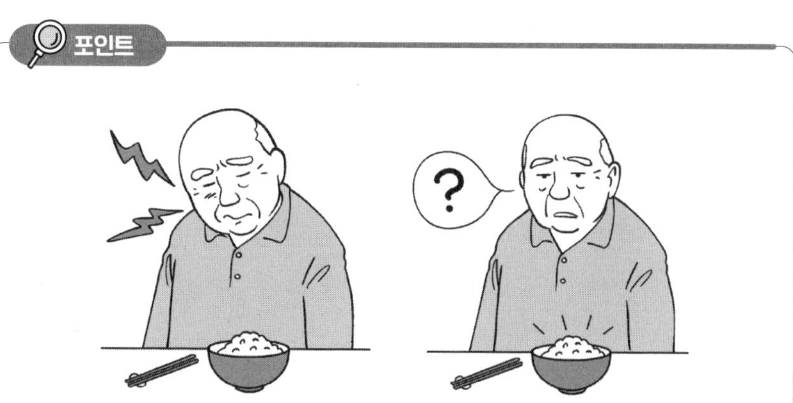

치매가 있는 사람이 식사를 거부할 때는 음식을 인식할 수 없거나, 구내염이나 틀니가 맞지 않는 등 다양한 원인이 있다는 것을 알아야 한다. 이런 경우 스스로 호소하기가 힘들기 때문에 당사자의 입장이 되어 원인을 추측하는 게 중요하다.

사례 7

사이좋은 부부가 먹는 「묘한 음식」의 정체는?

김복우 씨(81세)와 신숙자 씨(79세) 부부 이야기

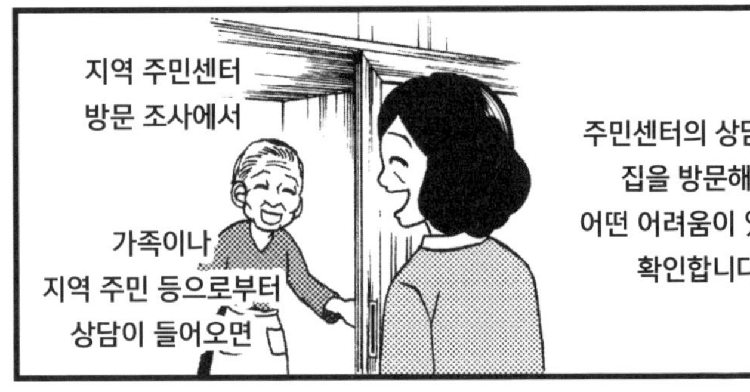

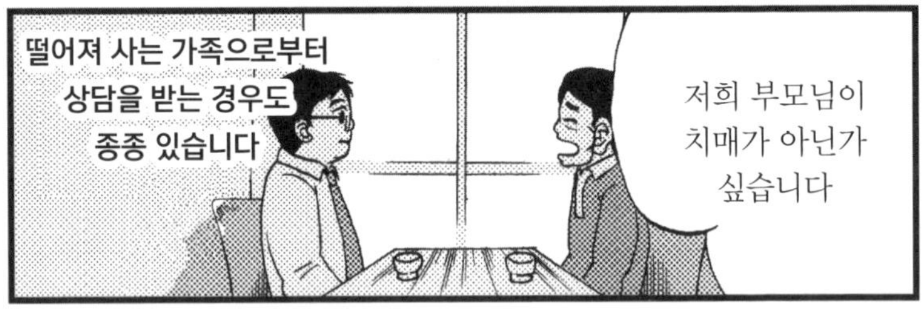

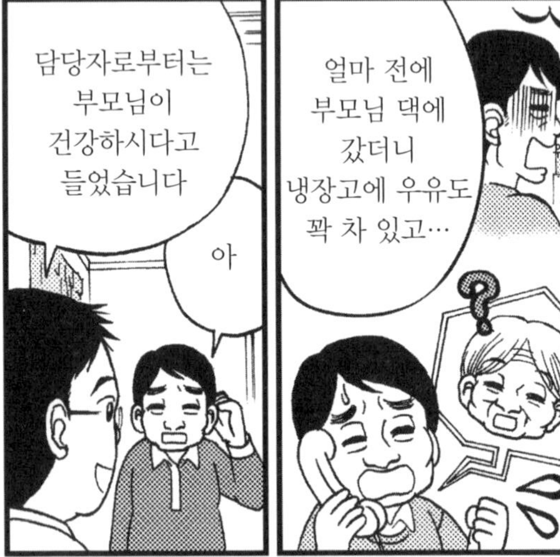

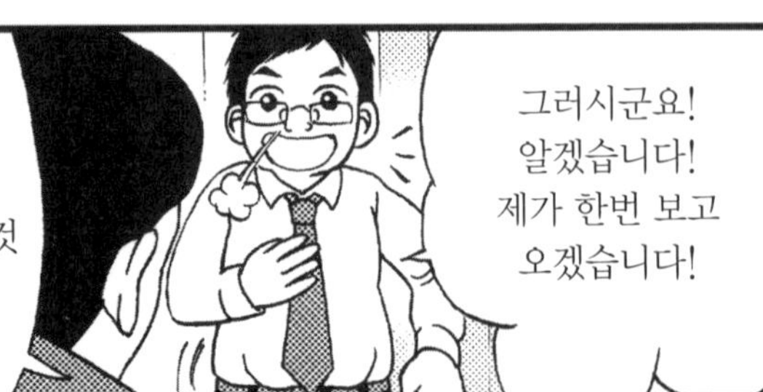

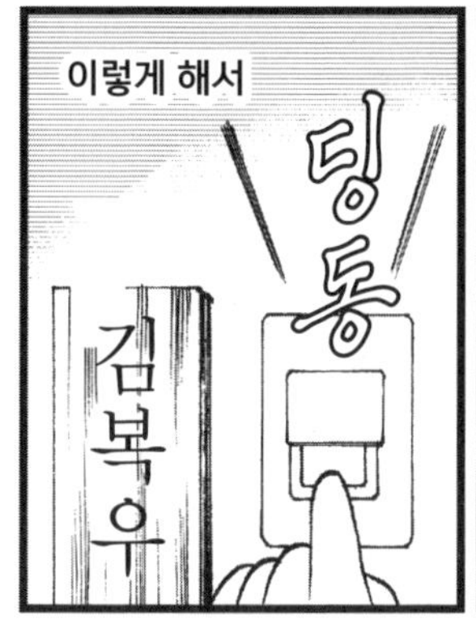
이렇게 해서
딩동
김복우
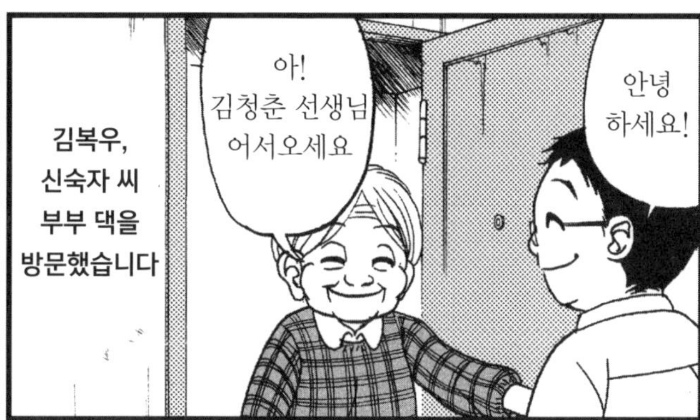
김복우,
신숙자 씨
부부 댁을
방문했습니다
안녕
하세요!
아!
김청춘 선생님
어서오세요
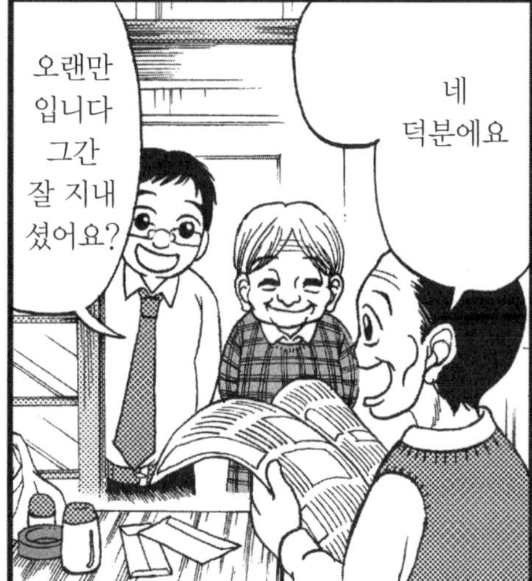
네
덕분에요
오랜만
입니다
그간
잘 지내
셨어요?
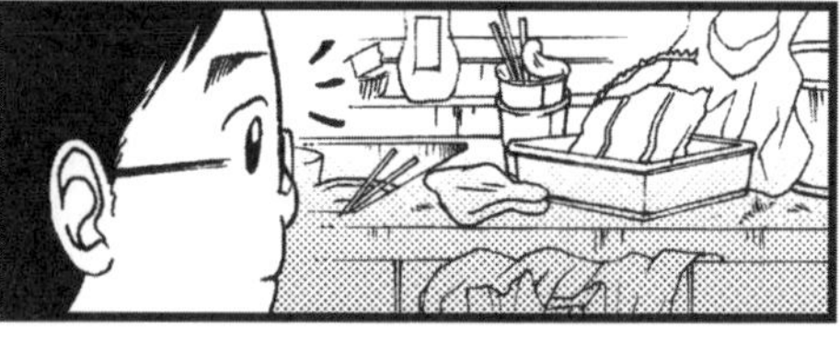
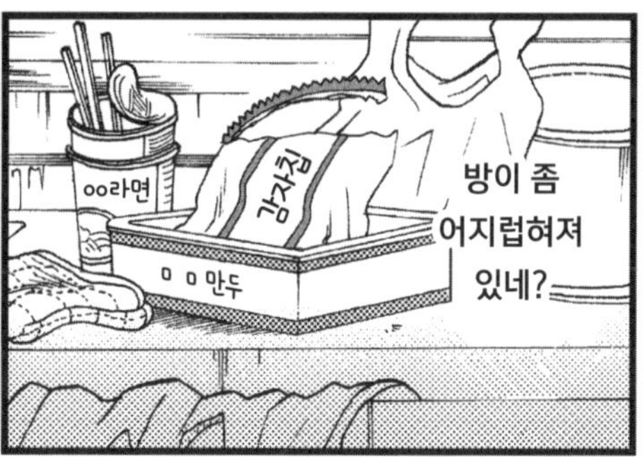
방이 좀
어지럽혀져
있네?
강자칩
ㅇㅇ라면
ㅁㅁ만두
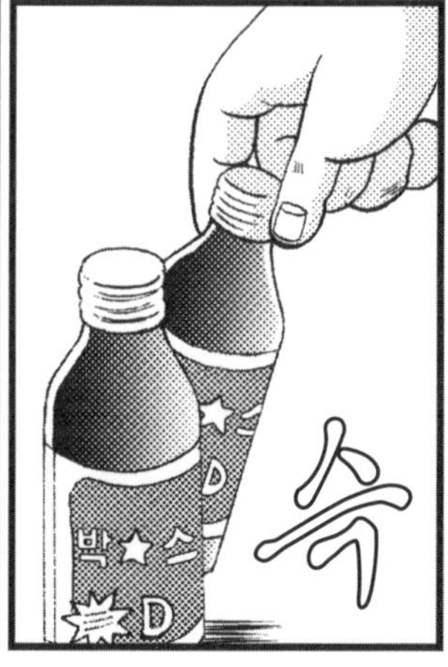
슥
박스D
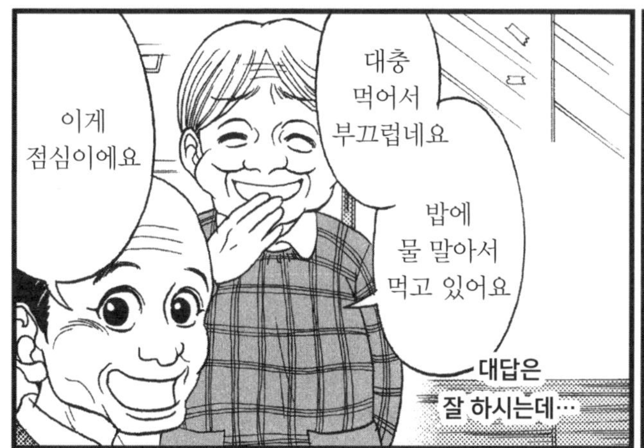
대충
먹어서
부끄럽네요
이게
점심이에요
밥에
물 말아서
먹고 있어요
대답은
잘 하시는데…

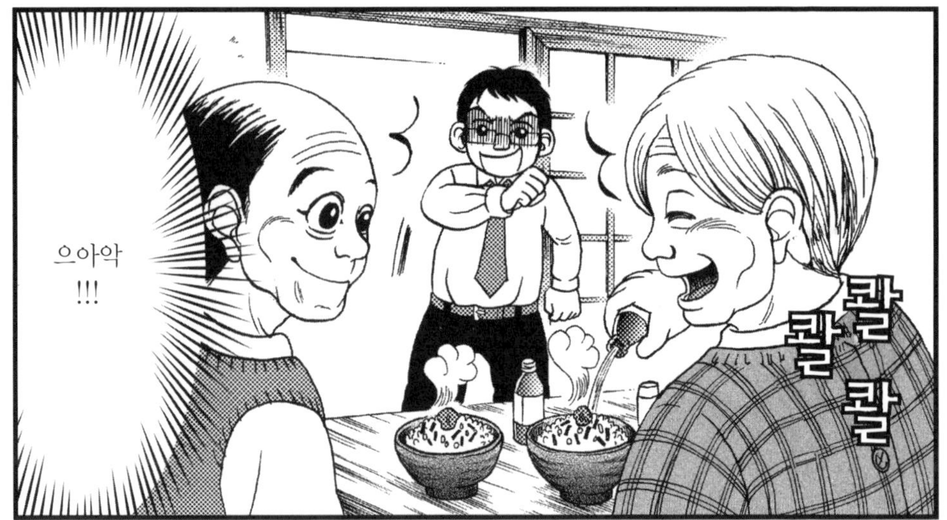

으아악
!!!
콸
콸
콸

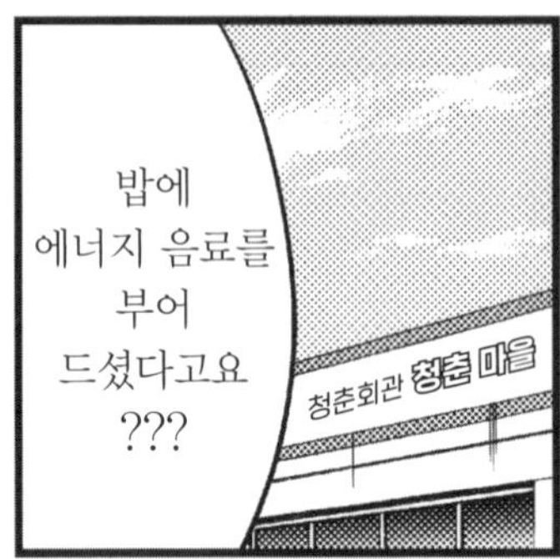

밥에
에너지 음료를
부어
드셨다고요
???
청춘회관 청춘 마을

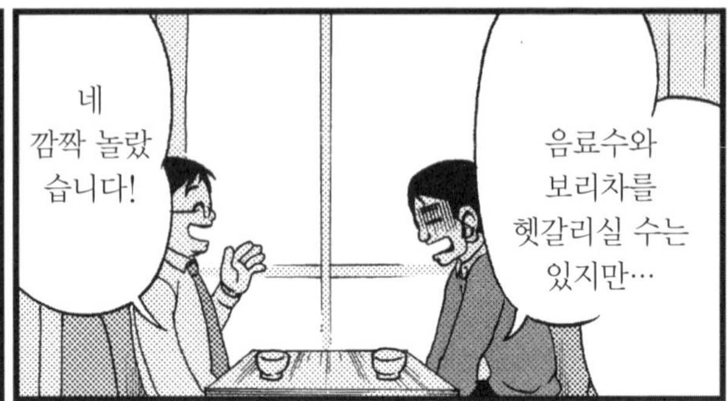

음료수와
보리차를
헷갈리실 수는
있지만…
네
깜짝 놀랐
습니다!

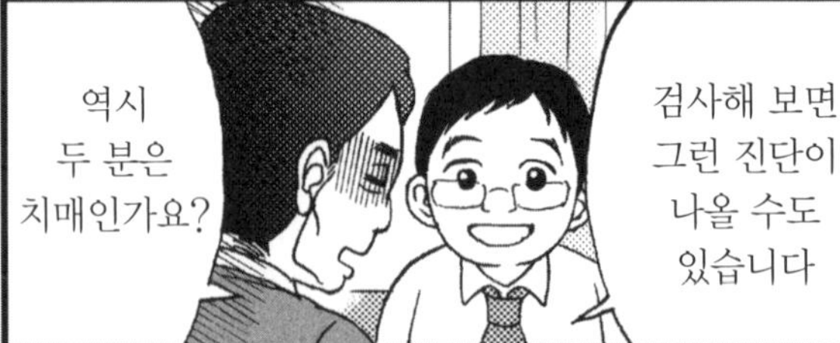

역시
두 분은
치매인가요?
검사해 보면
그런 진단이
나올 수도
있습니다

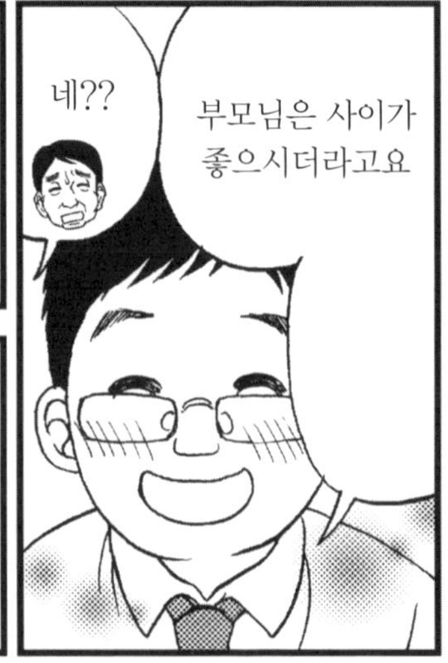

부모님은 사이가
좋으시더라고요
네??

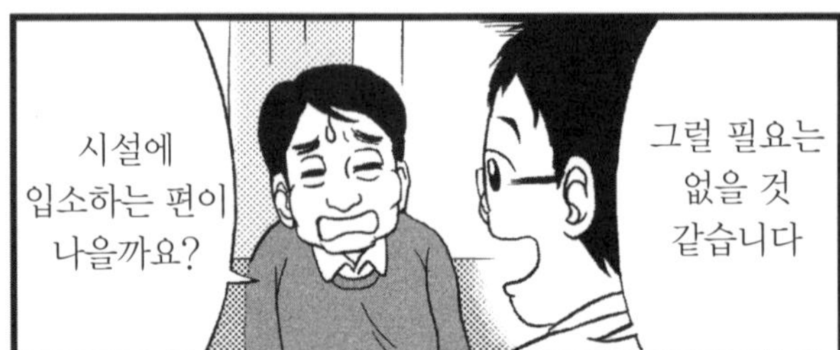

시설에
입소하는 편이
나을까요?
그럴 필요는
없을 것
같습니다

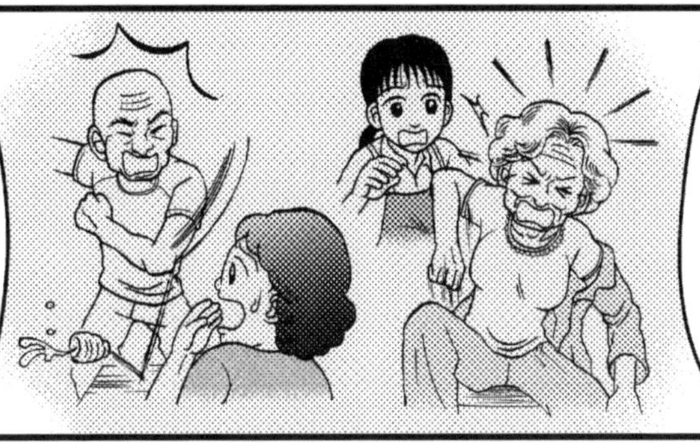
치매가
있는 분이
이해할 수 없는
행동을 하는 건
몹시
불안하기
때문입니다

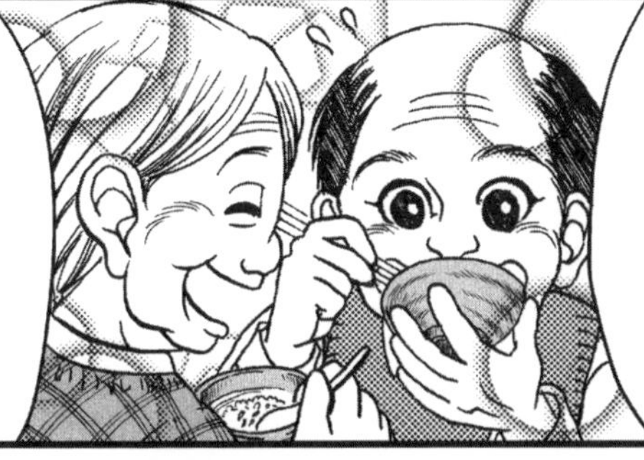
두 분은 밥에
음료를
부어 맛있게
드셨어요
그런데 두 분의 세계는
아주 평화로워요
서로 신뢰하고
있으시고요

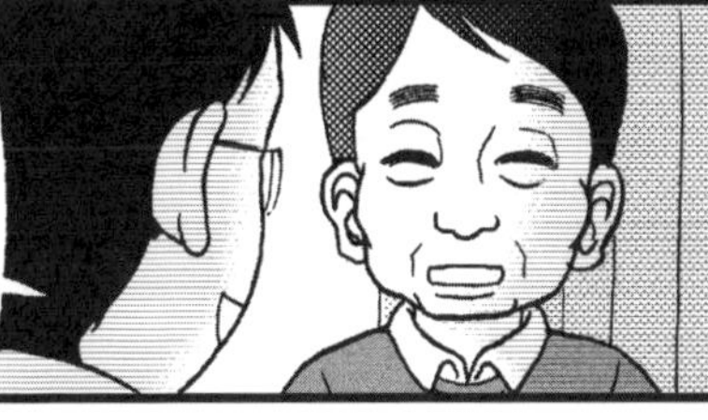
불안도 불편도
거의 없는 것처럼
능숙하게
생활하고 계셨죠
이따금 부모님이
어떻게 지내시는지
봐주시는 걸로도
충분할 것 같습니다

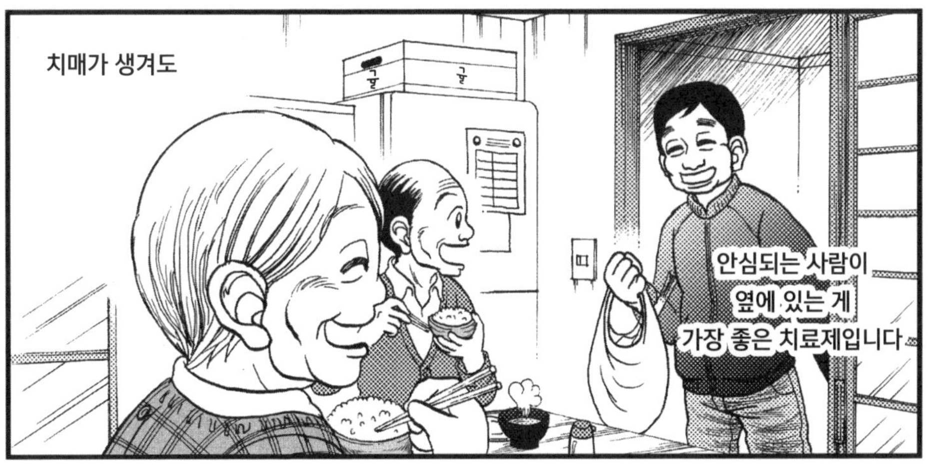
치매가 생겨도
귤
귤
안심되는 사람이
옆에 있는 게
가장 좋은 치료제입니다

안심되는 환경에 있으면 치매 증상이 잘 발현하지 않습니다

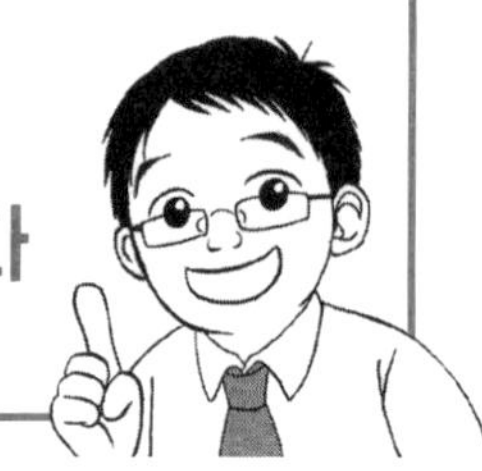

치매 증상은 핵심 증상과 행동·심리증상 크게 두 종류가 있습니다. 핵심 증상은 기억장애나 지남력장애, 실어증, 이해력·판단력 장애 등 뇌의 위축이 직접적인 원인이 돼 일어나는 증상이며, 행동·심리증상은 배회나 폭언·폭력, 망상, 돌봄 거부 등 핵심 증상의 영향으로 생기는 증상입니다. 환경이나 인간관계, 본인의 성격에 따라 나타나는 양상이 다르며 불안을 느끼거나 주위에서 대응을 잘못하면 더 강하게 나타나기도 하지요.

사례에 등장하는 부부는 우유를 지나치게 많이 사기도 하고, 전날 했던 말도 잊어버리는 등 기억장애가 있는 것은 분명합니다. 에너지 음료와 보리차를 구분하지 못하고, 보리차 대신 에너지 음료를 밥에 부어 먹으니 검사를 받으면 치매 판정이 날 확률이 높겠지요. 하지만 부부가 서로를 신뢰하고 이웃에 피해를 주지 않고, 자립해서 생활하기 때문에 크게 문제가 되지는 않습니다. 안심할 수 있는 사람과 함께 익숙한 생활을 유지하는 것이야말로 이 부부에게 가장 필요한 일입니다.

치매 돌봄에서는 치매 당사자가 안심하고 보내는 시간을 늘리는 것이 중요합니다. 마음을 놓을 수 있는 상태가 정착되면 드디어 '안온'한 정신 상태가 되어 치매가 있어도 행동·심리증상으로 괴로워하지 않고 생활할 수 있게 되지요. 그런 의미에서 앞의 이 부부는 이미 안온한 상태를 확보했다고 볼 수 있습니다.

지금 이 시점에서 시설에 입소하면 익숙하지 않은 환경에 놓여 오히려 치매가 더 진행될 가능성이 있습니다. 그래서 저는, 이후 치매가 더 진행돼 이웃에 피해를 주거나, 큰 사고로 이어질 수 있는 증상이 나타나면 그때 다시 지역 주민센터나 치매안심센터에 상담하고 대응하면 된다고 판단했습니다. 가족이 정기적으로 방문해서 이 부부가 자립적으로 생활할 수 있도록 지원하는 것이 바람직하고요.

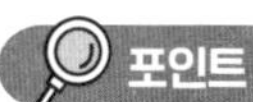

포인트

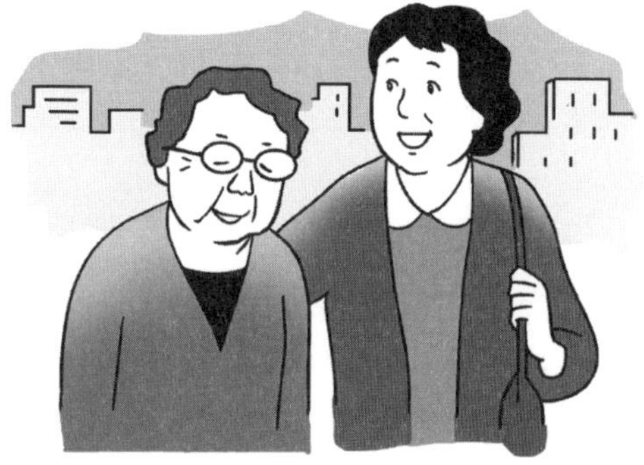

치매 돌봄에서는 치매 당사자가 안심하고 보내는 시간을 늘리는 것이 중요하다. 주위에 안심이 되는 사람이 있고, 익숙한 생활을 할 수 있으면 행동·심리증상이 잘 발현하지 않는다.

사례 8

식기 건조기에 신발을 넣은 이유는?

권경수 씨(77세)와 이선심 씨(76세) 부부 이야기

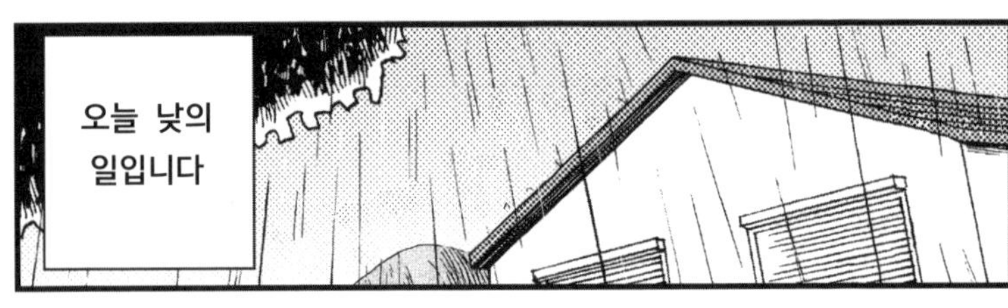

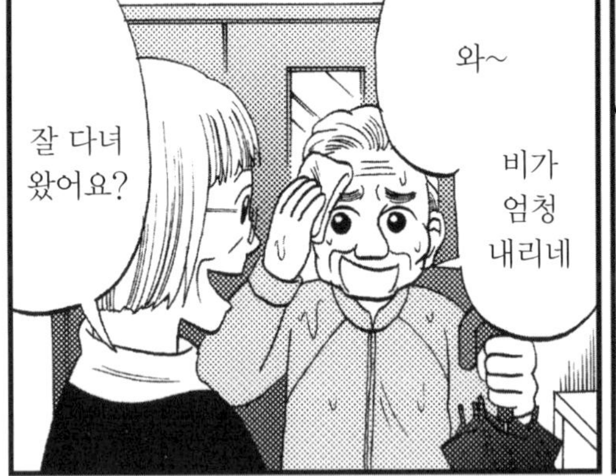

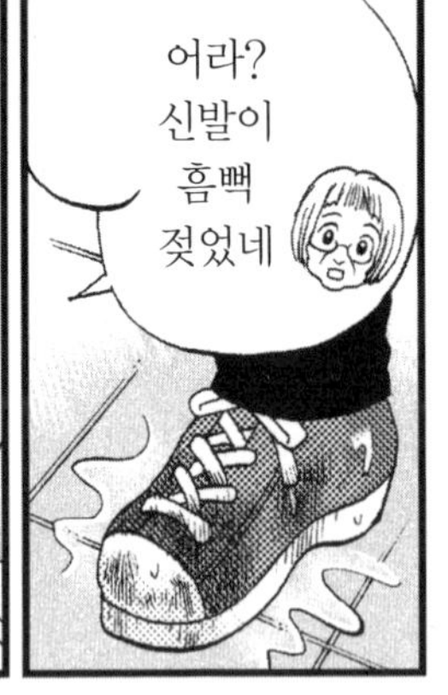

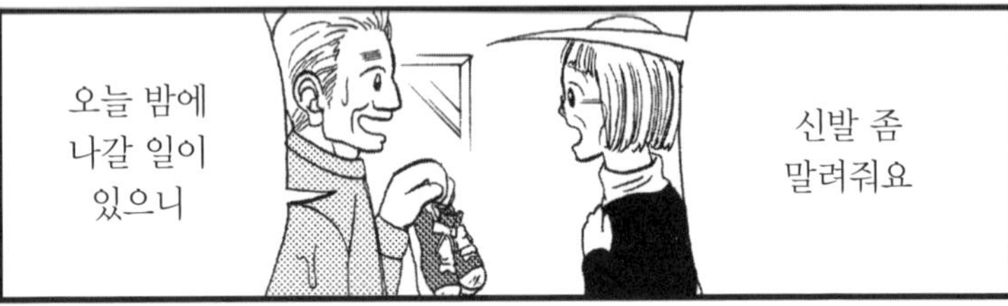

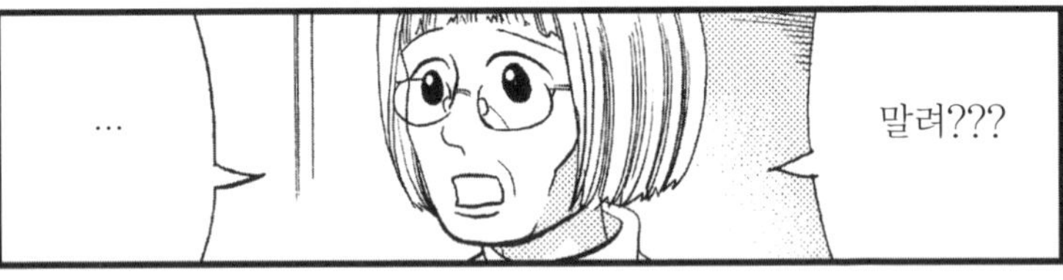

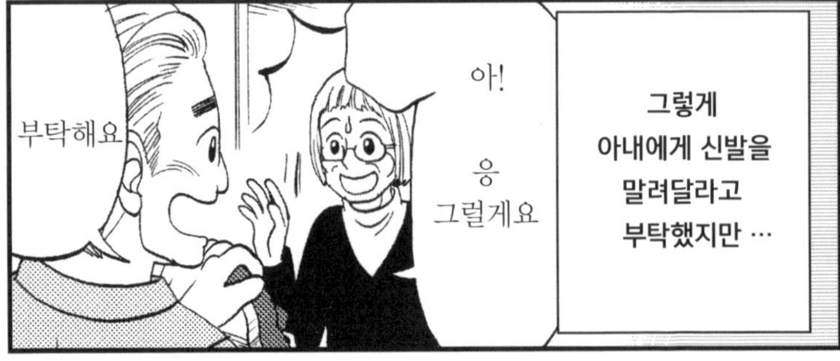

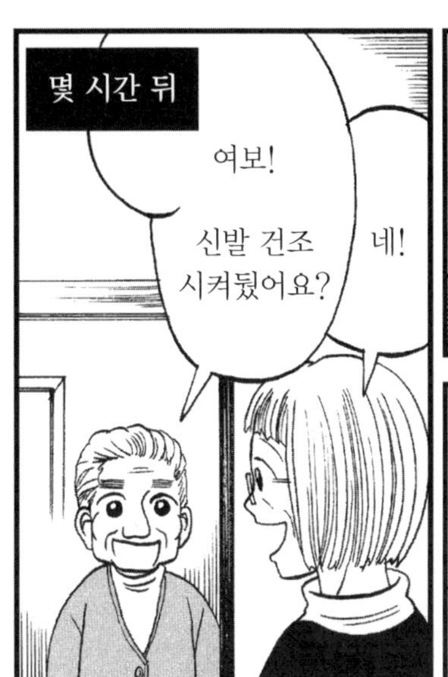
몇 시간 뒤
여보!
신발 건조 시켜뒀어요?
네!

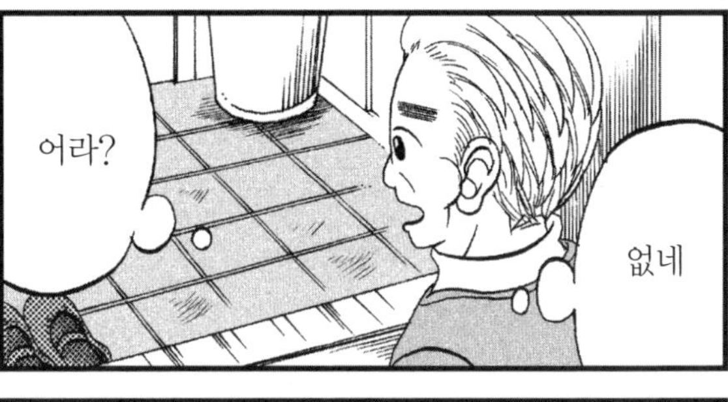
어라?
없네

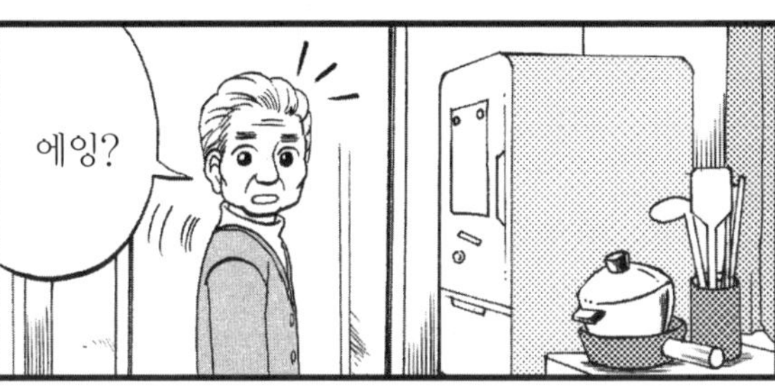
에잉?

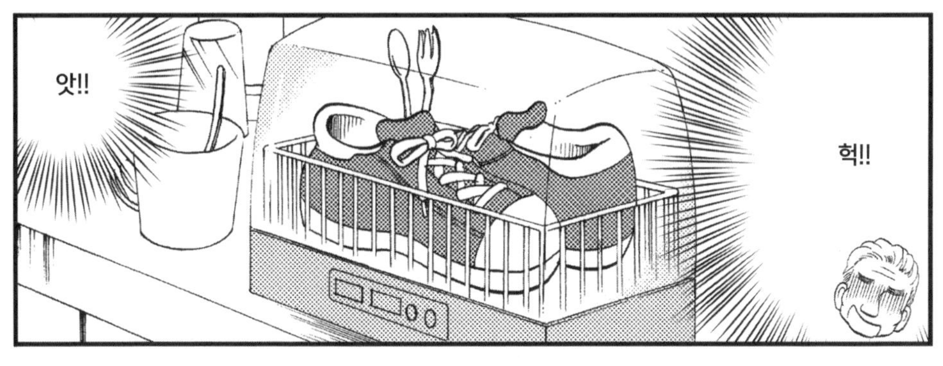
앗!!
헉!!

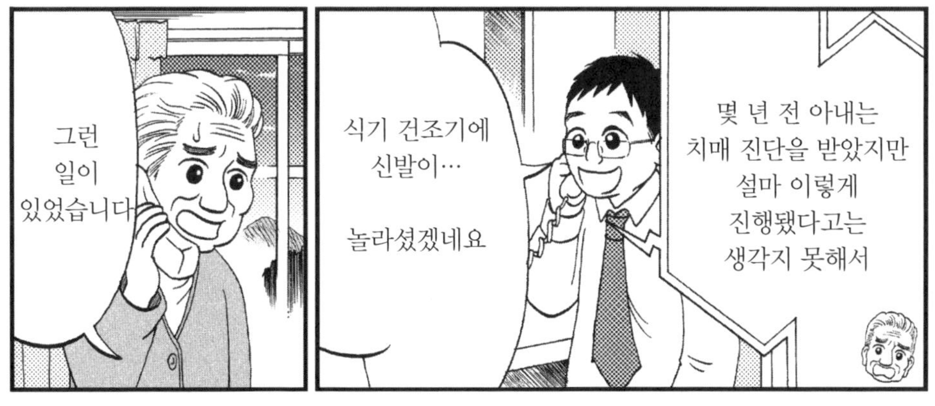
그런 일이 있었습니다
식기 건조기에 신발이…
놀라셨겠네요
몇 년 전 아내는 치매 진단을 받았지만 설마 이렇게 진행됐다고는 생각지 못해서

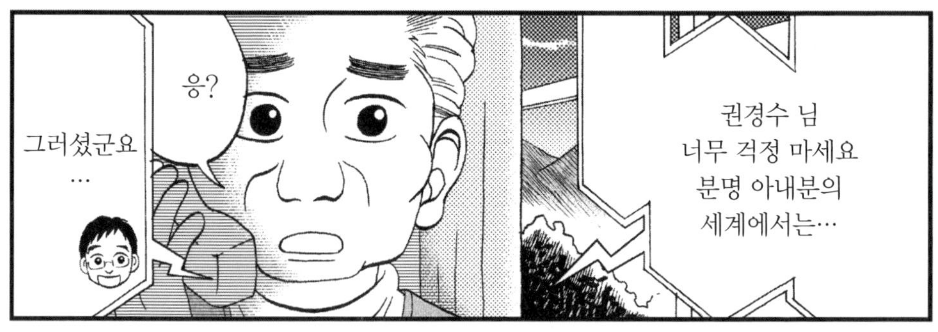
그러셨군요
…
응?
권경수 님
너무 걱정 마세요
분명 아내분의
세계에서는…

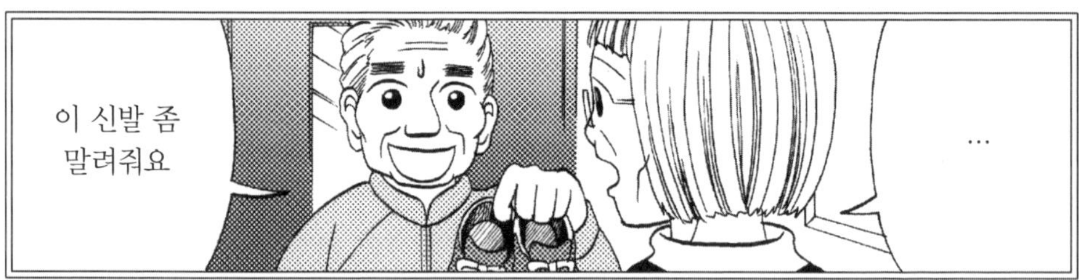
이 신발 좀
말려줘요
…

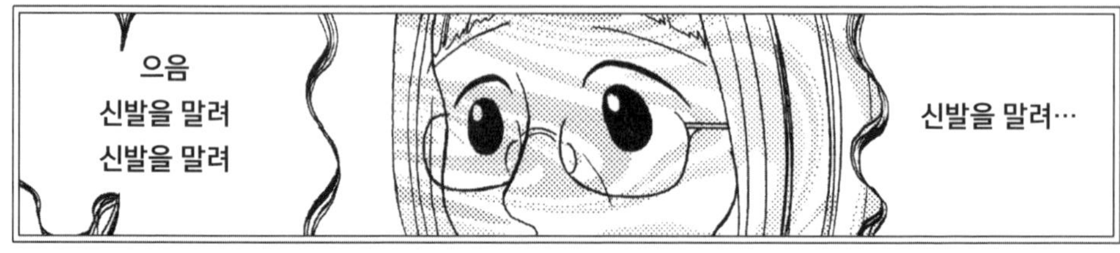
으음
신발을 말려
신발을 말려
신발을 말려…

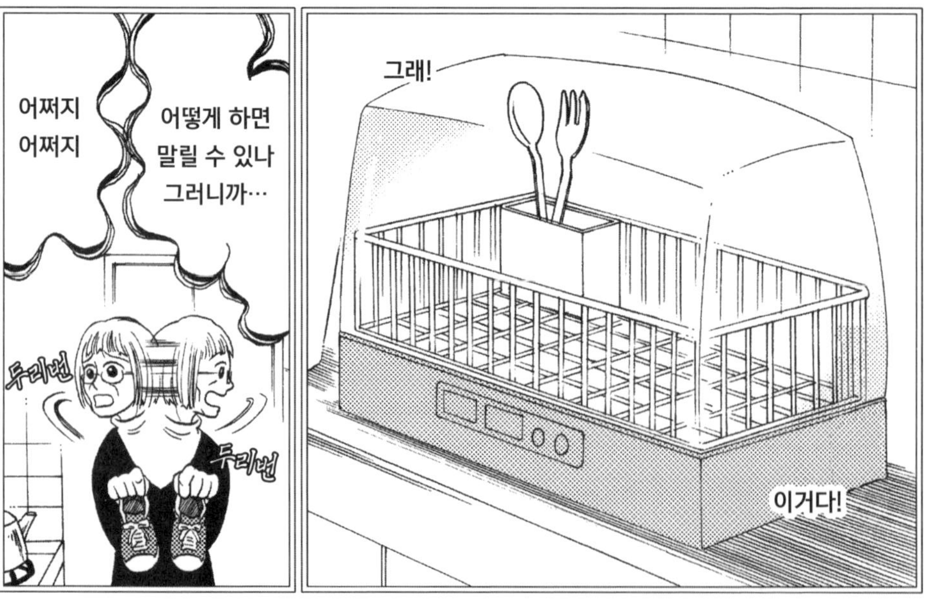
어쩌지
어쩌지
어떻게 하면
말릴 수 있나
그러니까…
두리번
두리번
그래!
이거다!

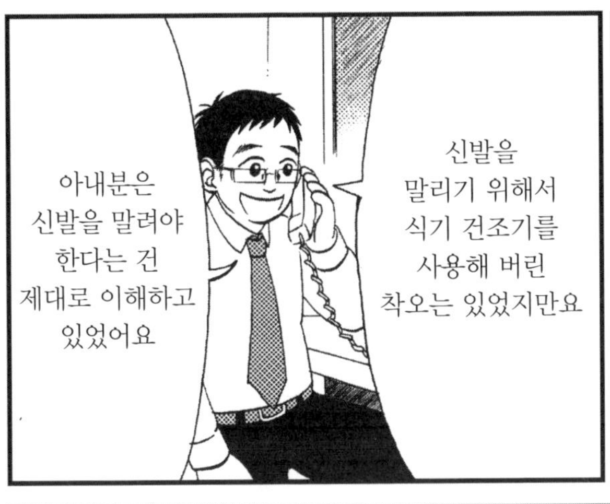
신발을
말리기 위해서
식기 건조기를
사용해 버린
착오는 있었지만요
아내분은
신발을 말려야
한다는 건
제대로 이해하고
있었어요

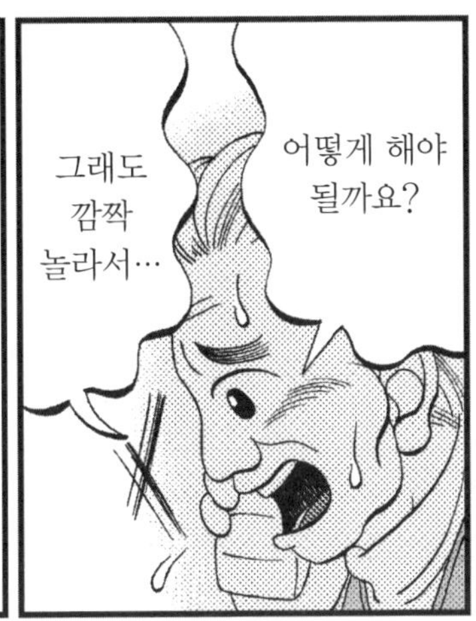
어떻게 해야
될까요?
그래도
깜짝
놀라서…

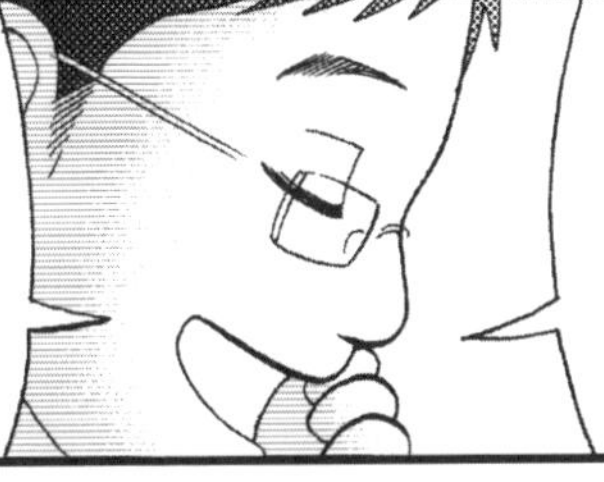
신발을 말리려고 열심히 생각해서
식기 건조기에 넣으셨어요
그러니…
아내분은
치매가 있지만

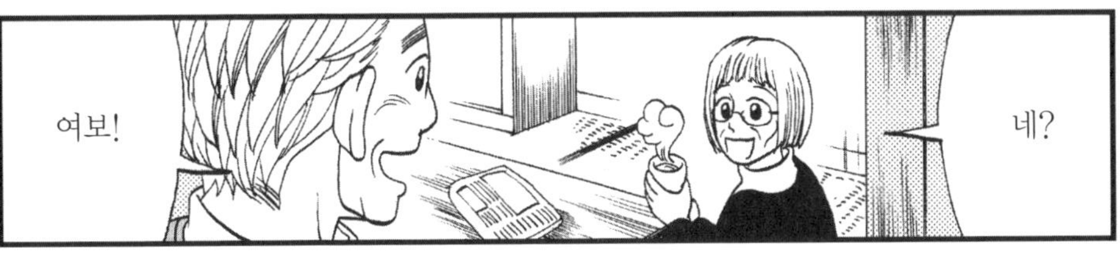
네?
여보!

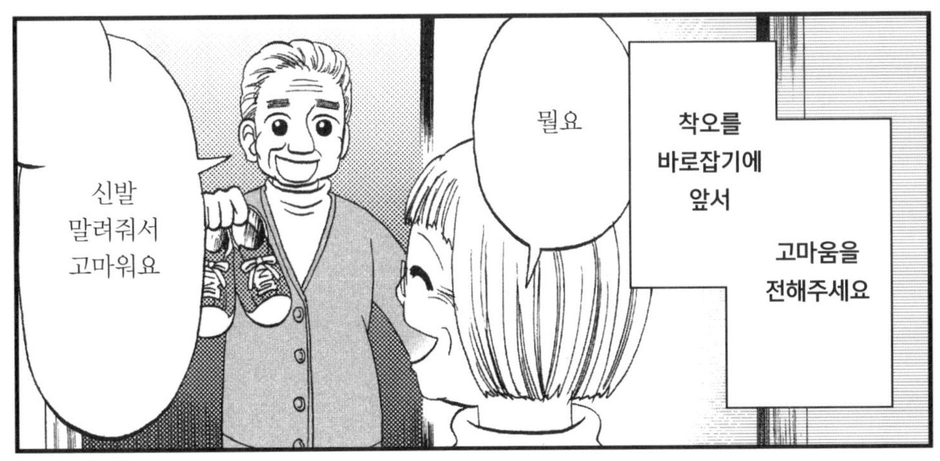
착오를
바로잡기에
앞서
고마움을
전해주세요
뭘요
신발
말려줘서
고마워요

「인식하기 어려운 중」에도 열심히 생각해 줘서 고맙다고 해주세요

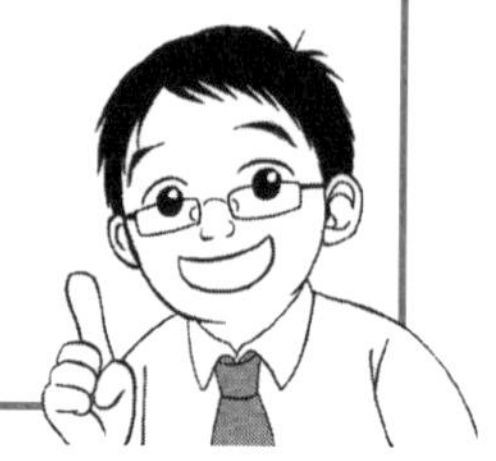

치매는, 단순히 기억을 잘 못하는 증상이 아닙니다. 엄밀히 말하면 '인식(아는 것)'과 '지식(알고 있는 것)'에 장애가 생기는 것이지요. 즉, '제대로 인식하기' 어려워진다는 의미입니다. 우리는 보고 들은 정보와 머릿속 지식을 바탕으로 계획을 세우고 실제 행동으로 옮깁니다. 하지만 치매가 생기면 그런 인식·지식·행동이 잘 결합되지 않습니다. 실패하거나 착오를 일으키게 되지요.

사례에 등장하는 이선심 씨는 남편에게 신발을 말려달라는 부탁을 받았습니다. 그런 부탁을 받으면 예전에는 신발 안에 신문지를 채워 넣거나, 드라이기를 사용해서 신발을 말렸다고 합니다. 하지만 그게 제대로 떠오르지 않아, '식기 건조기'에 넣는 방법을 생각한 겁니다. 가족들은 뜻밖의 일이 일어나자 '치매가 진행되어 버렸나' 하고 깜짝 놀랐습니다. 그러나 이선심 씨는 '신발을 말린다'는 목적은 제대로 인식하고 있었으며, 식기 건조기에 신발을 넣는 행동까지 잘 이어갔습니다. 방법에는 오류가 있었지만, 본인 나름대로 열심히 생각한 결과라는 것을 알 수 있습니다.

치매가 있으면 제대로 '인식하는 것'이 어렵지만, 그 상태가 늘 일정하지는 않습니다. 몸 상태에 따라 제대로 인식할 때도 있고, 그렇지 못할 때도 있지요. 상태는 파도처럼 요동칩니다. 치매가 있는 사람은 불확실하고 불안정한, 그 모호한 세계 속에서도 열심히 생각해서 대응합니다. 그렇기에 잘못을 바로잡거나 나무라는 대신, 열심히 생각해 준 것에 우선 감사

하면 좋겠습니다.

만화에 나온 사례처럼 신발을 식기 건조기에 넣는 걸 막으려면, 남편이 신문이나 드라이기를 준비해서 같이 신발을 말리면 좋겠지요. 당사자가 어떤 일을 제대로 수행하지 못하면, 함께 도우면서 편안하게 작업할 수 있는 환경을 만들어야 합니다.

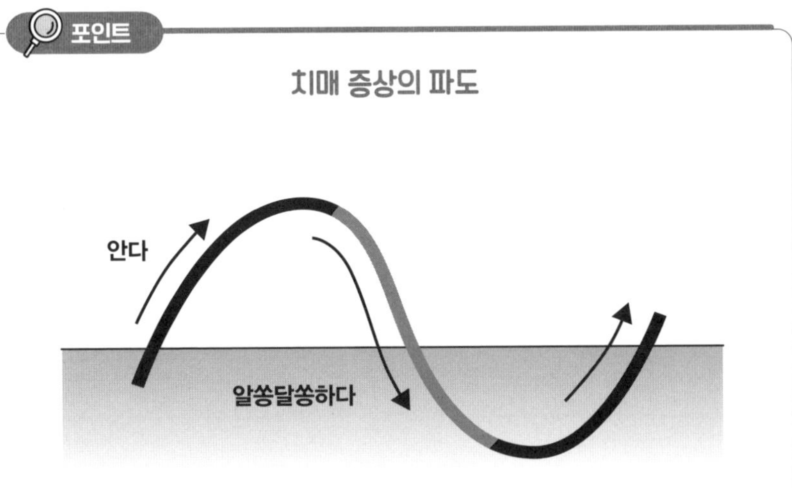

치매가 있는 사람은 상황을 제대로 인식하기 어렵다. 다만 증상은 좋아졌다가 나빠졌다가 하며, 늘 불확실하고 불안정한 상태다. 그런 상황에서도 열심히 대응하는 당사자에게 감사의 마음을 갖자.

사례 9

갑자기 젓가락을 못 쓰게 된 사람이 식사할 수 있게 된 방법은?

서석조 씨(84세) 이야기

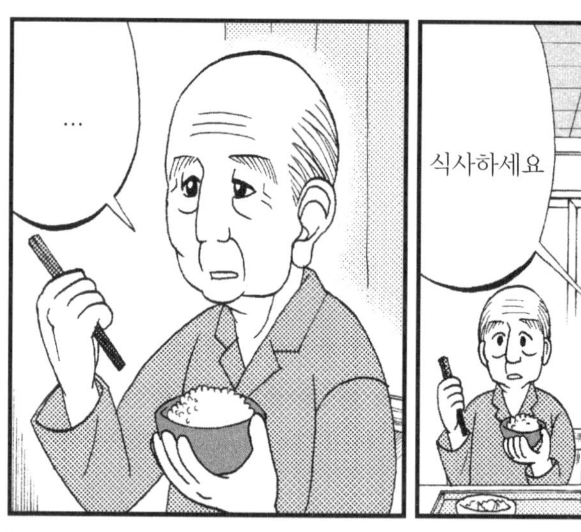

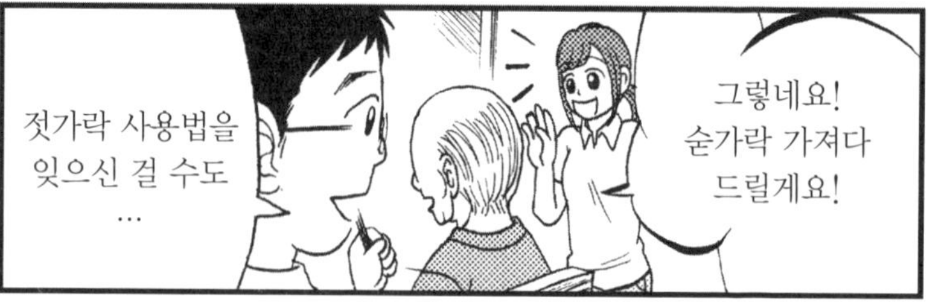

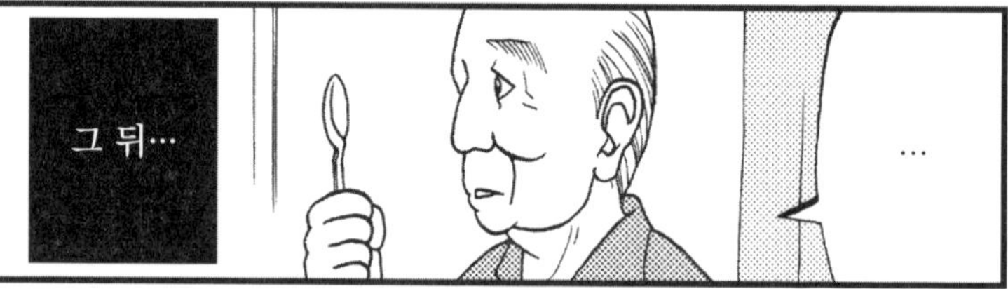

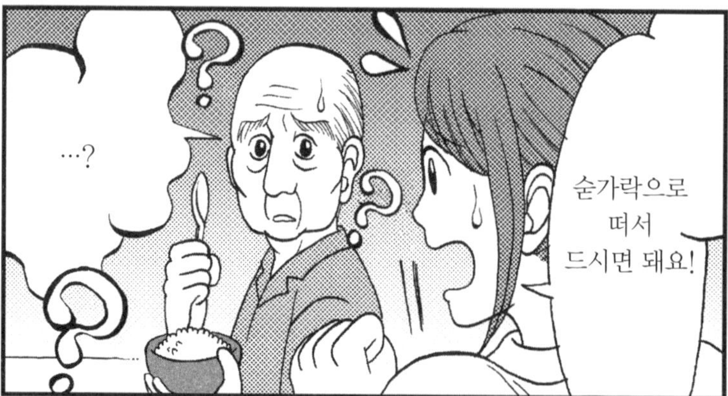

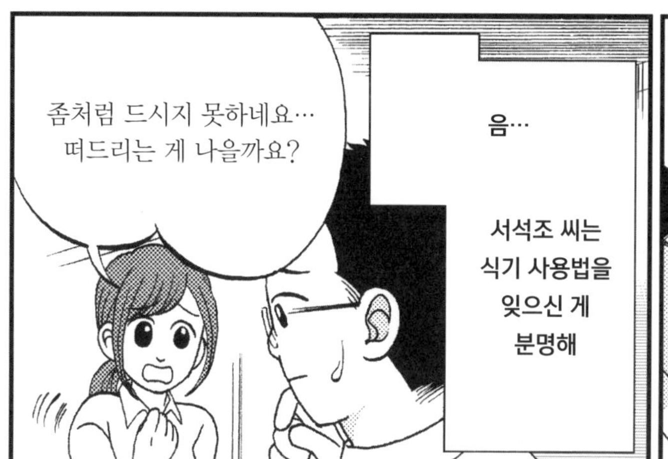
좀처럼 드시지 못하네요…
떠드리는 게 나을까요?
음…
서석조 씨는
식기 사용법을
잊으신 게
분명해

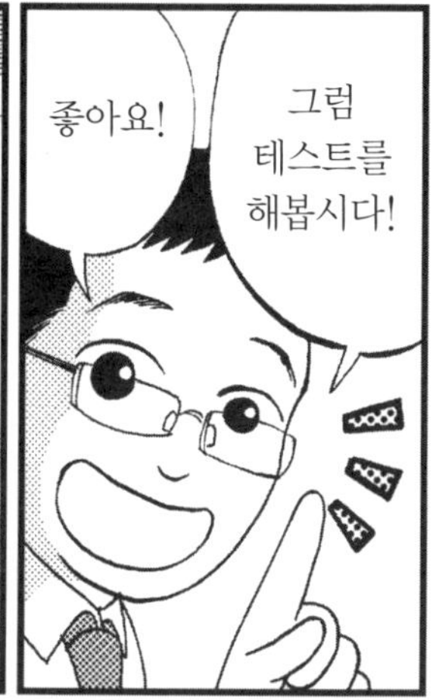
그럼
테스트를
해봅시다!
좋아요!

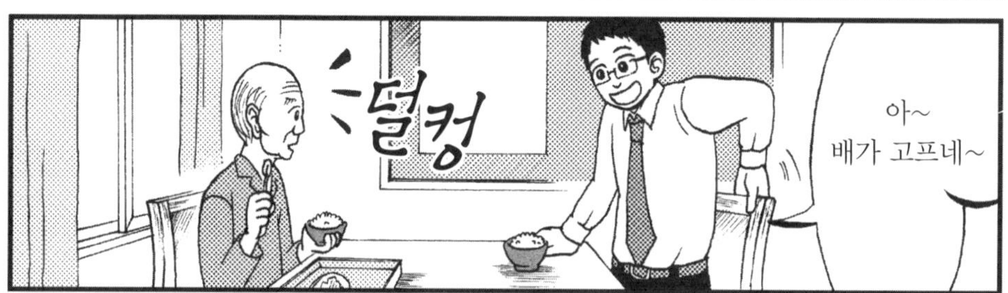
아~
배가 고프네~
덜컹

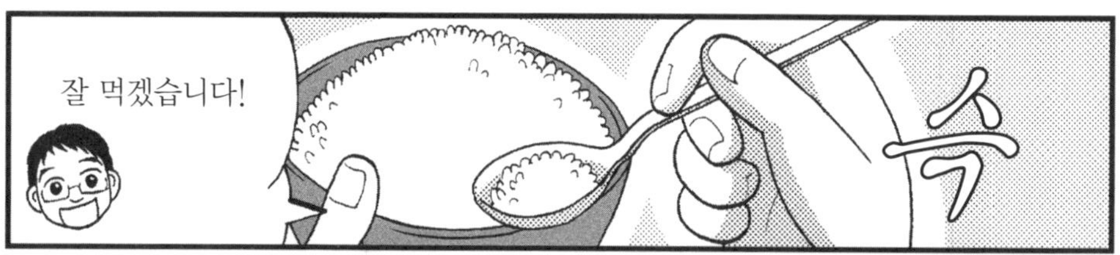
잘 먹겠습니다!
슥

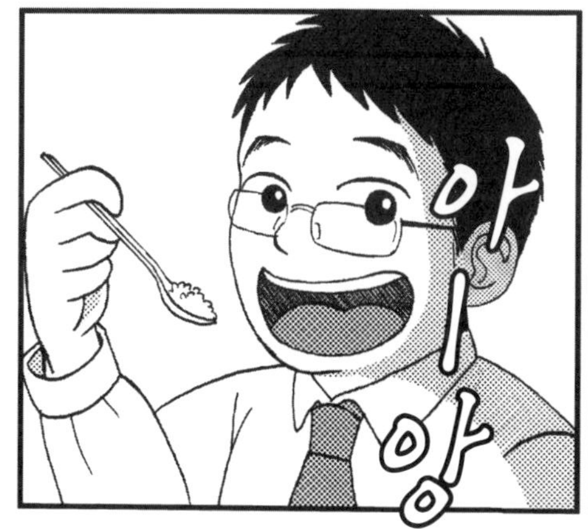
아
앙

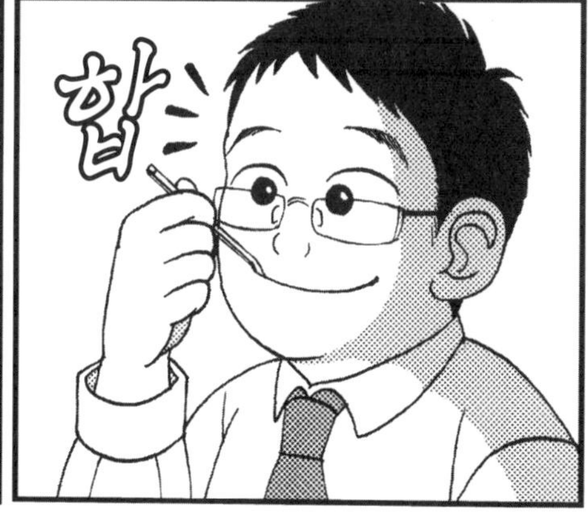
합

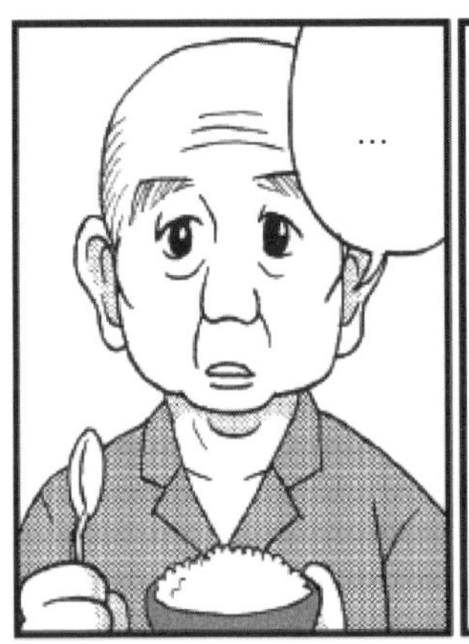
…
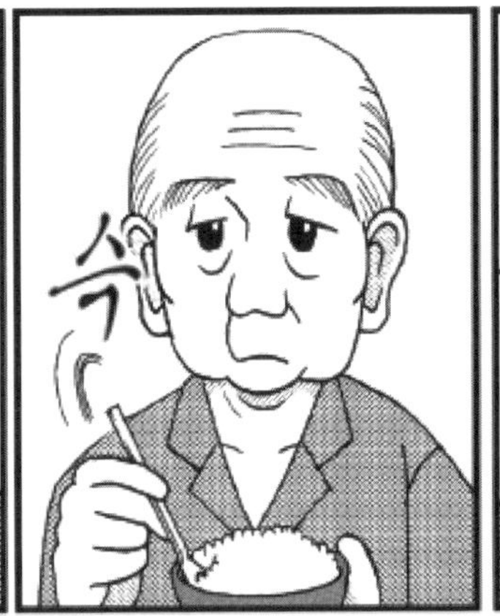
슥
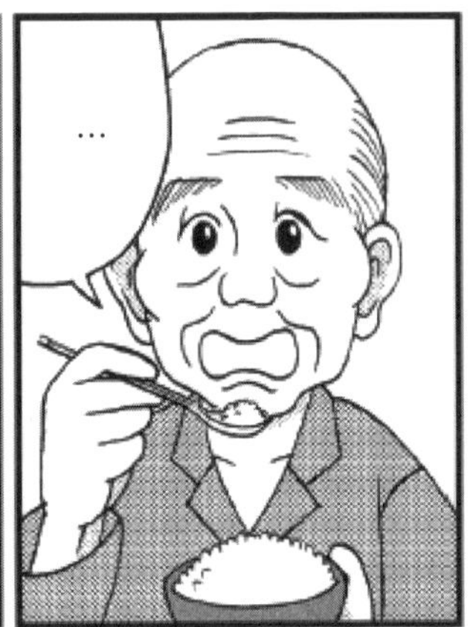
…
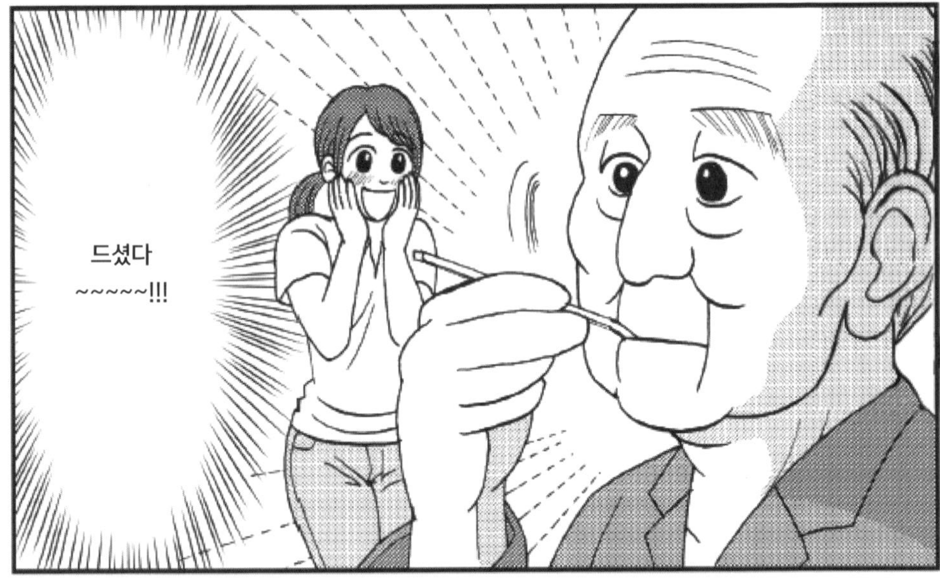
드셨다
~~~~~~!!!
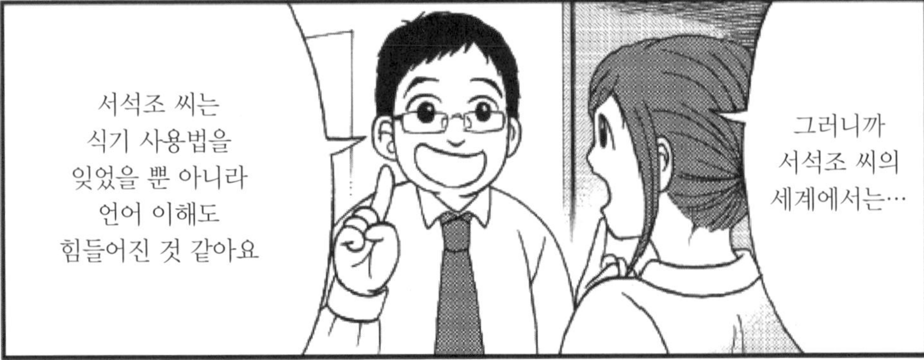
서석조 씨는
식기 사용법을
잊었을 뿐 아니라
언어 이해도
힘들어진 것 같아요
그러니까
서석조 씨의
세계에서는…
~~~~~~

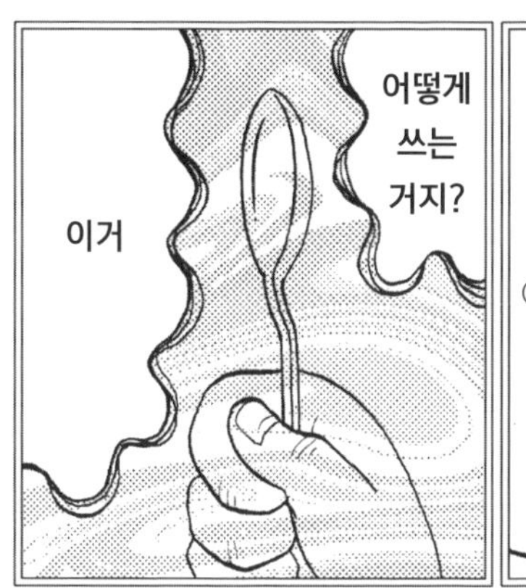
어떻게
쓰는
거지?
이거

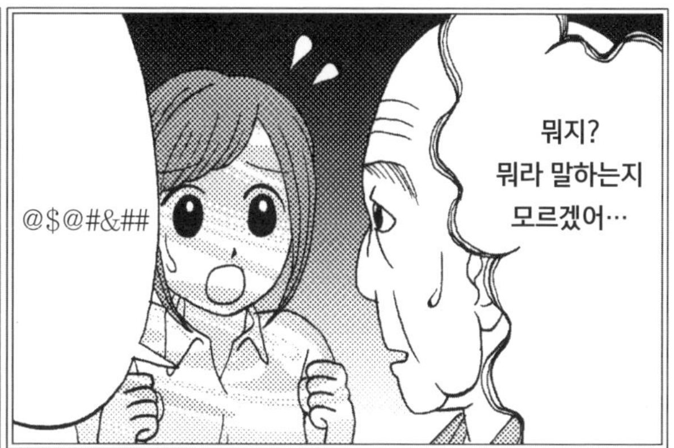
뭐지?
뭐라 말하는지
모르겠어…
@$@#&##

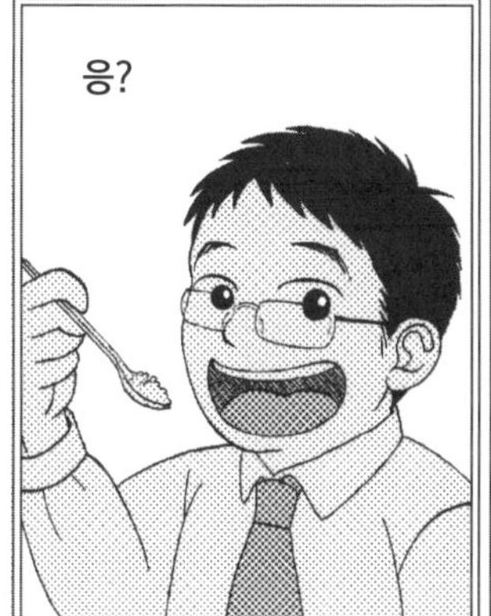
응?

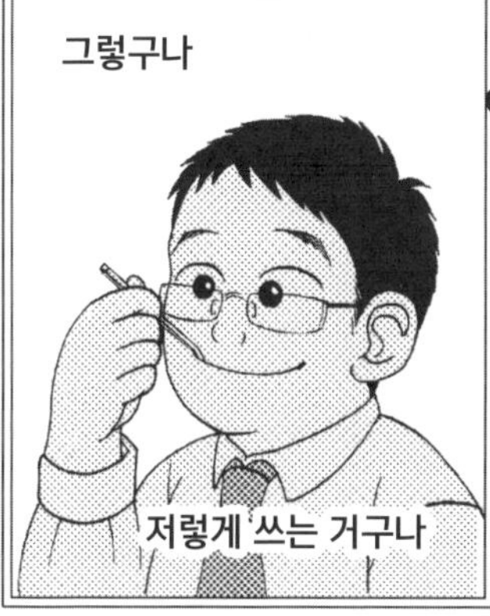
그렇구나
저렇게 쓰는 거구나

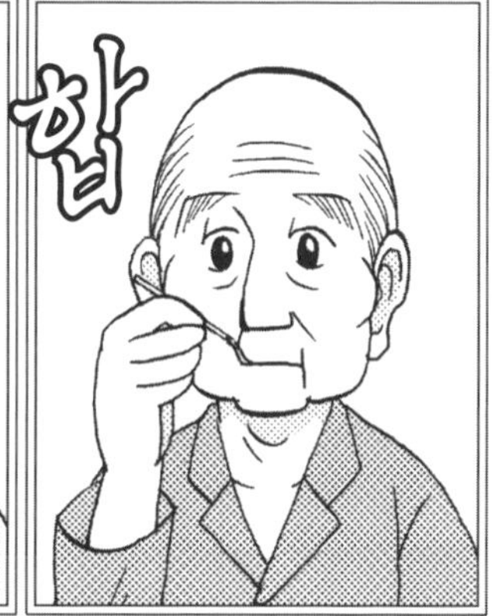
합

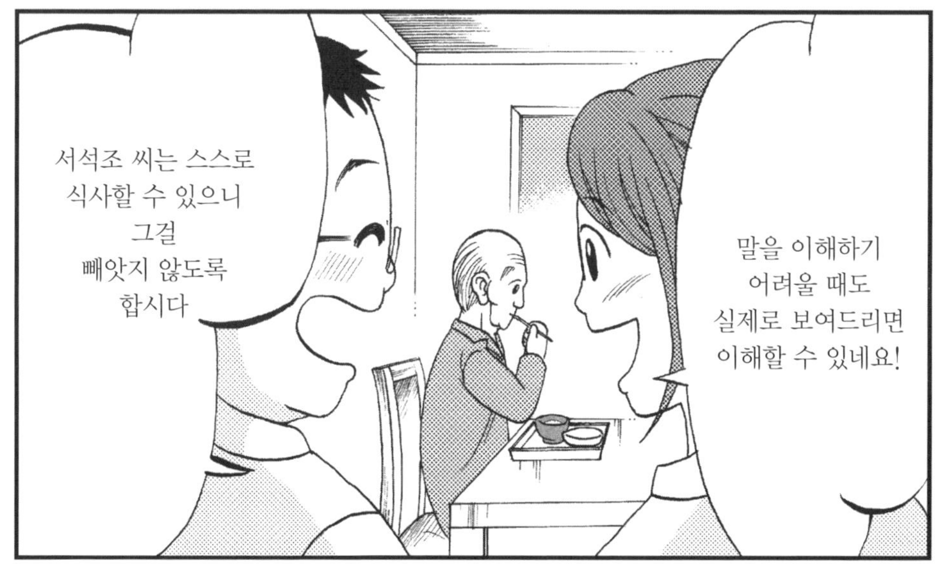
말을 이해하기
어려울 때도
실제로 보여드리면
이해할 수 있네요!
서석조 씨는 스스로
식사할 수 있으니
그걸
빼앗지 않도록
합시다

말로 전해지지 않으면 다른 방법을 써봅시다

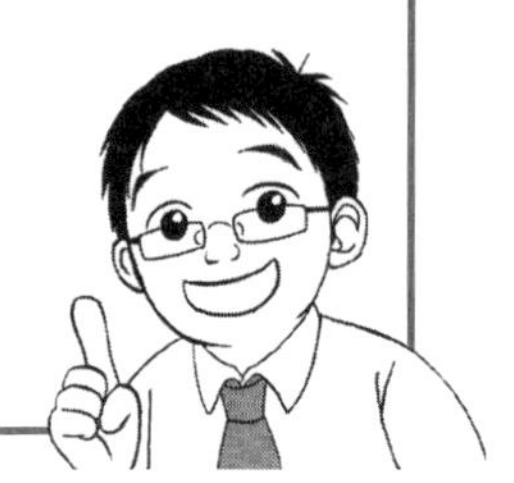

치매가 진행되면 젓가락이나 숟가락 같은 식기 사용이 어려워지는 사람이 있습니다. 특히 젓가락을 쓰는 식사는 두 개의 막대기를 정교하게 움직여 음식을 입으로 옮기는 고도의 동작이기 때문에 곤란해하는 치매 당사자가 많습니다. 이처럼 운동기능에 문제가 없어도, 도구 사용법이나 식사 방법처럼 오랜 시간 몸에 익은 동작을 잊어버리는 것을 '행위상실증(실행증)'이라고 합니다. 행위상실증은 치매의 핵심 증상 중의 하나로, 인식과 행동의 연결이 어려워지는 증상을 뜻합니다. 사례에 등장한 서석조 씨에게는 인지불능증Agnosia(실인증)도 생긴 것으로 보입니다. 보고 들은 것도 뇌가 인지할 수 없게 되는 현상을 말하지요. 즉, 젓가락이나 숟가락을 봐도 그것이 무엇인지 알지 못합니다.

치매 돌봄에서는 당사자가 스스로 할 수 있는 것을 빼앗지 않도록 필요 이상으로 돕지 않고, 그 사람에게 '남은 능력[잔존 능력, 잔존 기능-옮긴이 주]'을 사용할 수 있도록 돕는 것이 중요합니다. 서석조 씨는 식기 사용법을 말로 설명해도 도무지 이해할 수 없는 상태였습니다. 하지만 눈앞에서 실제로 식기를 쓰는 모습을 보여주니, 눈으로 보고 이해할 수 있는 능력은 남아있었기에 혼자서도 식사를 할 수가 있었습니다.

이처럼 언어를 이해하기 힘들어진 치매 당사자를 대할 때는 '제스처'를 활용한 커뮤니케이션을 시도해 볼 것을 제안합니다. 예를 들어 시간을 알려줄 때는 말로 전하는 대신, 손으로 시계를 가리키는 것이지요. 화장실로 안내할 때는 하복부 근처를 두드리며 "화장실에 가요"라고 말하고, 목욕 후 몸에 물기를 닦을 때, 틀니를 뺄 때, 이를 닦을 때도 간단한 제스처로 표현해 보는 겁니다. 가족과 요양보호사는 치매 당사자와 제스처로 소통할 수 있는 방법을 궁리해서, 당사자가 남은 능력을 사용할 수 있도록 배려해야 합니다.

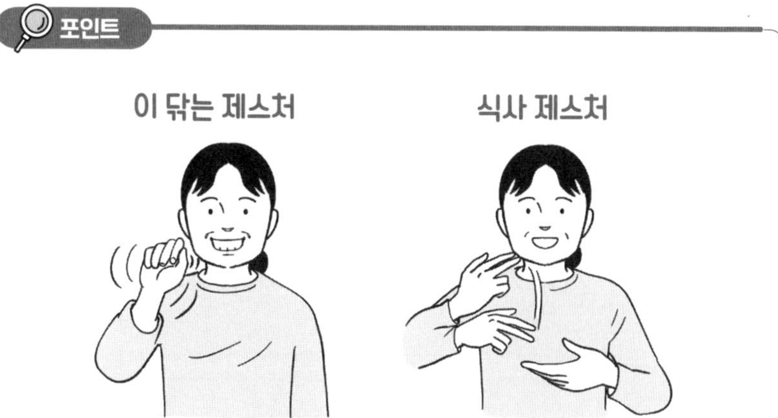

말을 잘 이해하지 못하는 사람에게는 손짓과 몸짓을 활용해 전달한다. 전달 방법을 궁리해서, 치매 당사자가 남은 능력을 사용할 수 있도록 배려해야 한다.

사례 10

행주로 바닥까지 닦아버리는 심리는?

유경순 씨(82세) 이야기

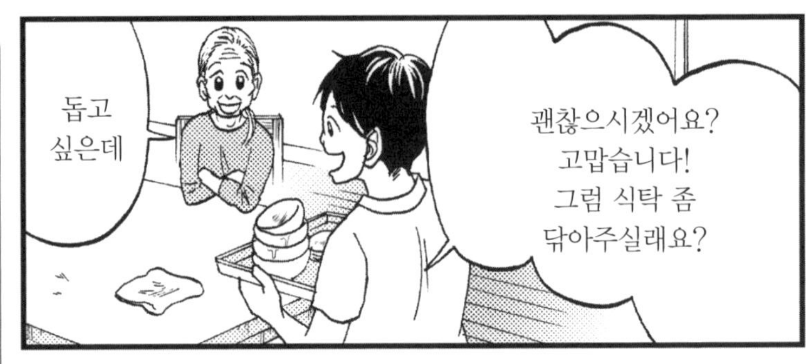

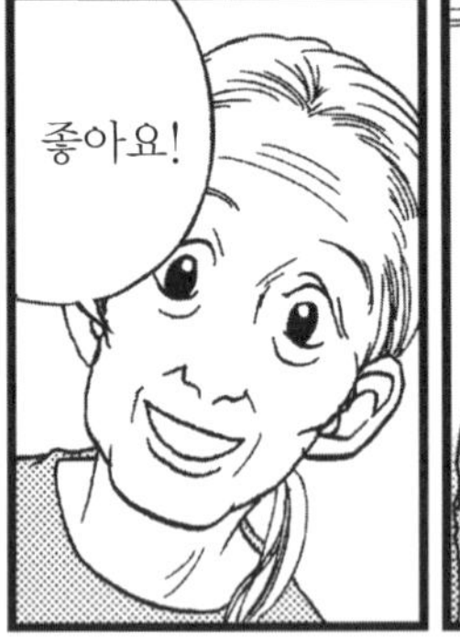

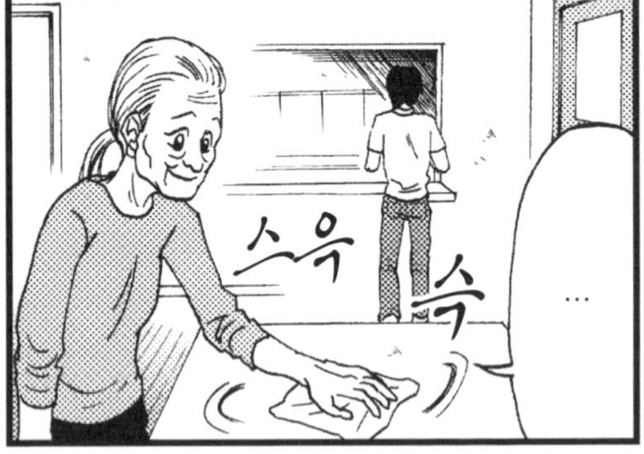

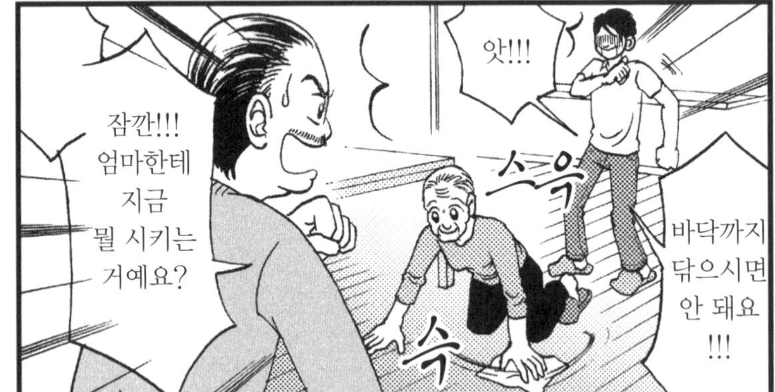

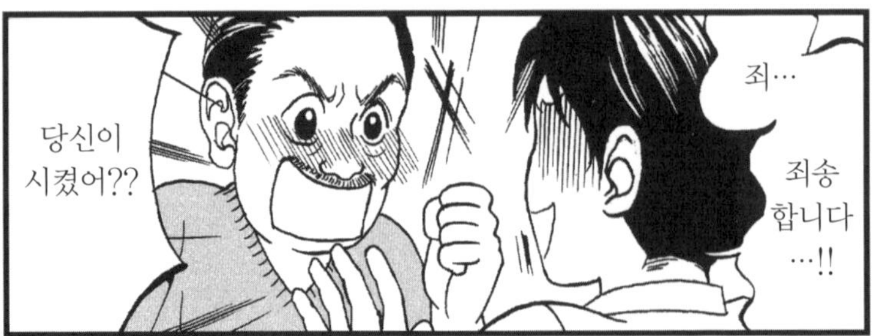

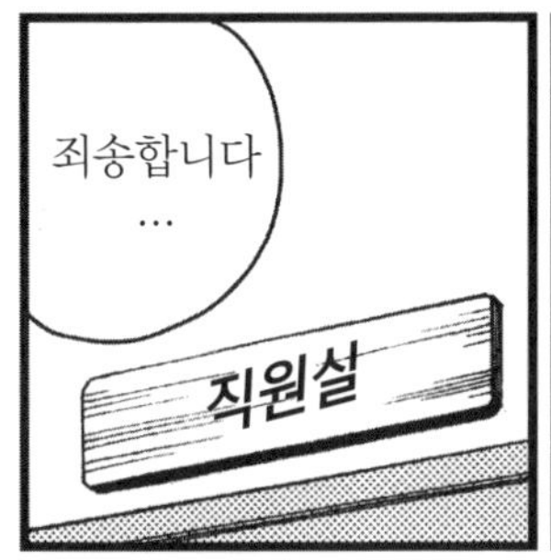
죄송합니다
…
직원실

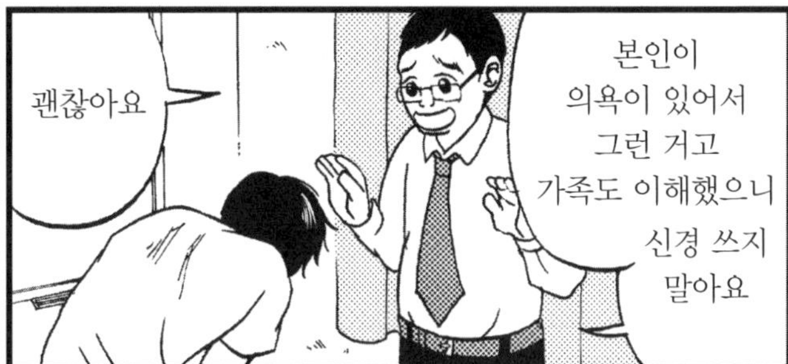
본인이
의욕이 있어서
그런 거고
가족도 이해했으니
신경 쓰지
말아요
괜찮아요

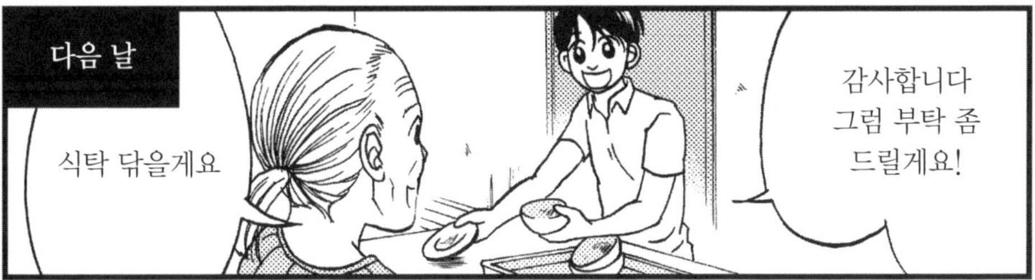
다음 날
감사합니다
그럼 부탁 좀
드릴게요!
식탁 닦을게요

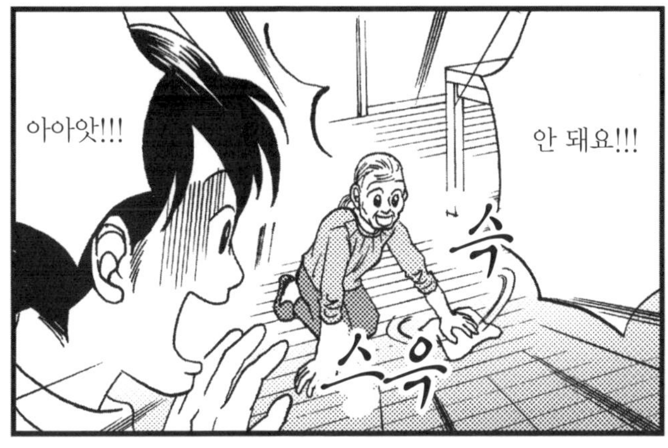
안 돼요!!!
아아앗!!!
슥
스윽

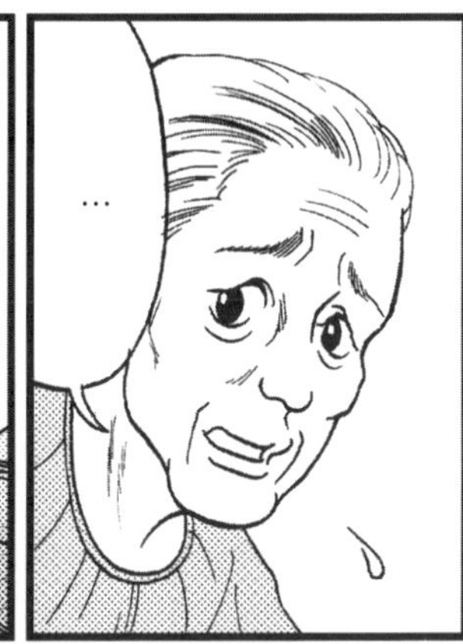
…

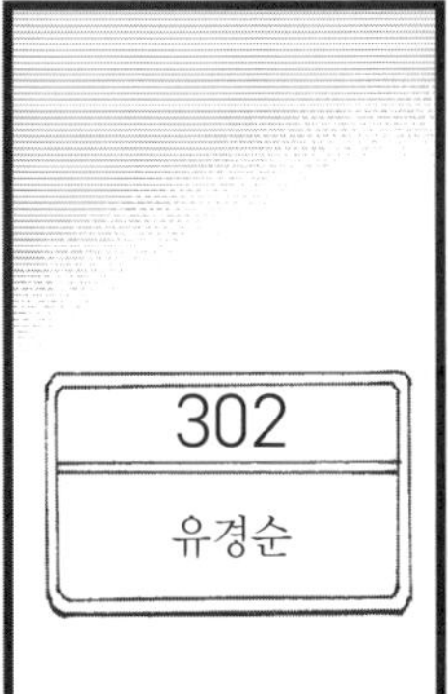
302
유경순

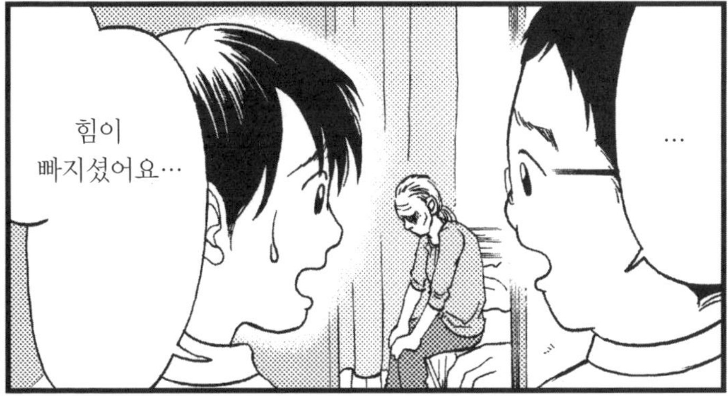
…
힘이
빠지셨어요…

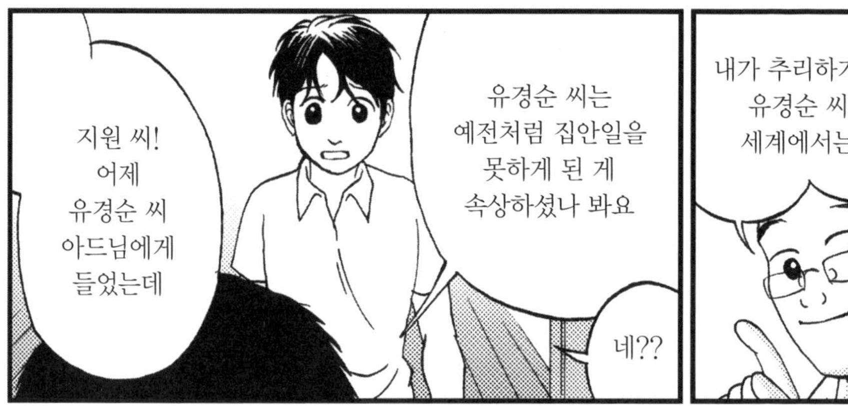
지원 씨!
어제
유경순 씨
아드님에게
들었는데
유경순 씨는
예전처럼 집안일을
못하게 된 게
속상하셨나 봐요
네??
내가 추리하기로는
유경순 씨의
세계에서는…

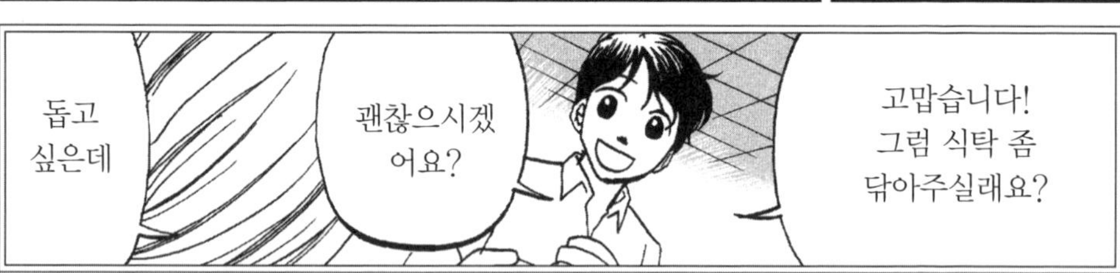
돕고
싶은데
괜찮으시겠
어요?
고맙습니다!
그럼 식탁 좀
닦아주실래요?

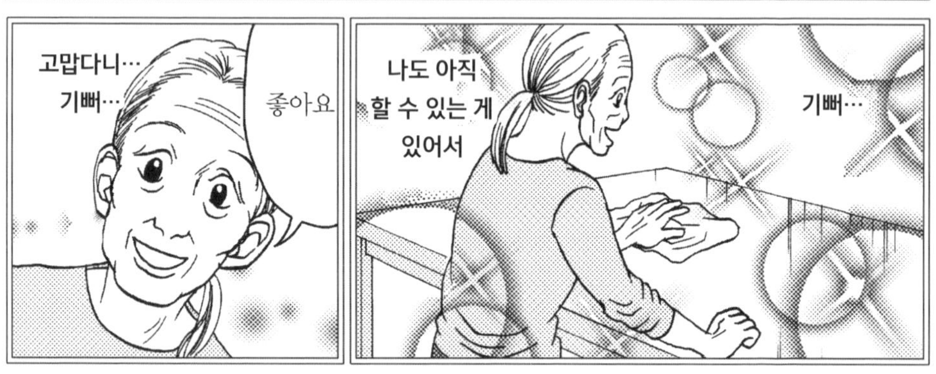
고맙다니…
기뻐…
좋아요
나도 아직
할 수 있는 게
있어서
기뻐…

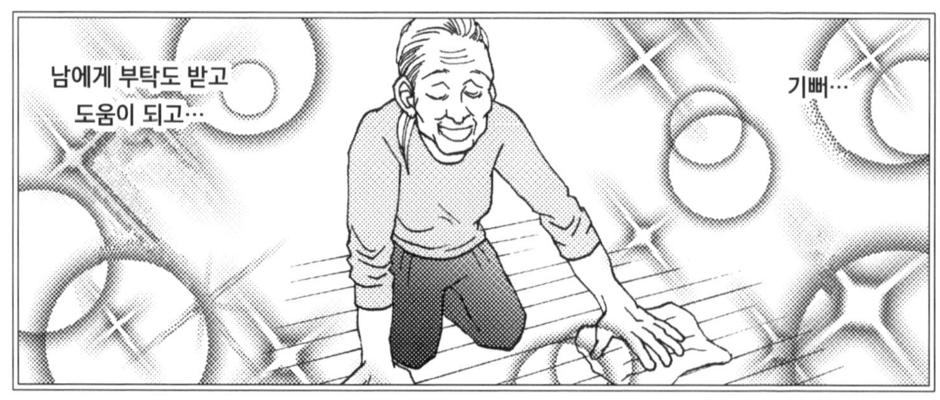
남에게 부탁도 받고
도움이 되고…
기뻐…

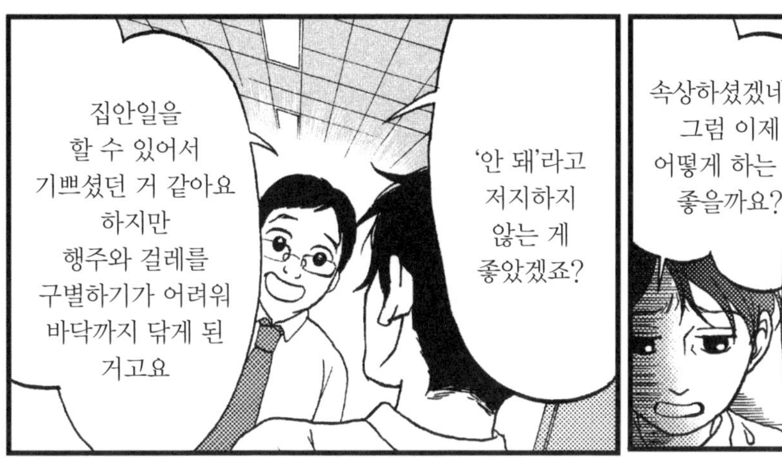
집안일을
할 수 있어서
기쁘셨던 거 같아요
하지만
행주와 걸레를
구별하기가 어려워
바닥까지 닦게 된
거고요
'안 돼'라고
저지하지
않는 게
좋았겠죠?

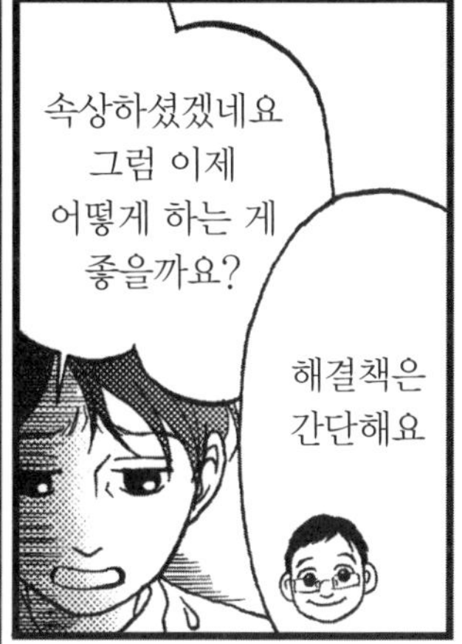
속상하셨겠네요
그럼 이제
어떻게 하는 게
좋을까요?
해결책은
간단해요

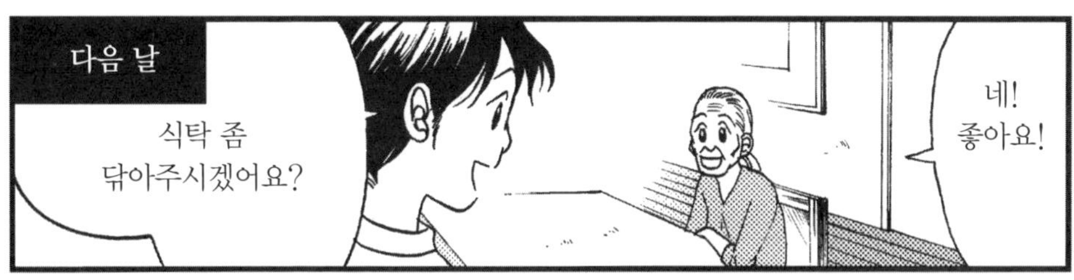
다음 날
식탁 좀
닦아주시겠어요?
네!
좋아요!

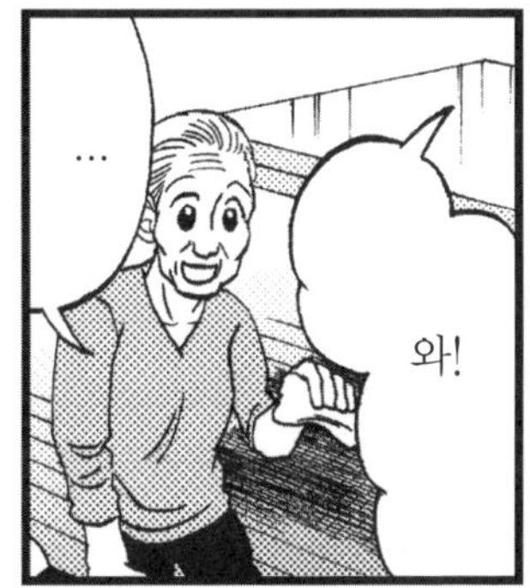
…
와!

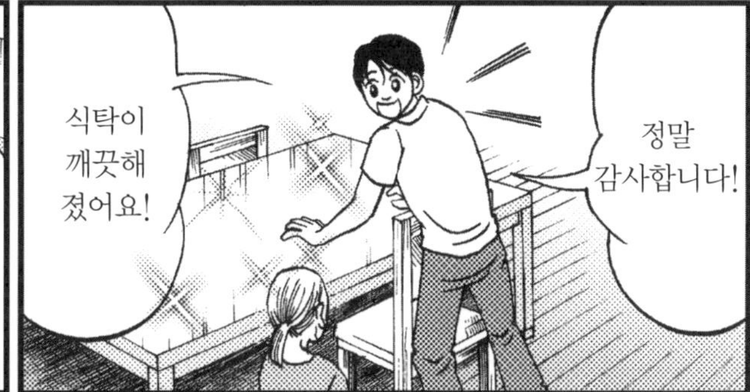
식탁이
깨끗해
졌어요!
정말
감사합니다!

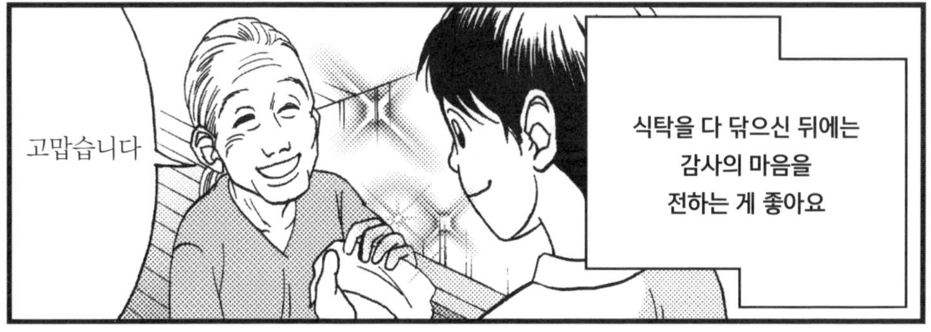
고맙습니다
식탁을 다 닦으신 뒤에는
감사의 마음을
전하는 게 좋아요

치매 당사자가 하기 힘들어진 일을 도울 때, 자존심이 상하지 않도록 주의합시다

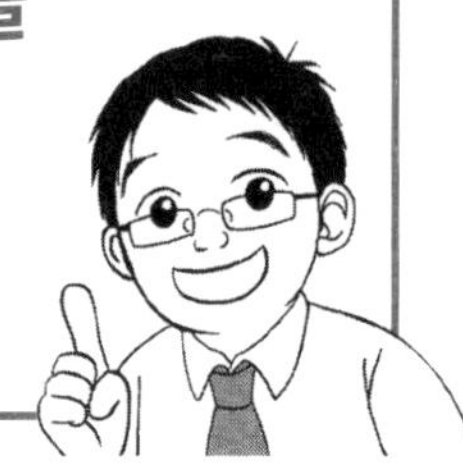

사람들은 대부분 자립해서, 자부심을 갖고 살기를 바랍니다. 하지만 노화와 함께, 할 수 없는 일이 늘어나지요. 치매가 생기면 기억·판단력·주의력 등이 약해져 밥 짓고, 세탁하고, 청소하고 물건을 사는, 일상의 기본이 되는 최소한의 일을 수행하기 어려워집니다. **그래서 치매 진단을 받은 당사자는 가족에게 환자 취급을 받고 자활할 기회를 빼앗겨, '나는 쓸모없는 인간일지도 몰라' 하고 상실감에 빠지거나, '결국 아무것도 모르게 되는 건 아닐까' 하며 장래에 대한 불안을 품기도 합니다.** 그러니 괴로울 수밖에요. 그럼에도 '난 아직 괜찮다' '도움이 되고 싶다' '폐 끼치고 싶지 않다'라며 애쓰고 있습니다. 치매 돌봄에서는 이런 마음을 귀하게 여기고, 당사자가 자존감을 지킬 수 있게끔 하는 게 중요합니다.

사례에 소개된 유경순 씨는 행주로 식탁을 닦아달라는 말을 듣고, 그대로 바닥까지 닦았습니다. 아마 행주와 걸레를 구분하기 힘들어진 탓이었겠지요. 제대로 하기 힘든 부분은 보완하면 됩니다. 식탁을 다 닦은 시점에서 바로 감사하다고 전하면, 치매 당사자가 마루까지 닦을 일도 없고, 자존심도 다치지 않을 수 있습니다. 사례에서 요양보호사가 바닥을 닦으면 안 된다고 언성을 높였을 때, 유경순 씨는 자신의 실패를 직면하고, 괴로웠을 겁니다.

치매가 있는 사람들이 공동으로 생활하는 '공동생활가정' 중에는 입소자를 음식 조리에 참여시키는 시설도 있습니다. 병세가 심해지면 참여하기 어려운 사람도 생기지만, 최대한 함께할 수 있도록 직원들이 많은 노력을 기울이고 있습니다. 사고가 나지 않게 주의하면서도, 치매 당사자들이 자긍심을 유지할 수 있도록 돕고 있지요. 치매가 있는 사람의 역할을 함부로 빼앗지 말고, 힘들어하는 부분을 보완한다는 관점, 이 점을 유의해 주시길 바랍니다.

포인트

치매 당사자의 자활 기회나 역할을 빼앗지 말고 본인이 힘들어하는 부분을 지원해야 한다. 가능한 한 스스로 취사·세탁·청소·쇼핑을 할 수 있도록 하여, 자긍심을 유지할 수 있도록 하자.

사례 11

좋아하는 서예 시간에 눈물을 흘린 이유는?

조정자 씨(80세) 이야기

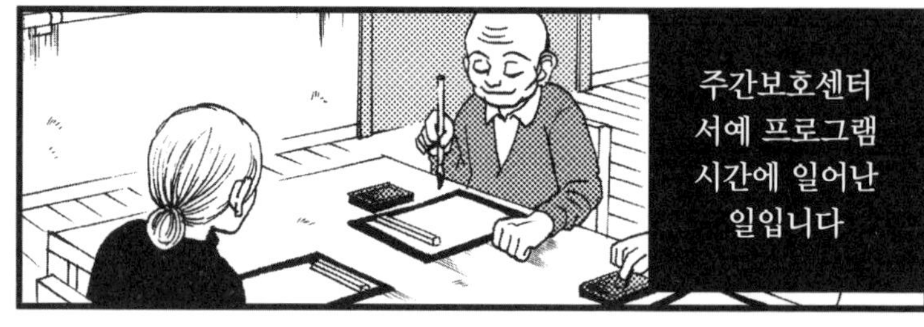

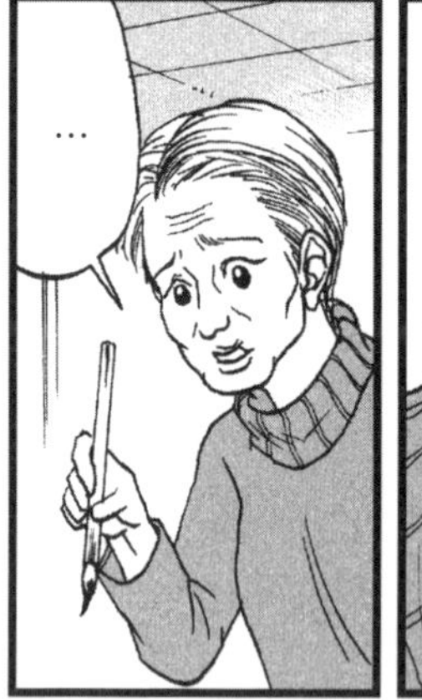

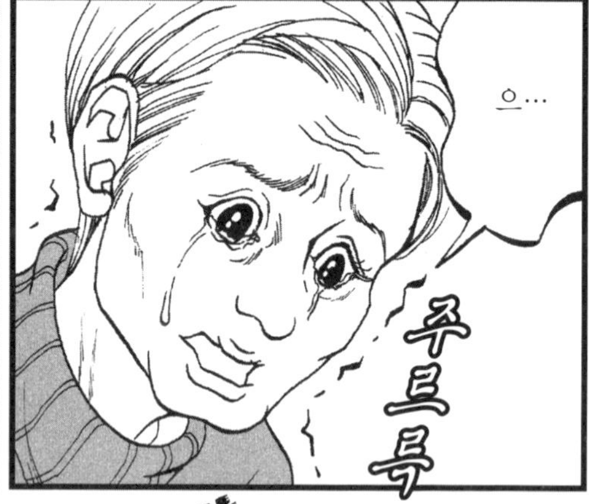

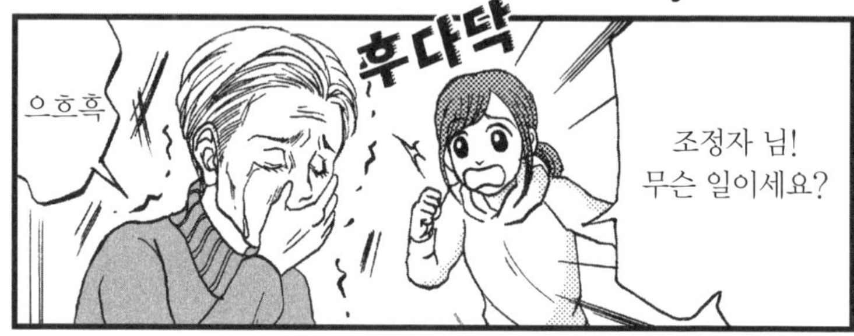

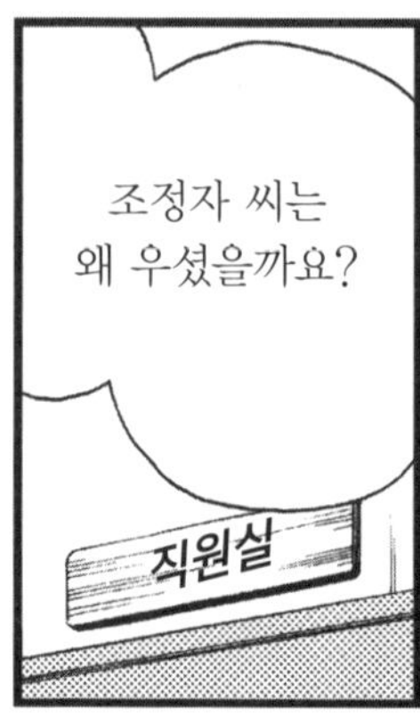

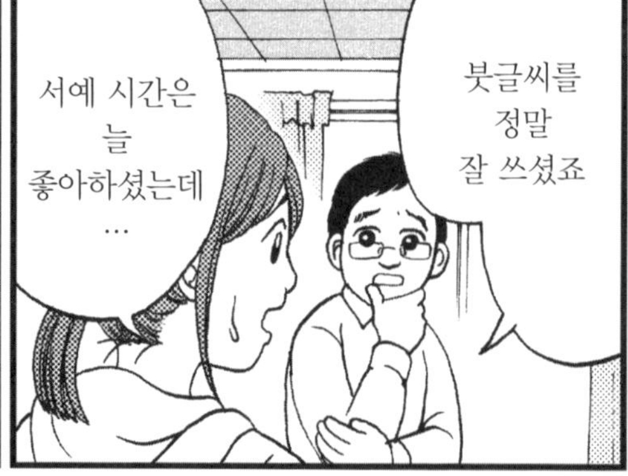

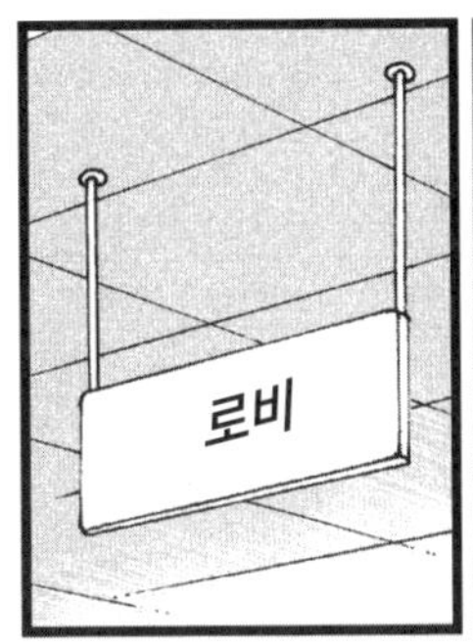
로비

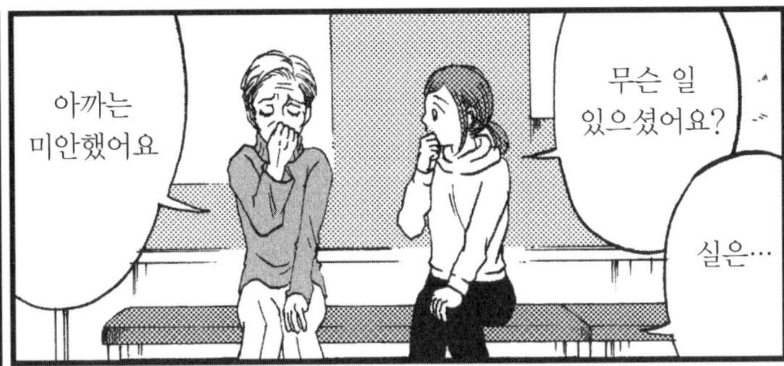
무슨 일
있으셨어요?
아까는
미안했어요
실은…

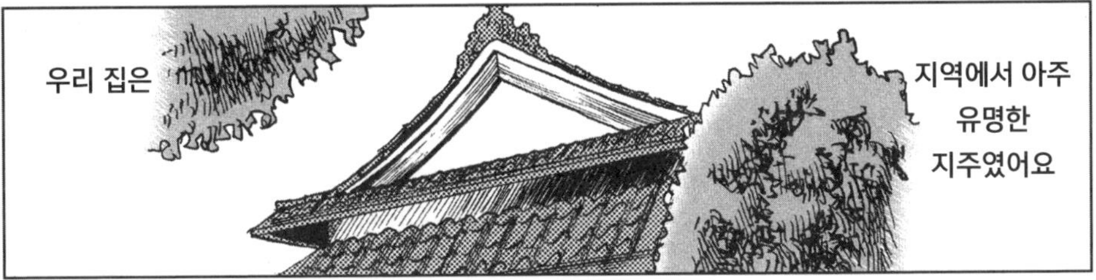
우리 집은
지역에서 아주
유명한
지주였어요

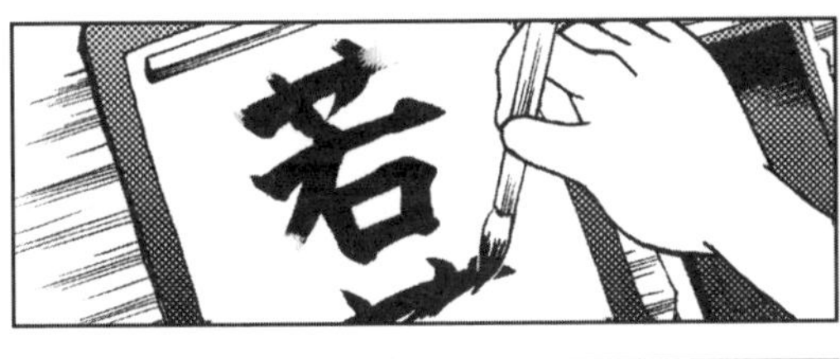

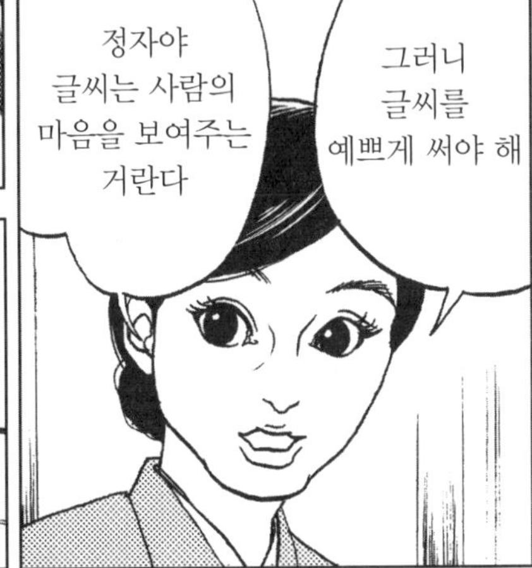
그러니
글씨를
예쁘게 써야 해
정자야
글씨는 사람의
마음을 보여주는
거란다

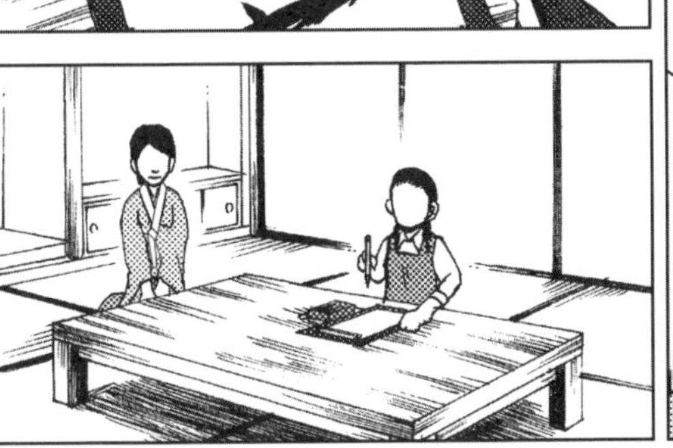

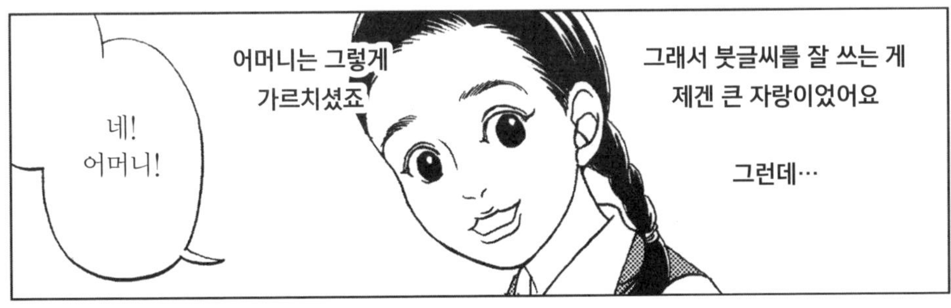
그래서 붓글씨를 잘 쓰는 게
제겐 큰 자랑이었어요
그런데…
어머니는 그렇게
가르치셨죠
네!
어머니!

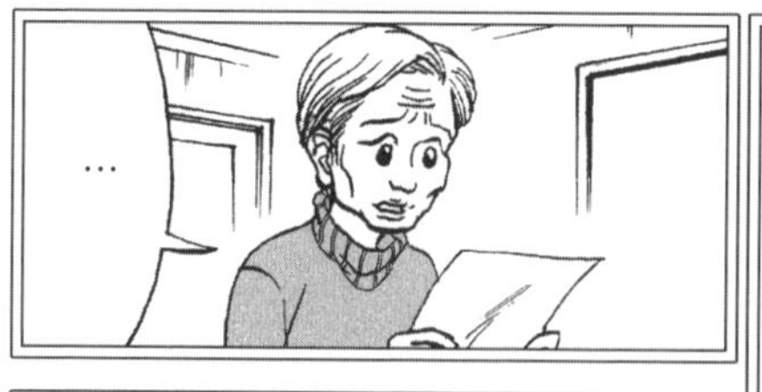
…

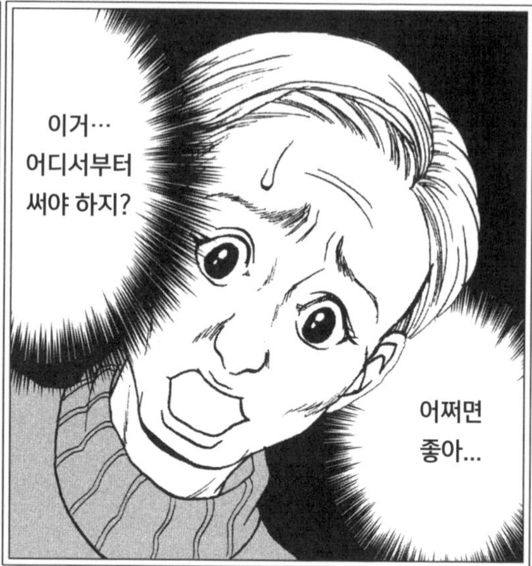
이거…
어디서부터
써야 하지?
어쩌면
좋아…

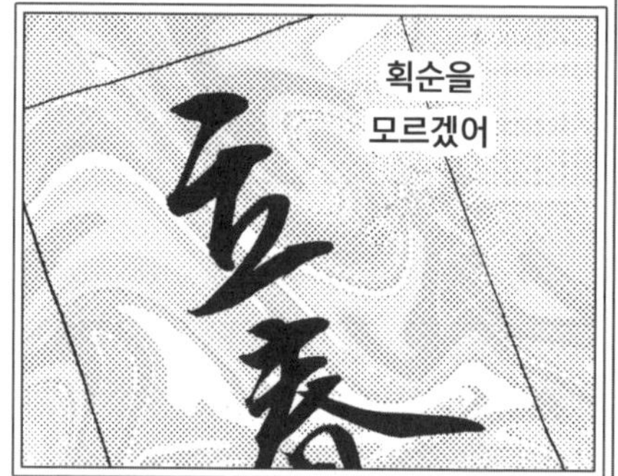
획순을
모르겠어

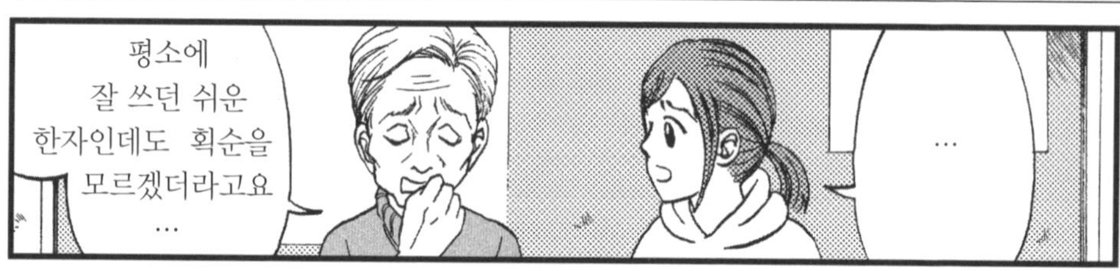
평소에
잘 쓰던 쉬운
한자인데도 획순을
모르겠더라고요
…
…

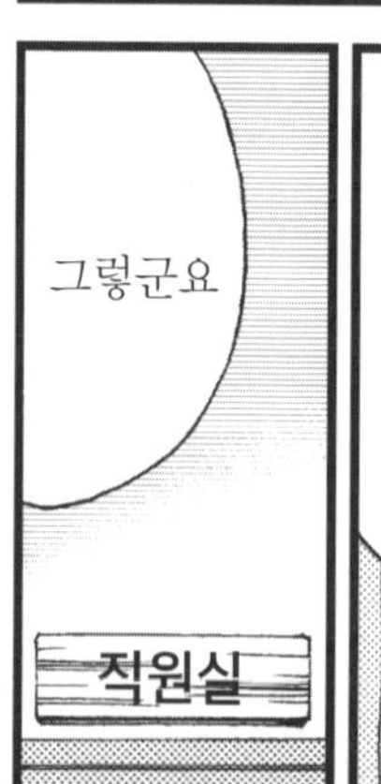
그렇군요
직원실

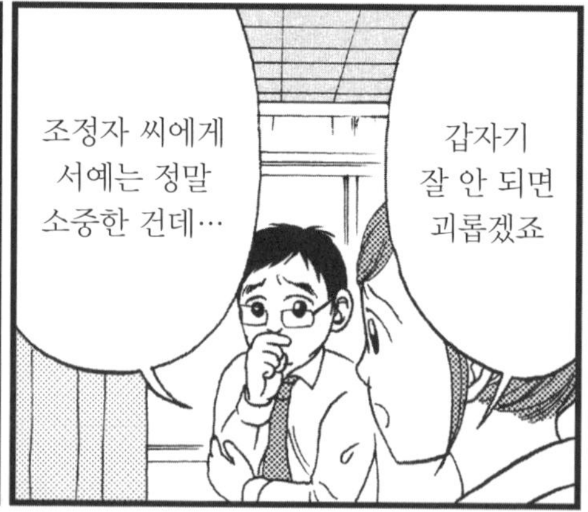
조정자 씨에게
서예는 정말
소중한 건데…
갑자기
잘 안 되면
괴롭겠죠

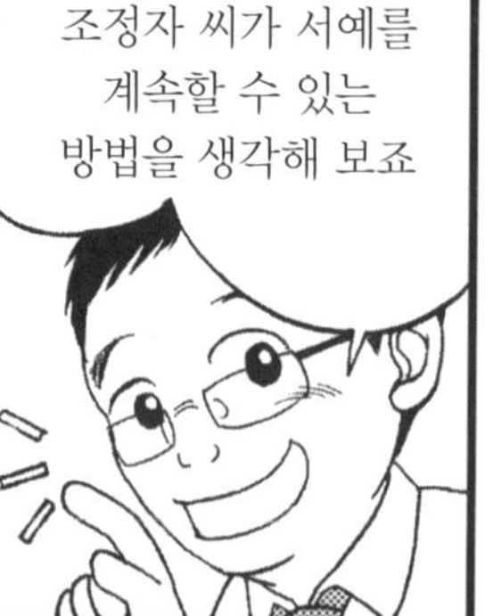
그러면
조정자 씨가 서예를
계속할 수 있는
방법을 생각해 보죠

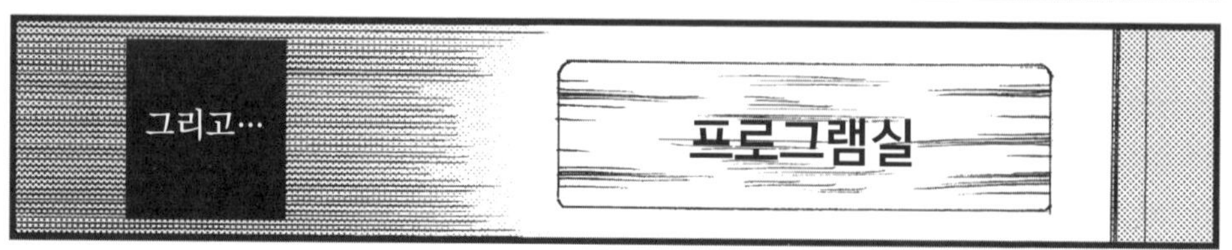
그리고…
프로그램실

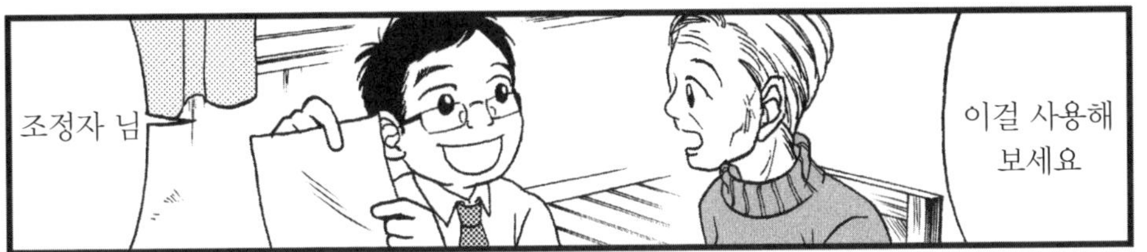
조정자 님
이걸 사용해 보세요

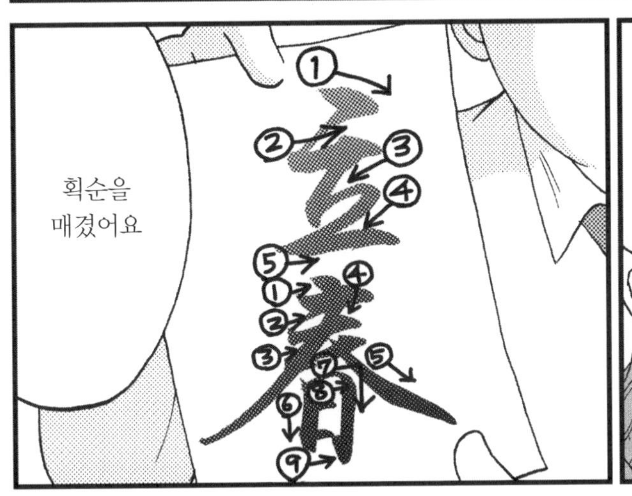
획순을 매겼어요

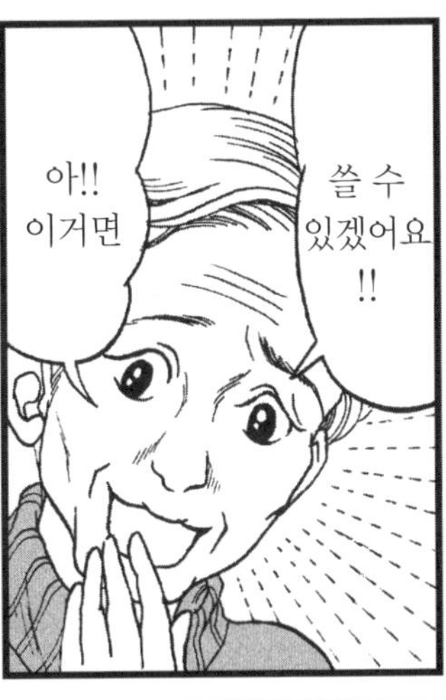
아!! 이거면
쓸 수 있겠어요 !!

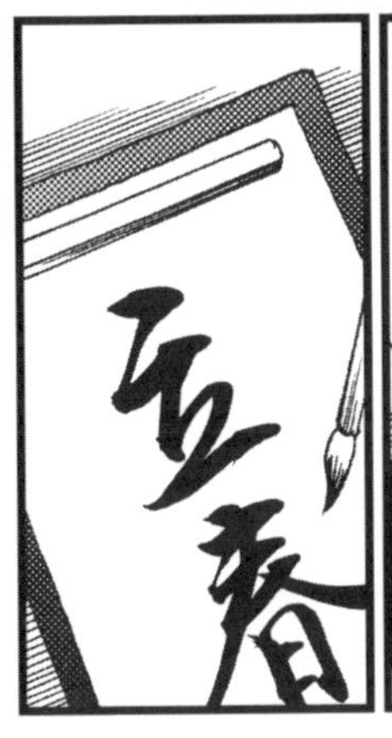

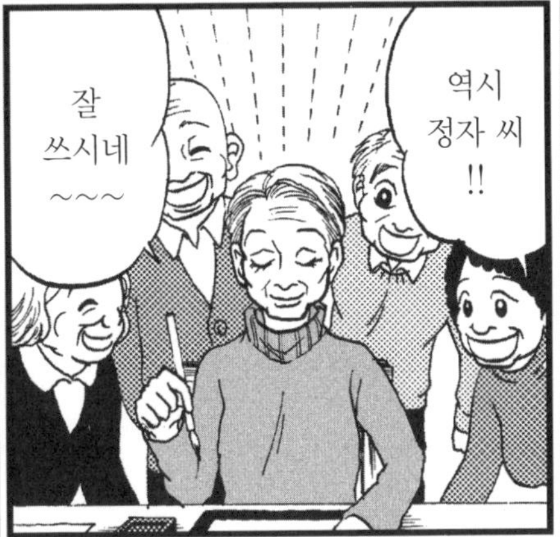
잘 쓰시네 ~~~
역시 정자 씨 !!

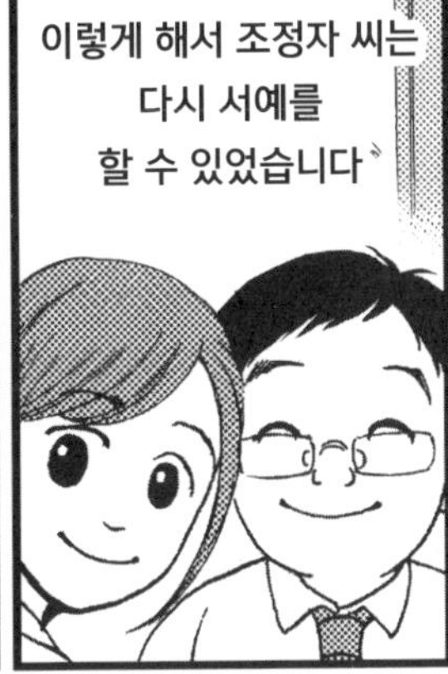
이렇게 해서 조정자 씨는 다시 서예를 할 수 있었습니다

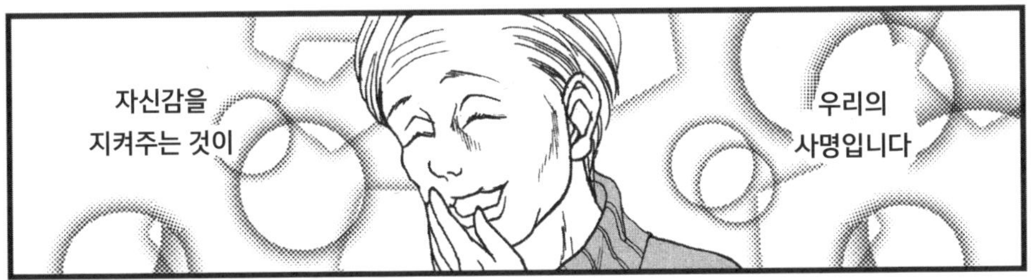
자신감을 지켜주는 것이
우리의 사명입니다

「그 사람다운 삶을 살게 하는 것」이 중요합니다

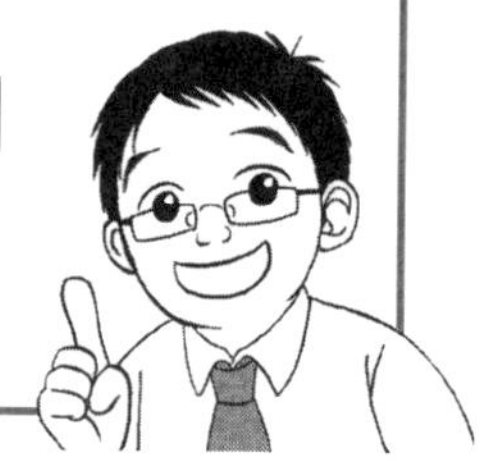

앞에 소개된 조정자 씨는, 어머니로부터 글씨는 사람의 마음을 나타내는 것이라고 배우며 자랐습니다. 그래서 글씨를 예쁘게 쓰는 것을 매우 중요하게 여기며 살아왔지요. 그런 조정자 씨가 평소에 잘 쓰던 한자의 획순을 모르게 되었을 때, 눈물을 흘릴 정도로 큰 상실감을 느낀 것은 어쩌면 당연한 일일지도 모릅니다. 획순을 모르는 자신을 발견했을 때 어쩌면, '언젠가 모든 걸 다 잊어버리는 게 아닐까' 하는 불안에 사로잡혀 큰 충격을 받았을 수도 있었겠지요.

서예는 조정자 씨의 '나다움'에 큰 영향을 미쳤던 듯합니다. 특기나 취미, 신념 등은 본인의 인생관이나 자존심, 정체성(자기동일성)과 깊이 연결되어 있습니다. 이런 것을 빼앗기면 의욕이 사라져 우울함이 깊어지고, 치매가 급격히 진행될 수 있습니다.

치매 돌봄에서는 그 사람의 남은 능력을 최대한 끌어내 '그 사람다운 삶을 살게 하는 것'이 중요합니다. 조정자 씨는 글씨 교본을 보고 어떤 순서로 써야 할지 몰랐습니다. 하지만 저는 글씨 쓰는 능력 전부가 사라진 것은 아니라고 추측했습니다. 그러자 그 부분을 보완하는 돌봄 방법을 생각해 낼 수 있었습니다. 획순을 표시한 글씨 교본을 받은 조정자 씨는 다시 서예를 즐길 수 있게 되었지요.

치매 당사자가 살아온 이력을 알고 그 사람의 위치에 서서, 본인이 불편해하는 점을 보완하는 것이 가장 이상적인 돌봄입니다. 그러기 위해서는 창조적이고 유연한 발상이 필요할 때도 있습니다. 치매가 있는 사람은 기억력이 약해지고, 장소·글자·사람을 인식하기가 어려워져 부자유한 상태에 놓이는 것은 분명합니다. 하지만 그 불편함을 적절한 도움으로 보완할 수 있으면 치매 행동·심리증상은 놀라울 정도로 개선되기도 합니다. 그러면 치매 당사자는 존엄성을 지키면서 그 사람다운 풍요로운 삶을 보낼 수 있게 되겠지요.

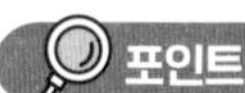

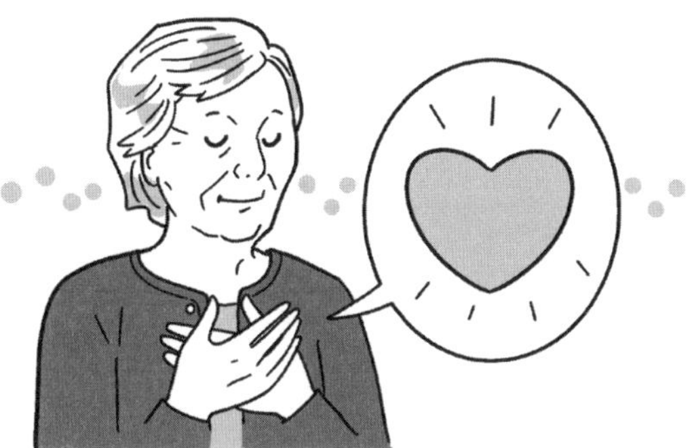

치매 당사자의 인생관이나 자존심을 박탈당하면, 의욕이 떨어지고 우울 증상이 나타나 치매가 급격히 진행될 수 있다. 남은 능력을 이끌어 내서 그 사람다운 삶을 살 수 있게 하는 것이 중요하다.

사례 12

저녁이 되면 집에 돌아가려는 할머니의 마음은?

이미화 씨(78세) 이야기

노인 요양원에는 저녁이 되면 '집에 돌아갈래'라고 하시는 입소자들이 여럿 계십니다

청춘회관 청춘 마을

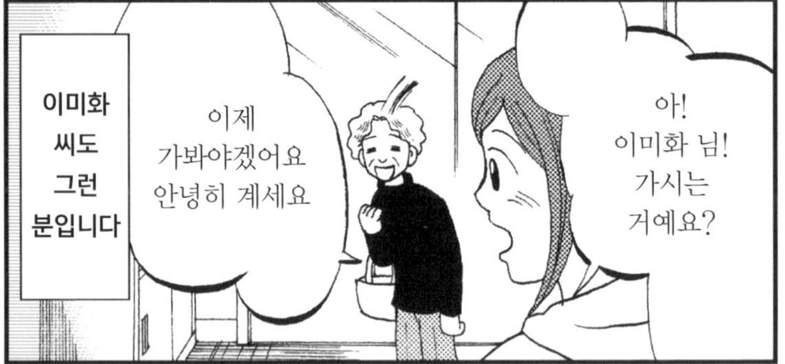

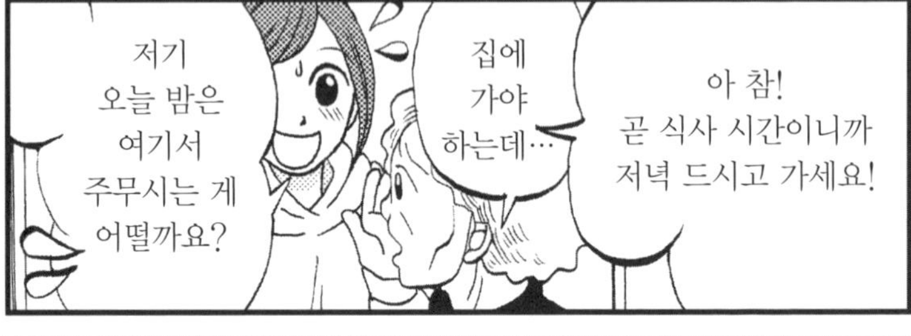

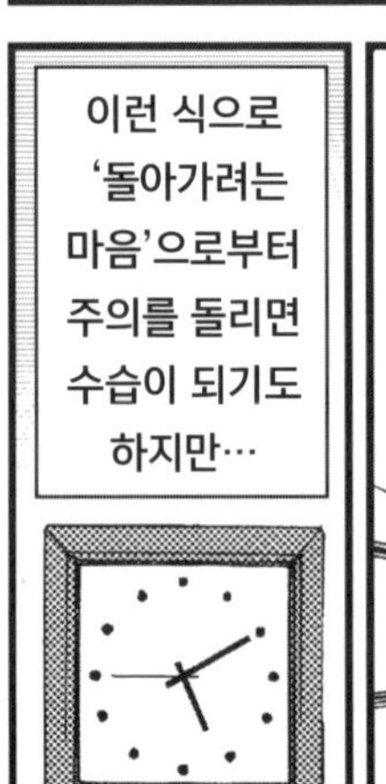

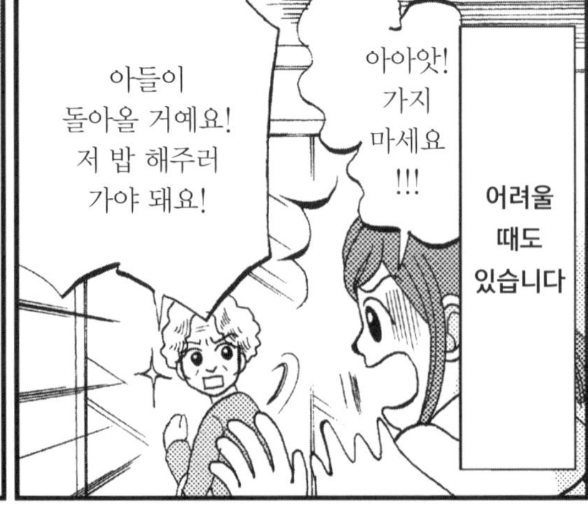

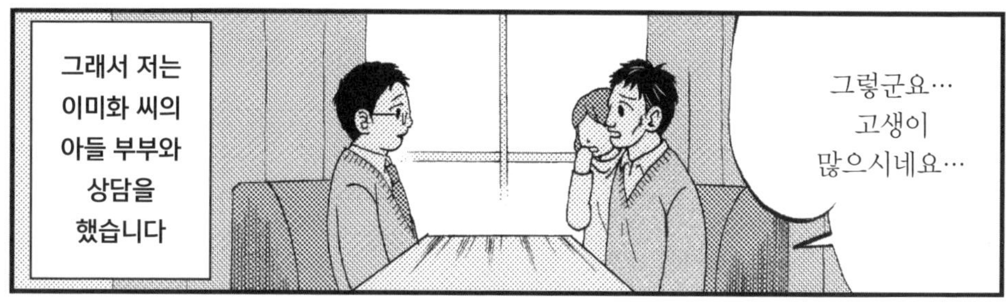
그래서 저는
이미화 씨의
아들 부부와
상담을
했습니다
그렇군요…
고생이
많으시네요…

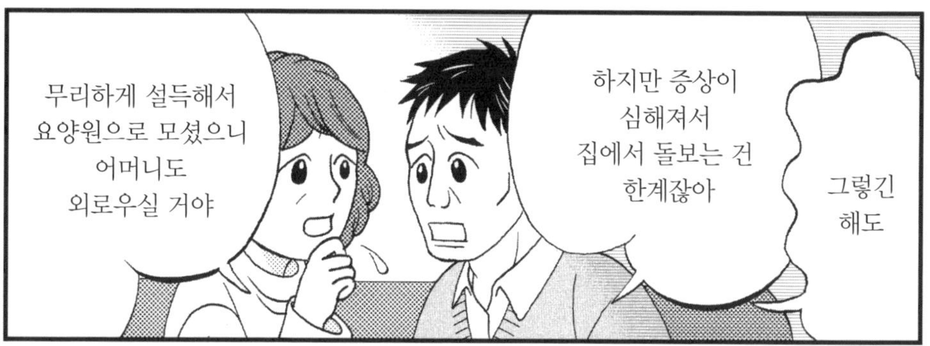
무리하게 설득해서
요양원으로 모셨으니
어머니도
외로우실 거야
하지만 증상이
심해져서
집에서 돌보는 건
한계잖아
그렇긴
해도

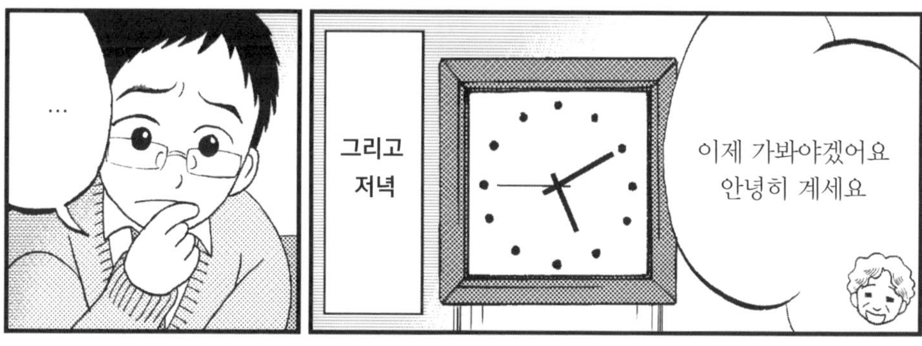
…
그리고
저녁
이제 가봐야겠어요
안녕히 계세요

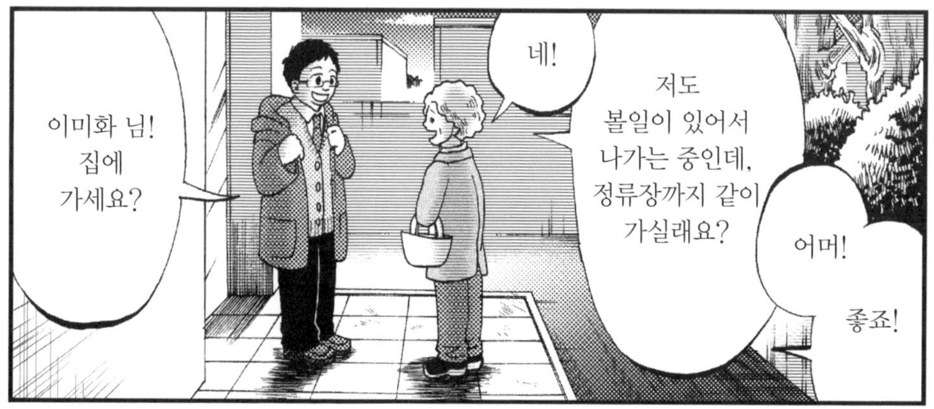
이미화 님!
집에
가세요?
네!
저도
볼일이 있어서
나가는 중인데,
정류장까지 같이
가실래요?
어머!
좋죠!

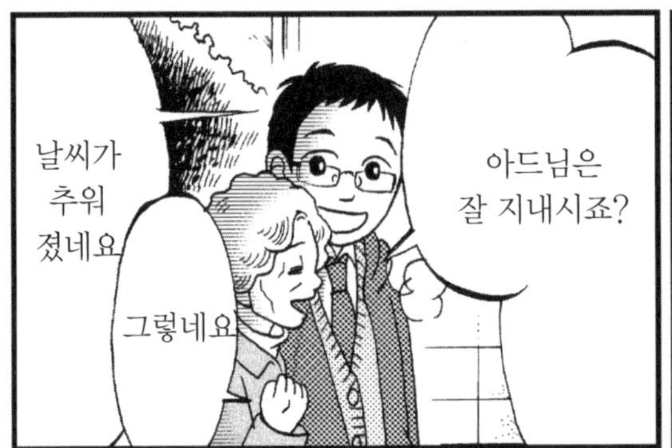
아드님은
잘 지내시죠?
날씨가
추워
졌네요
그렇네요

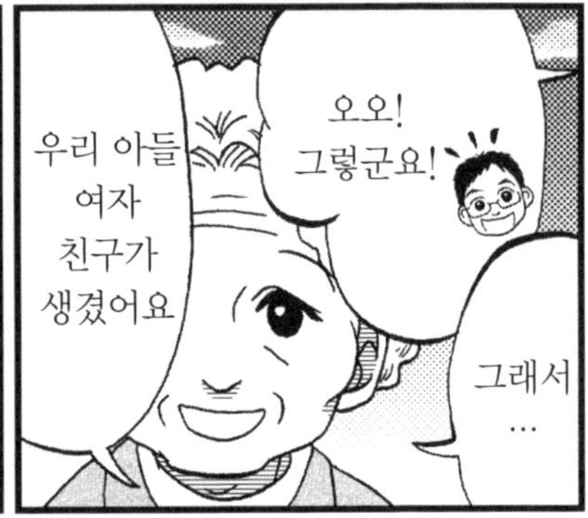
오오!
그렇군요!
우리 아들
여자
친구가
생겼어요
그래서
…

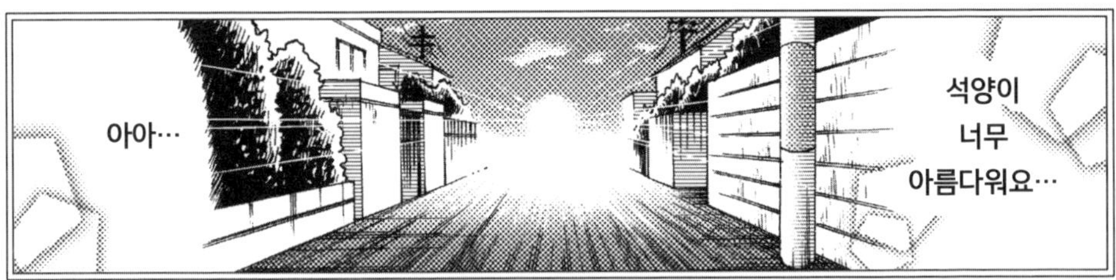
석양이
너무
아름다워요…
아아…

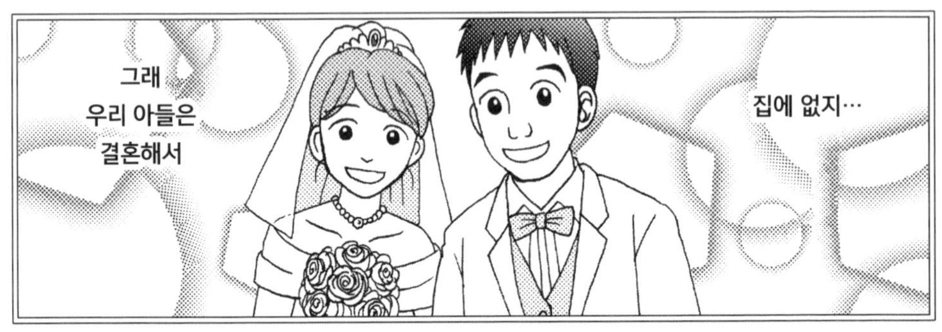
집에 없지…
그래
우리 아들은
결혼해서

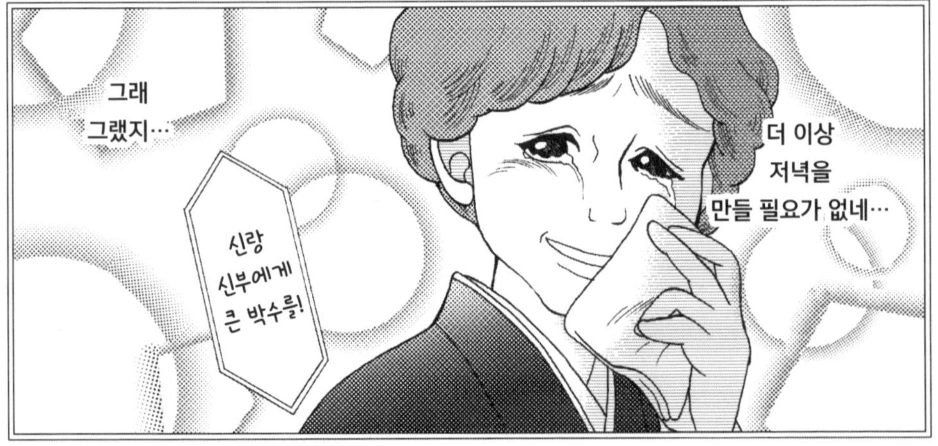
더 이상
저녁을
만들 필요가 없네…
그래
그랬지…
신랑
신부에게
큰 박수를!

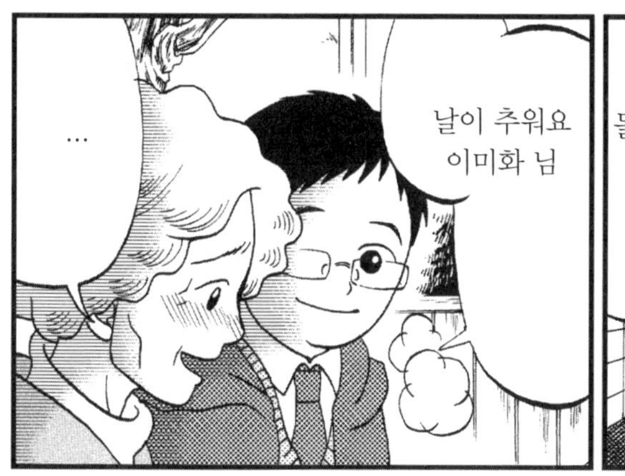
날이 추워요
이미화 님
…

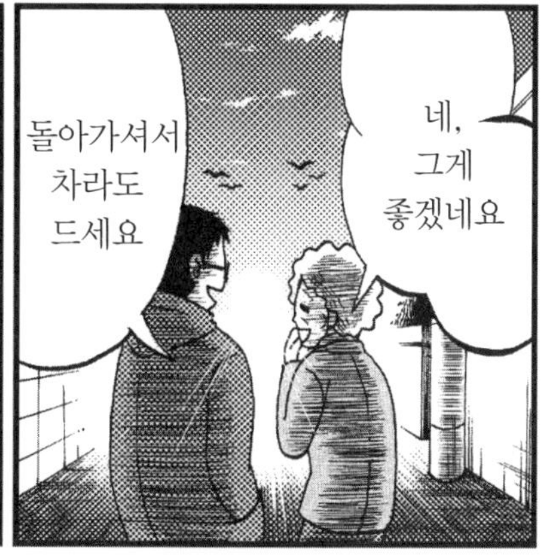
네,
그게
좋겠네요
돌아가셔서
차라도
드세요

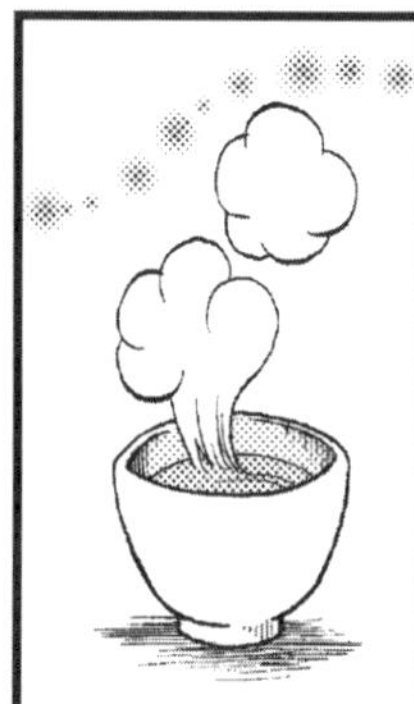

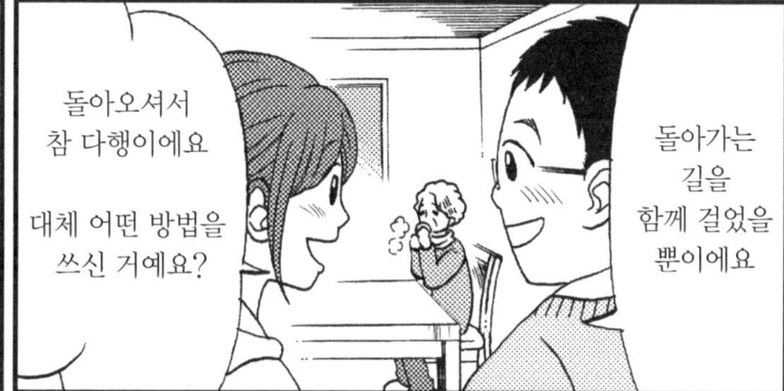
돌아가는
길을
함께 걸었을
뿐이에요
돌아오셔서
참 다행이에요
대체 어떤 방법을
쓰신 거예요?

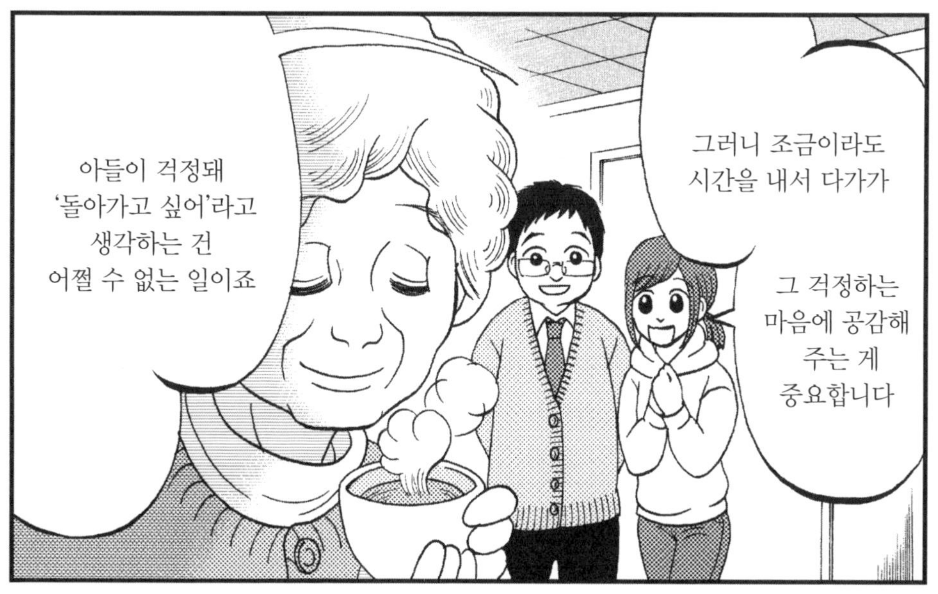
그러니 조금이라도
시간을 내서 다가가
그 걱정하는
마음에 공감해
주는 게
중요합니다
아들이 걱정돼
'돌아가고 싶어'라고
생각하는 건
어쩔 수 없는 일이죠

사람에게 다가서는 건 시간·장소·감정을 공유하는 일입니다

치매가 있는 사람은 낮에는 평온하게 지내다가도 저녁이 되면 증상이 심해져, 안절부절못하고 초조해하거나, 짜증을 내거나, 집으로 돌아가려고 하는 사례가 많습니다. 이런 증상을 '일몰증후군(해질녘 증후군)'이라고 부릅니다.

실제로 요양원에서도 저녁이 되면 옛 기억이 되살아나서 "저녁을 준비하러 가야 해"라며 귀가하려는 사람이 적지 않습니다. 이렇게 집으로 돌아가길 희망하는 이유는, 치매가 있는 사람이 자신이 처한 상황을 제대로 인식하지 못하고, 고독감과 불안감이 심해졌기 때문입니다. '여기는 내 집이 아니다' '안정을 찾을 수가 없다'라고 절실하게 느끼고 있는 것이지요. 그러니 "이제는 돌아갈 수 없어요" "여기가 집입니다"라고 말하며 억지로 말리면, 불필요하게 불안감만 키우기 때문에 역효과입니다. "식사 먼저 하고 돌아가세요" 하고 치매 당사자의 신경을 다른 데로 돌리면 증상이 가라앉기도 합니다.

하지만 사례에 등장하는 이미화 씨의 경우에는 효과가 없었습니다. 저는 평소에 이미화 씨가 '아들 걱정'을 자주 한다는 걸 떠올리고 그쪽으로 다가서면 어떨까 생각했습니다. 그래서 잠시 시간을 내어 이미화 씨와 함께 걸었습니다.

치매 돌봄에서는 흔히 '다가서기'가 중요하다고 합니다. 그런데 다가선다는 건 구체적으로 어떤 걸 말하는 걸까요? 바로 그 사람과 '시간' '장소'

'감정'을 공유하는 것입니다. 저는 이미화 씨와 걸으며 시간과 장소를 공유하고, 그 생각에 귀를 기울였습니다. 그러자 '나가고 싶다'는 소망이 이루어지고, 이야기를 들어주는 사람이 있다는 안도감이 생기고, 감정을 공유하게 되니, 곧 상황을 제대로 인식해 안정을 회복했습니다.

부모와 함께 병원을 찾은 자녀가 로비에 앉아 스마트폰을 하고 있는 모습을 볼 때가 있습니다. 이 경우 부모와 자녀가 시간과 장소는 공유하고 있지만 함께 있을 뿐, 감정은 공유하고 있지 않은 것입니다. 치매가 있는 사람과 의사소통하려면 함께 있는 걸로는 부족하고, '다가서야' 합니다.

포인트

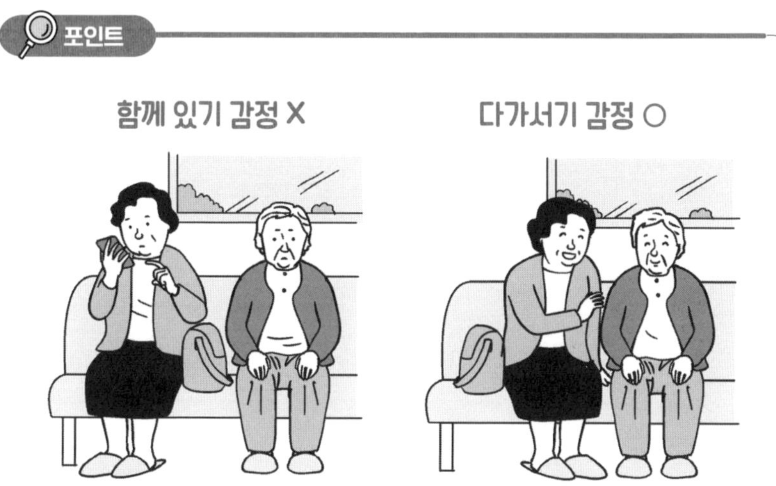

다가서는 것은 '시간' '장소' '감정'을 공유하는 것. 이야기에 귀를 기울이고, 감정을 공유해 치매 당사자가 안심하도록 해야 한다. 그저 함께 있는 것이 아니라 '다가서는 게' 중요하다.

사례 13

「요즘 통 안 보이데요」라는 말에 눈물을 흘린 이유는?

서일화 씨(93세) 이야기

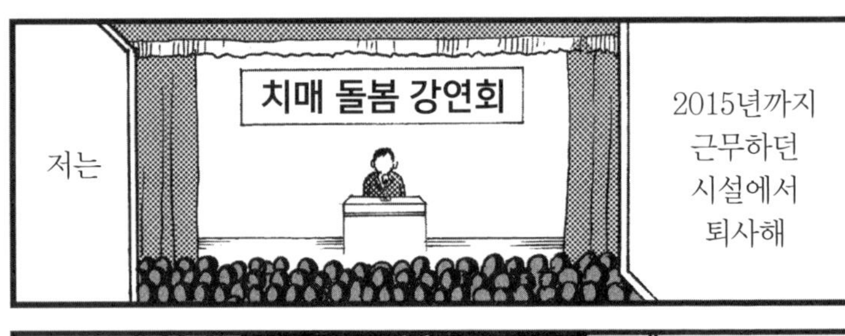

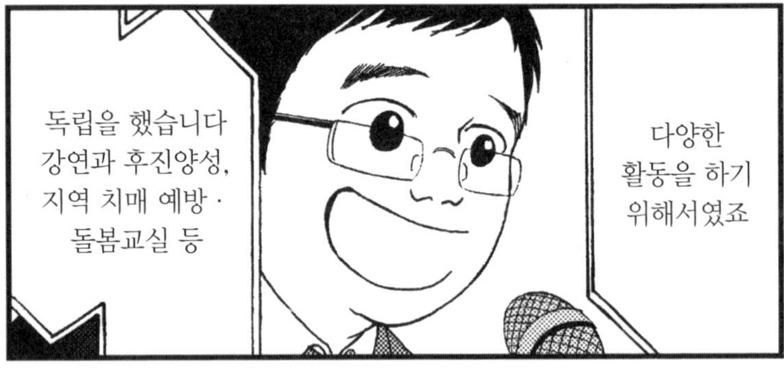

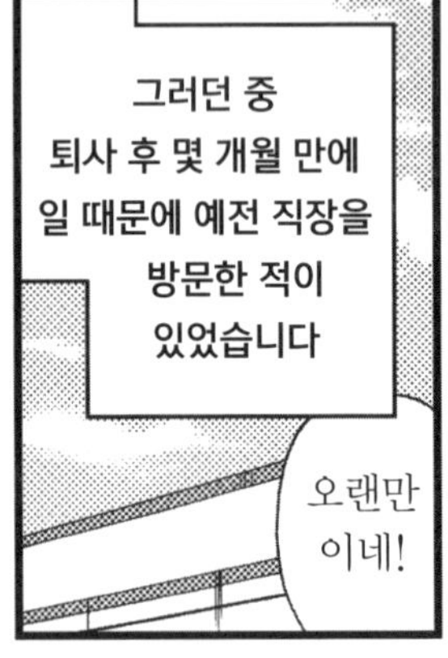

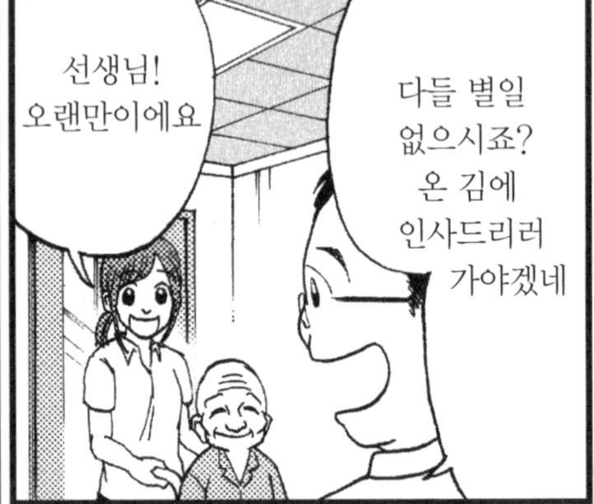

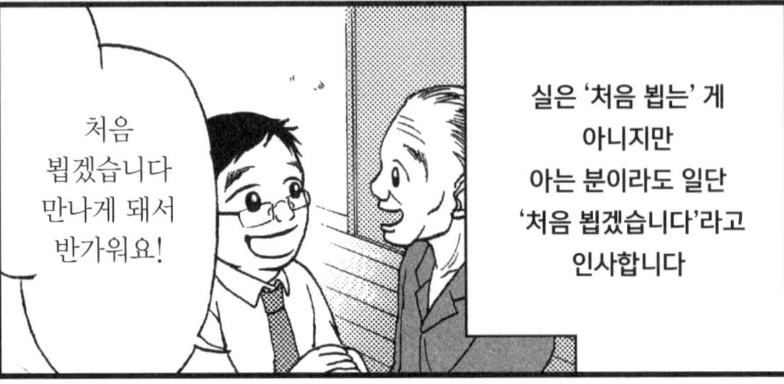

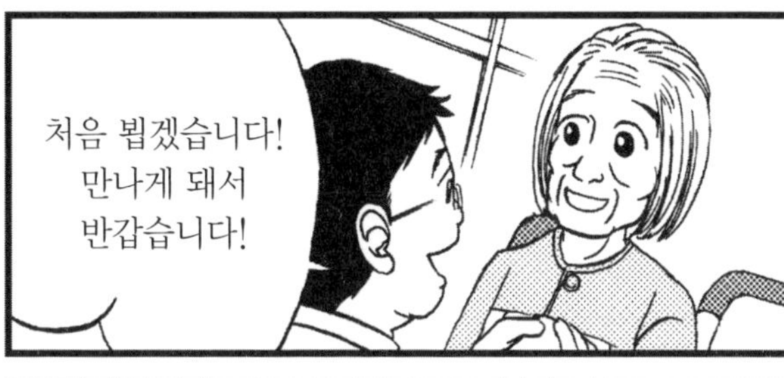

매일 보는 사람이라도
치매가 진행된 분은
저를 기억하지 못하는 경우가
대부분이기 때문입니다

서일화 씨는
그렇게
치매가
진행된
분들 중
한 분입니다

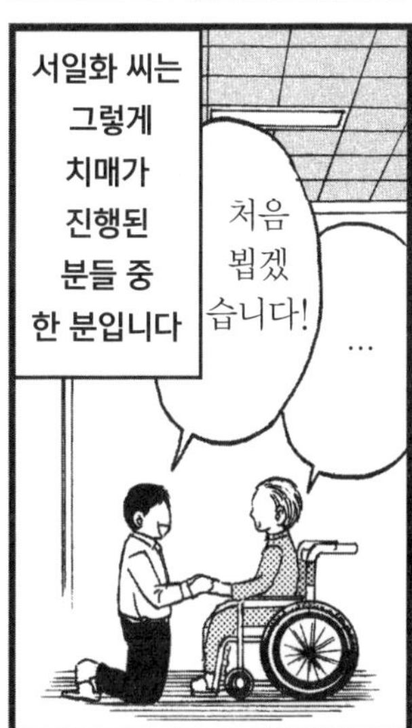

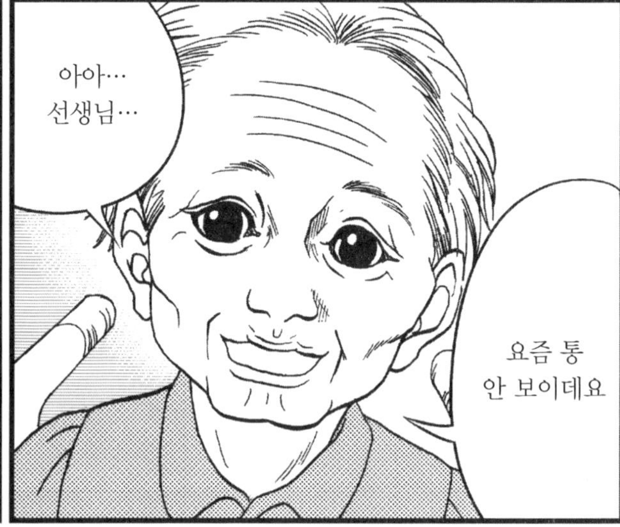

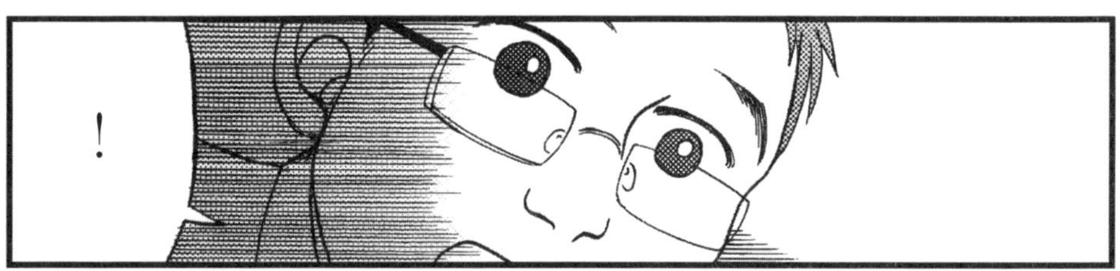

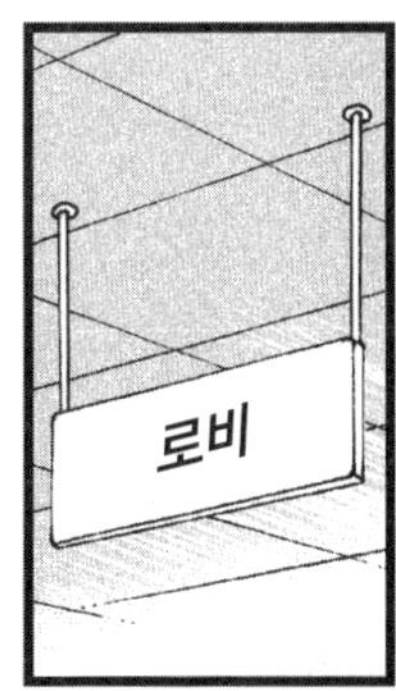

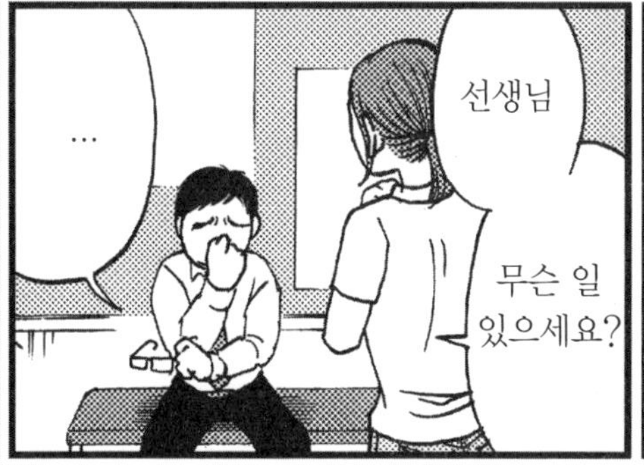

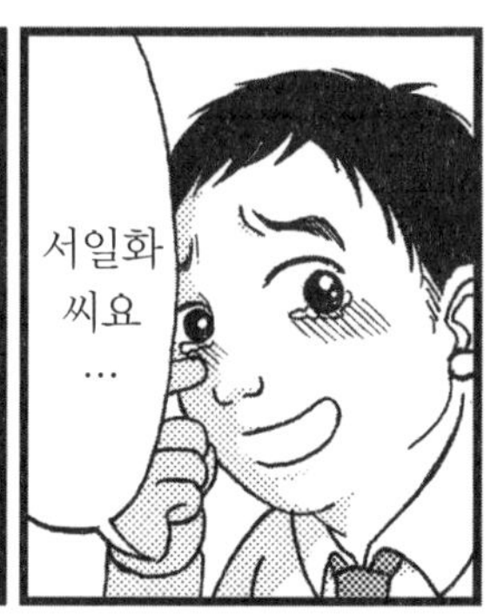

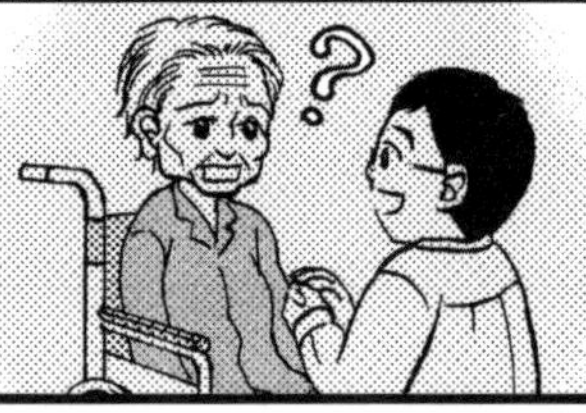
서일화 씨는 치매가 진행돼
저를 전혀 기억하지 못하셨고
날마다 '당신 누구?' 하는
표정이었습니다

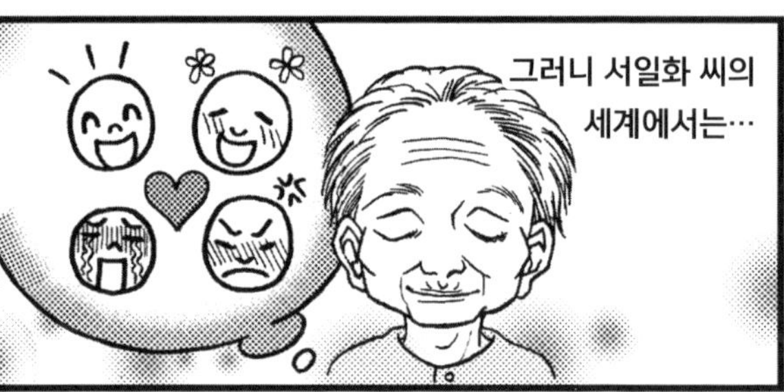
하지만
치매가 있는 사람은
상대를 기억하지 못해도
'즐겁다' '기쁘다'
'슬프다' '화난다'와 같은 감정은
남아있습니다
그러니 서일화 씨의
세계에서는…

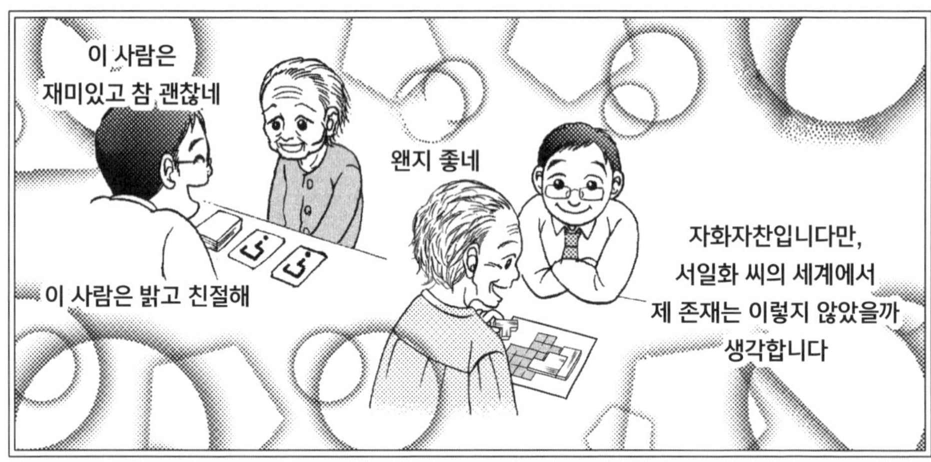
이 사람은
재미있고 참 괜찮네
왠지 좋네
이 사람은 밝고 친절해
자화자찬입니다만,
서일화 씨의 세계에서
제 존재는 이렇지 않았을까
생각합니다

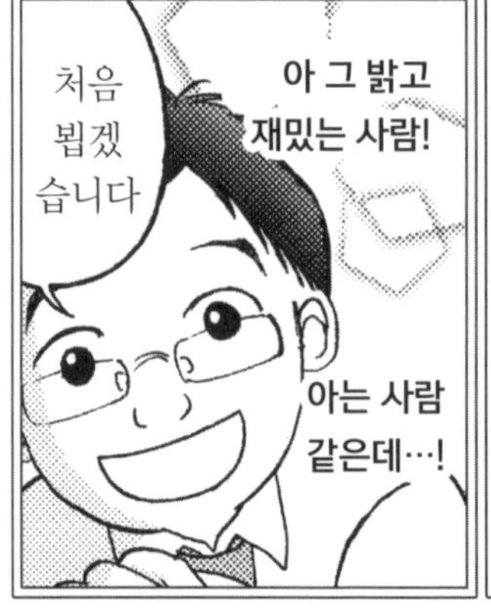
처음
뵙겠
습니다
아 그 밝고
재밌는 사람!
아는 사람
같은데…!

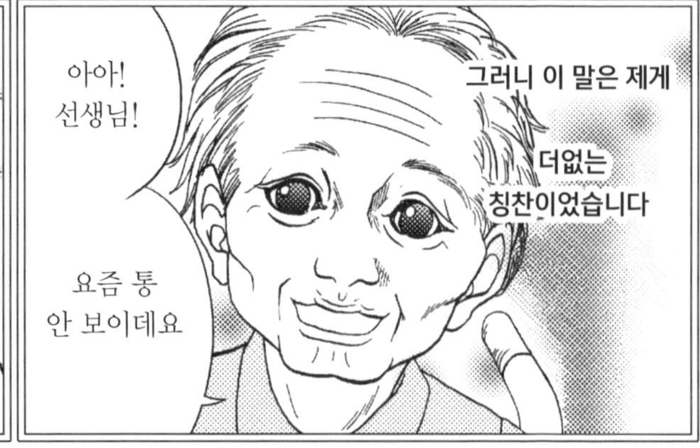
아아!
선생님!
요즘 통
안 보이데요
그러니 이 말은 제게
더없는
칭찬이었습니다

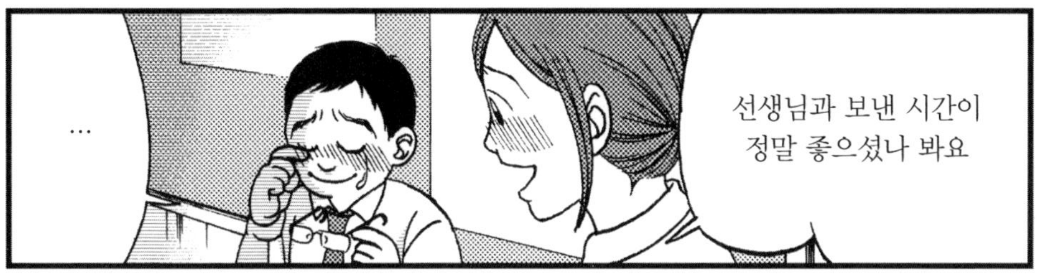

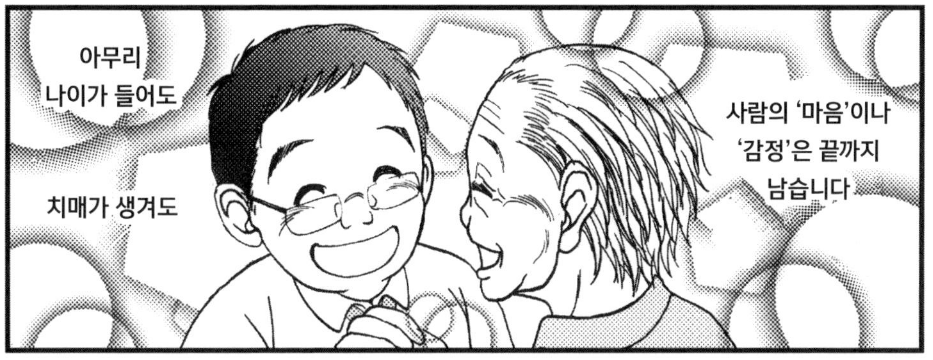

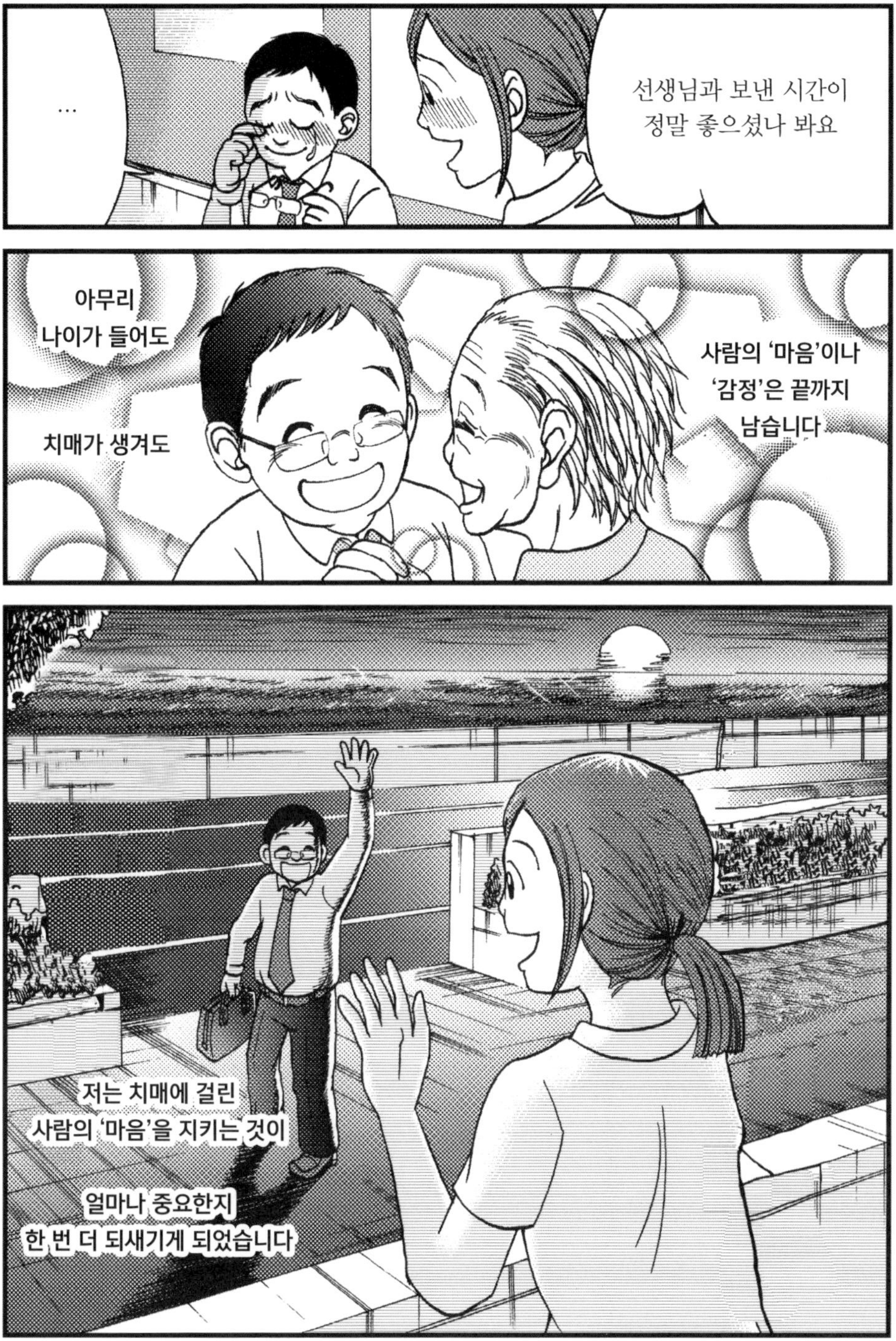

저는 치매에 걸린
사람의 '마음'을 지키는 것이

얼마나 중요한지
한 번 더 되새기게 되었습니다

「좋아」, 「친절해」, 「즐거워」 등 긍정적인 감정을 일으키는 돌봄이 필요합니다

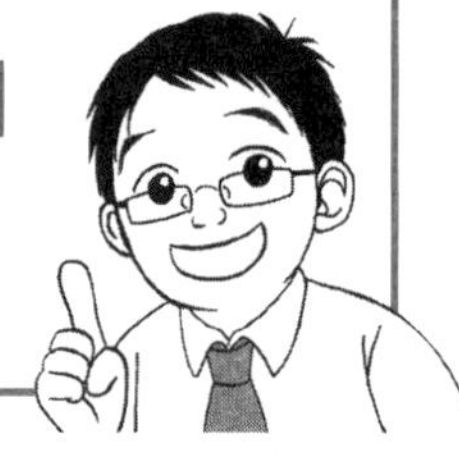

치매가 진행되면, 사물을 기억하기가 어려워져 방금 말한 것도 금세 잊어버리곤 합니다. 그렇기에 치매가 진행된 사람과 의사소통을 할 때는 매일 얼굴을 마주칠 때마다 "처음 뵙겠습니다" 하는 마음으로 대하는 것이 바람직합니다. 시설의 요양보호사는 물론 가족이나 친구도 마찬가지라고 할 수 있습니다.

그렇게 치매가 진행돼도 끝까지 남는 기억이 있습니다. 바로 '감정기억'입니다. '감정기억'이란 희로애락이나 좋고 싫은 감정에 바탕을 둔 기억입니다. 누군가와 이야기를 했을 때, 상대의 얼굴이나 이름은 잊어도, 그 때의 감정은 남아있습니다. 치매가 있는 사람은 기억력은 떨어졌지만, 상대의 감정에 대해서는 오히려 민감합니다. 즉, 아무리 나이가 들고 치매가 진행돼도 사물을 느끼는 마음은 남아있는 것입니다.

바로 이런 점에서 치매가 있는 사람과 의사소통을 할 때는, '기쁘다' '즐겁다' '좋다' '친절하다'와 같은 긍정적인 느낌을 불러일으키는 게 중요합니다. 그러기 위해서는 다음과 같은 대화 요령이 필요합니다. **①상대의 존재를 인식하고 눈을 마주 본다 ②온화하게 미소 짓는다 ③부드럽게 상대를 만진다 ④상대의 장점을 칭찬한다 ⑤손짓과 몸짓을 많이 사용해 말을 전한다.** 이런 식으로 '이 사람은 친절하다' '나를 받아들여 준다' '신뢰할 수 있다'라는 느낌을 주면, 그 좋은 감정은 기억에 남아, 이는 자연스럽게 양

질의 의사소통으로 이어질 수 있습니다. 반대로 치매 당사자를 질책하거나 방치해서 불쾌한 느낌을 주면 의사소통이 어려워지겠지요.

사례에 소개된 서일화 씨는 치매가 진행됐지만, 저의 존재를 기억해 주었습니다. 이것이 서일화 씨 마음에 남을 수 있게 잘 돌봐드린 증거가 아닐까 생각합니다. 제게는 훈장처럼 자랑스러운 일이지요.

포인트

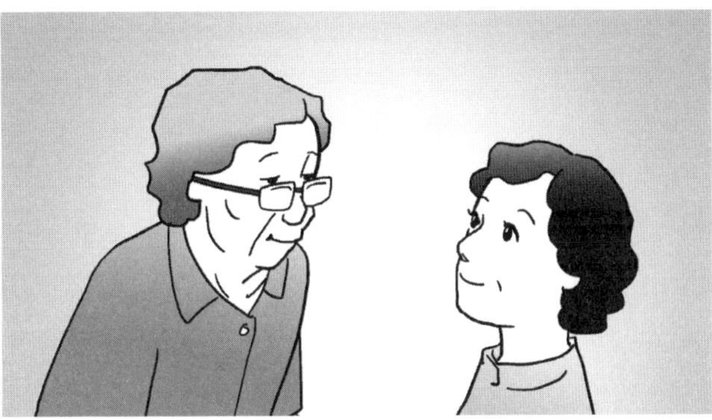

치매가 진행돼도 희로애락이나 호불호에 관한 감정기억은 남는다. 그러니 의사소통할 때는 서로의 존재를 의식하고, 눈을 마주 보고, 온화하게 웃으며 긍정적인 감정을 불러일으킬 수 있도록 하자.

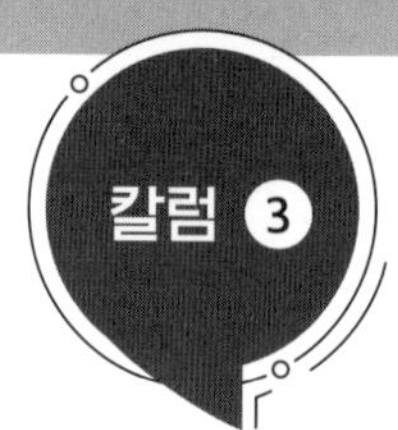

칼럼 ③ 안심시키는 「말 걸기」와 「대화」 포인트

치매가 진행된 사람이라도 '감정기억'과 '장기기억'은 마지막까지 남아 있습니다. '장기기억'은 초등학교 동창생과 같은 어린 시절의 기억을 말합니다. 그리고 '감정기억'이란, 좋고 싫고 재밌고 지루하다는, '감정'에 바탕을 둔 기억입니다. 치매가 있는 사람과 대화를 나눌 때는 이 '장기기억'과 '감정기억'을 최대한 활용해야 합니다. 치매가 있는 사람에게 말을 걸 때는 '호감이 가는' '안심할 수 있는' 감정을 끌어내는 것이 중요합니다. 치매 당사자에게 호감을 주며 안심하게 하는 바람직한 대화법 다섯 가지와 불편을 주고 불안하게 만드는 바람직하지 않은 대화법 다섯 가지를 각각 정리해 봤습니다.

바람직한 대화법은 ①상냥하고 풍부한 표정으로 ②상대의 눈높이를 맞춰서 ③손짓과 몸짓을 쓰고 ④동작을 크게 해서 ⑤천천히 이야기하는 것입니다.

바람직하지 않은 대화법은 ①화를 내면서 엄한 표정으로 ②노려보거나 ③큰 소리, 강한 어조로 ④"틀려" "안 돼"라고 부정하며 ⑤빠른 속도로 쏘아붙이듯 말하는 것입니다.

또 상대의 상태를 확인할 때는 정확한 표현이 필요합니다. "졸리지 않으세요?" "허리가 아프진 않으세요?" "목마르진 않으세요?" 등 되도록 구체적으로 전해야 합니다. 막연하게 "괜찮으세요?"라고 하는 건 좋지 않습니다. 괜찮냐는 물음을 들으면 오히려 '나는 괜찮지 않은 걸까?' 하고 불안감을 느낄 수도 있으니까요.

치매가 있는 사람과 대화할 때는 다음과 같은 화제를 추천합니다. 과거

와 가족, 계절이나 날씨, 고생담, 건강, 자녀와 같은 이야기입니다. 이 다섯 가지 화제를 적절하게 구분해서 쓰면, 자연스럽게 대화가 활기를 띨 겁니다. 특히 과거의 일은 치매 당사자의 장기기억을 자극해, 이야기를 끌어내는 데 효과적입니다. 단, 고생담을 이야기할 때는 너무 슬프거나 듣기에 괴로운 이야기는 피하고, 가급적 즐겁고 긍정적인 주제를 골라야 합니다. 치매가 있는 분을 만나게 된다면 위의 사항들을 유념해 주세요.

대화할 때 다섯 가지 포인트

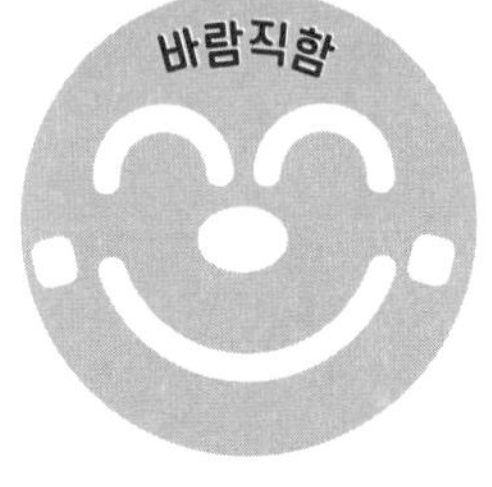

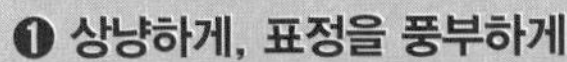

❷ 상대와 눈높이를 맞춰서

❸ 손짓과 몸짓으로

❹ 동작을 크게 해서

❺ 천천히 말한다

❶ 화를 내며 엄한 표정으로

❷ 노려보면서

❸ 큰 소리나 강한 어조로

❹ "틀려!" "안 돼!"라고 부정하며

❺ 빠른 속도로 쏘아붙이듯 말한다

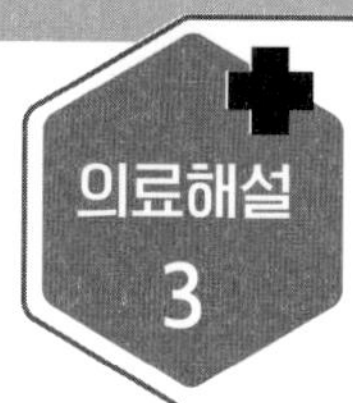

「사람중심돌봄」이란

– 엔도 히데토시

현재의 치매 돌봄에서는, 치매가 있더라도 한 사람으로서 존중하고 그 사람답게 살 수 있도록 지원하는 것을 중시하고 있습니다. 이러한 사고방식은 1980년대 영국 브래드퍼드대학의 토머스 키트우드 교수가 제창한 '사람중심돌봄Person-centered Care'이라는 이념에서 비롯되었습니다.

이전에는 영국뿐 아니라 전 세계적으로도 '치매가 생기면 아무것도 모르게 된다'는 생각이 지배적이었기에 식사 · 배설 · 목욕 도움 같은 생활 보조만이 치매에 필요한 돌봄이라고 여겼습니다. 마치 컨베이어 작업을 하는 듯한 '기계적인 돌봄' 말이지요.

키트우드 교수는 바로 이러한 돌봄에 의구심을 갖고, 오랫동안 치매 돌봄 현장을 관찰했습니다. 그리고 치매 당사자가 바보 취급을 받거나 따돌림을 당해 존엄성이 훼손되면, 증상이 악화되고 최종적으로는 살 의욕까지 잃는 사례가 많다는 것을 확인했지요.

존엄성이 손상되면 몸과 마음이 약해지는 것은 건강한 사람이라도 마찬가지입니다. 키트우드 교수는 치매가 있는 사람들을 '치매환자'라고 묶지 말고, 한 명 한 명이 서로 다른 개인임을 존중해서 돌봐야 한다고 생각했습니다. 그래서 기존 돌봄 방식의 개념과 환경을 근본적으로 바꾸기 위해 그 사람이 어떤 인생을 살아왔는지, 각각의 개성이나 생활에 초점을 맞춘 '사람중심돌봄'을 제창했습니다.

'사람중심돌봄'은 치매가 있는 사람이 어떤 식으로 살아왔는지 살펴서 무엇을 생각하고, 무엇을 느끼고, 무엇을 추구하는지, 그 사람의 시점과 생각을 소중히 하는 돌봄 개념입니다. 구체적으로는 '사람으로서 존중받는 것(사랑Love)'을 중심으로, '정체성Identity' '편안함Comfort' '소속감Inclusion' '의미 있는 활동Occupation' '애착Attachment'이라는 여섯 가지 심리적 욕구에 답하는 돌봄을 목표로 합니다. 키트우드 교수는 그것을 아래와 같은 꽃 그림으로 나타내고 있습니다. 이 이념을 바탕으로 돌봄을 실천하자, 약을 처방할 때와 비슷하거나 더 나은 수준으로 치매 증상이 개선되었습니다.

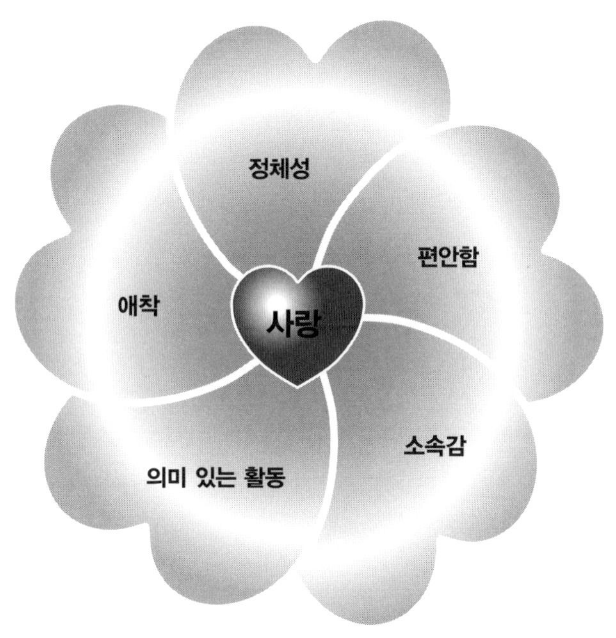

또한 '치매돌봄매핑Dementia Care Mapping'도 있습니다. 이는 치매가 있는 사람의 눈높이에 맞춰 당사자를 6시간 이상 관찰하고 행동이나 상태를 5분마다 기록하는 방식으로, 당사자의 심리적 욕구와 관련된 사건, 관계에 대해 분석하고 이에 맞는 돌봄 계획과 지침을 수립해 치매 당사자를 돌보는 현장 시스템입니다.

'사람중심돌봄'이나 '치매돌봄매핑'은 2000년 전후 일본에도 도입되어 전국적으로 보급되고 있습니다. 치매와 함께하는 사회에서 이 돌봄의 개념이 잘 지켜지기를 바랍니다[우리나라의 장기요양기관(요양원, 방문요양, 주간보호시설 등)에서는 본인 및 보호자 면담과 관찰을 통해 신체 활동 지원(개인위생 · 배뇨 관리 · 투약), 인지 관리, 정서 지원, 건강관리, 간호 처치, 기능회복훈련, 응급 지원, 생활환경 관리 등 영역별로 돌봄 계획을 작성하고 돌봄을 제공한다. 본인의 인지 · 건강상태가 달라지거나, 본인과 보호자의 요구가 있으면 그에 따라 계획을 변경해 돌봄을 제공한다-옮긴이 주].

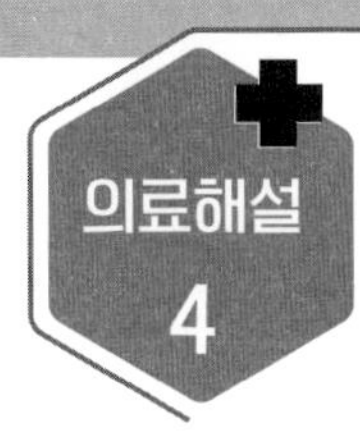

지역에 있는 돌봄 상담 장소

– 엔도 히데토시

근래에 일본에서는 치매가 있는 사람이 익숙한 마을에서 안심하고 생활할 수 있도록 다양한 시책을 펴고 있습니다. 그중 대표적인 것은 일본 후생노동성 중심으로 시행 중인 '지역 포괄지원센터(치매안심센터) 케어 시스템'입니다. 병원과 클리닉, 요양 시설 등이 긴밀하게 연계돼 30분 이내에 전문성 높은 의료·돌봄·생활 지원·질병 예방 서비스를 받을 수 있는 제도를 말합니다. 2025년까지 구축하는 걸 목표로 진행하고 있지요.

혹시 가족이 치매일지도 모른다고 생각한다면 우선 지역 의사와 상담합시다. 의사는 치매 전문의가 아니라도 상관없습니다. 그 의사가 치매 진단을 하지 못하더라도 지역의 치매 질환 의료 센터[치매 조기진단이 가능한 진료소로, 국내에서는 지역 '치매안심센터'에서 진단받을 수 있다–옮긴이 주] 등 적절한 의료기관을 소개해 줄 것입니다. 일본에서는 당사자가 병원에 가는 것을 거부할 경우, 지역에 설치된 '치매 초기 집중 지원팀'과 상담하는 것을 추천하고 있습니다. 이곳은 치매 초기 단계부터 적절한 의료나 간병을 받을 수 있도록 전문의, 간호사, 작업치료사, 사회복지사, 요양보호사 등의 전문가가 팀을 이뤄 치매가 의심되는 사람을 지원하고 있습니다[국내에서는 지역 치매안심센터에 문의하여 지원을 받을 수 있다–옮긴이 주].

현재의 치매 치료는 약과 돌봄 방식에 있어 크게 진보한 결과입니다. 또 발병 전 경도 인지장애(MCI Mild Cognitive Impairment) 단계에서 발견해 치료나 관리를 하면 진행을 크게 늦출 수 있고, 일상생활도 큰 무리 없이 유지할 수 있습니다. 그러니 치매는 조기 발견과 치료가 중요하다는 점을 마음에 새겨두시길 바랍니다. 또 돌봄이 장기화되면, 가족들의 스트레스가 상당해

진다는 것도 결코 무시할 수 없는 부분입니다. 그럴 때, 저는 지역의 '치매 카페'를 이용할 것을 추천드리고 있습니다[국내에도 치매 카페가 있지만 아직 활발히 운영되고 있지는 않다–옮긴이 주].

'치매 카페'는 치매가 있는 사람과 그 가족이 모여 가벼운 차나 식사를 나눌 수 있는 곳으로, 이곳에서 비슷한 고충을 겪는 사람들과 자연스럽게 이야기를 나누며 관계를 쌓아갈 수 있습니다. 또 전문가에게 필요한 정보를 제공받을 수 있다는 이점도 있기에 치매 카페를 이용하면 간병 스트레스를 크게 줄일 수 있습니다.

치매 조기 발견을 위한 일본의 지역 연계

[우리나라는 지역 치매안심센터에 문의하여 지원받을 수 있음–옮긴이 주]

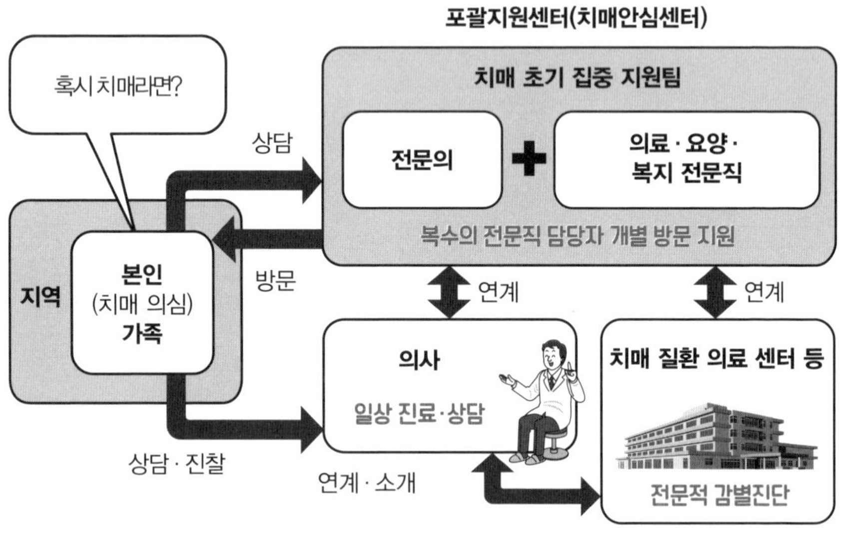

이 밖에 치매 돌봄으로 어려움을 겪을 때는, 치매안심센터, 가족 모임, 사회복지협의회, 지역 행정복지부서 등 상담할 수 있는 곳이 많습니다(인

터넷으로 검색해 보면 찾을 수 있습니다). 간병으로 고민이 생기면, 혼자서 끌어안지 말고 반드시 상담을 받아보시길 바랍니다.

에필로그 「치매가 있는 사람과 함께 사는 사회를 목표로!」

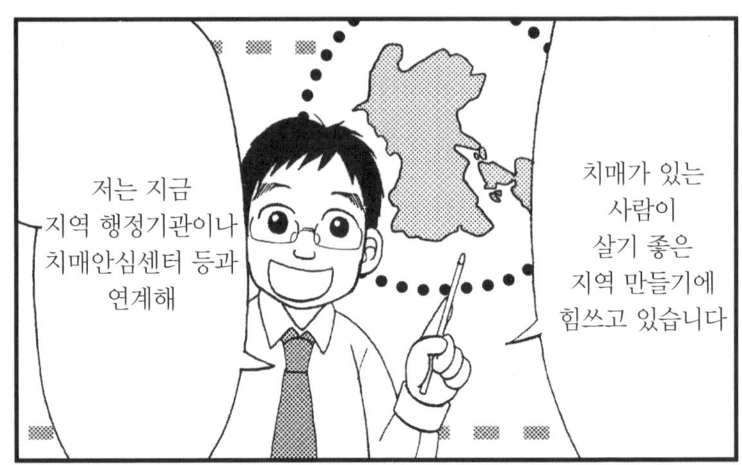

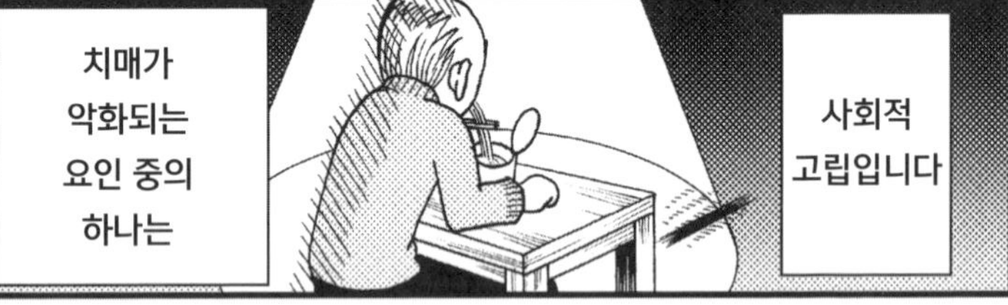

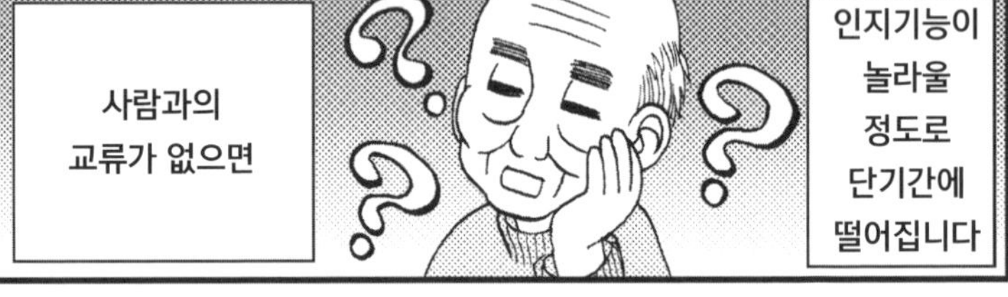

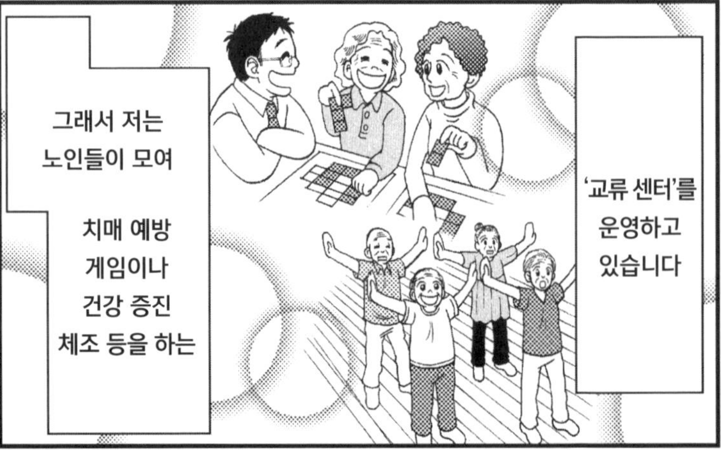

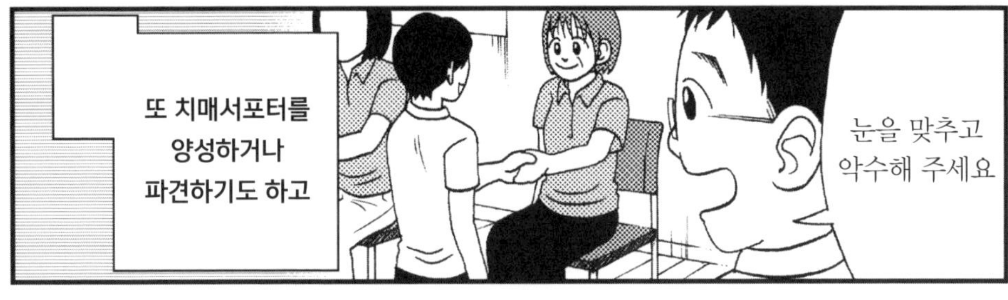
또 치매서포터를
양성하거나
파견하기도 하고
눈을 맞추고
악수해 주세요

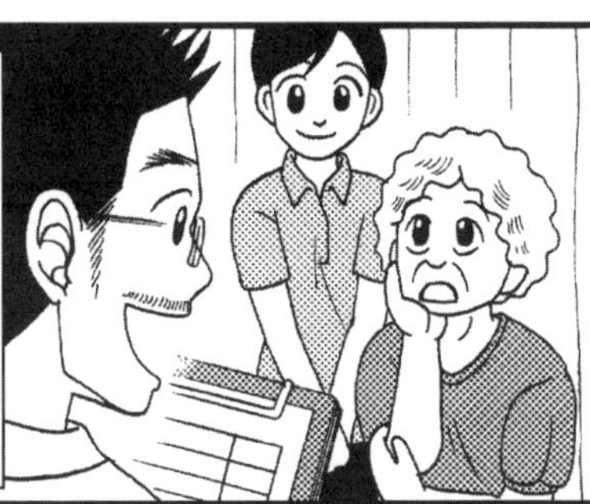
치매가
우려되는 사람은
인지기능 검사를 받아
조기 발견이나
조기 치료로
이어지도록 합니다

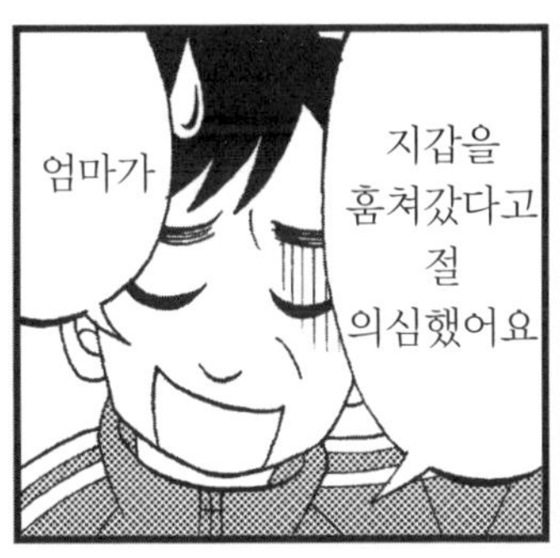
지갑을
훔쳐갔다고
절
의심했어요
엄마가

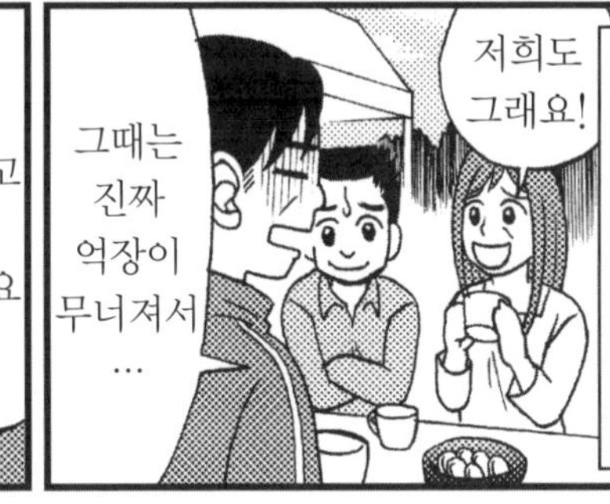
치매 카페에서
지역 주민들이
자신의 돌봄 체험을
공유하기도 합니다
저희도
그래요!
그때는
진짜
억장이
무너져서
…

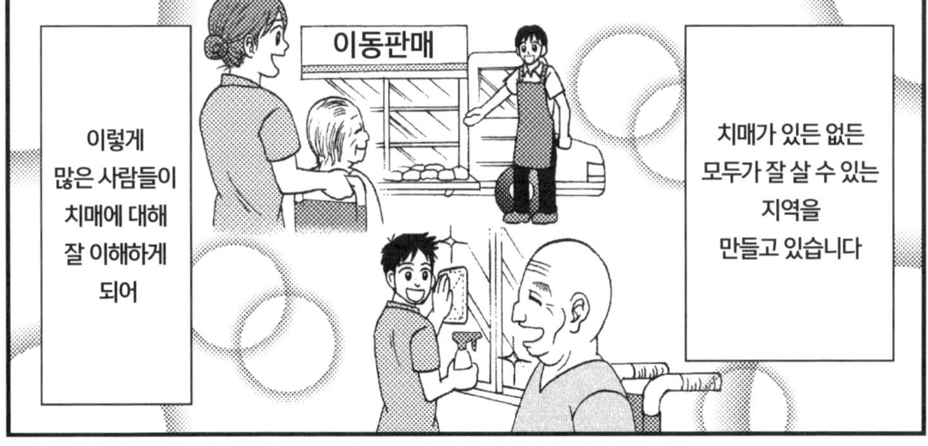
이렇게
많은 사람들이
치매에 대해
잘 이해하게
되어
이동판매
치매가 있든 없든
모두가 잘 살 수 있는
지역을
만들고 있습니다

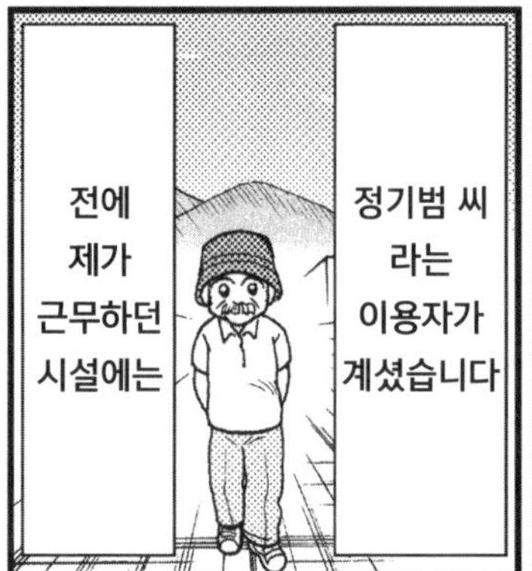
전에
제가
근무하던
시설에는
정기범 씨
라는
이용자가
계셨습니다

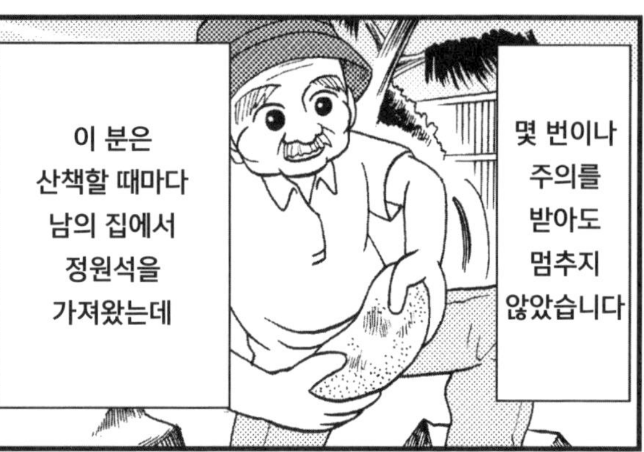
이 분은
산책할 때마다
남의 집에서
정원석을
가져왔는데
몇 번이나
주의를
받아도
멈추지
않았습니다

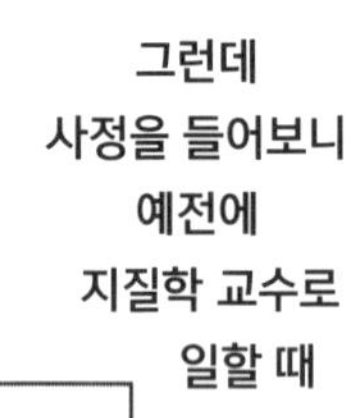
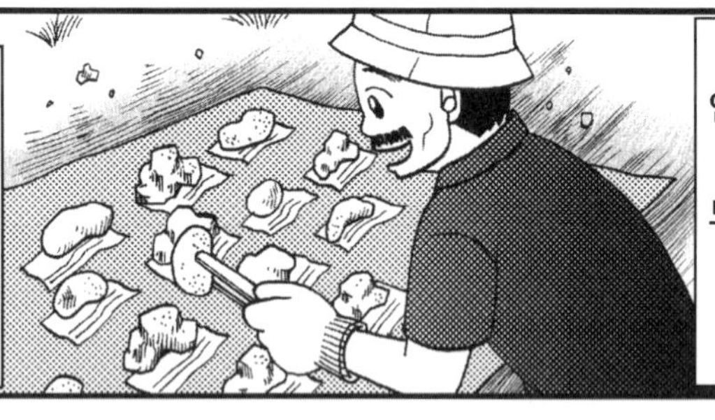
그런데
사정을 들어보니
예전에
지질학 교수로
일할 때
연구를 위해
돌을 주워
모으는 일을
하셨다고
합니다

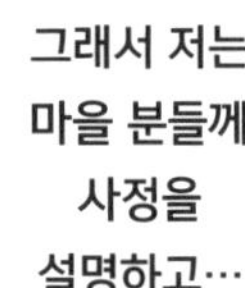
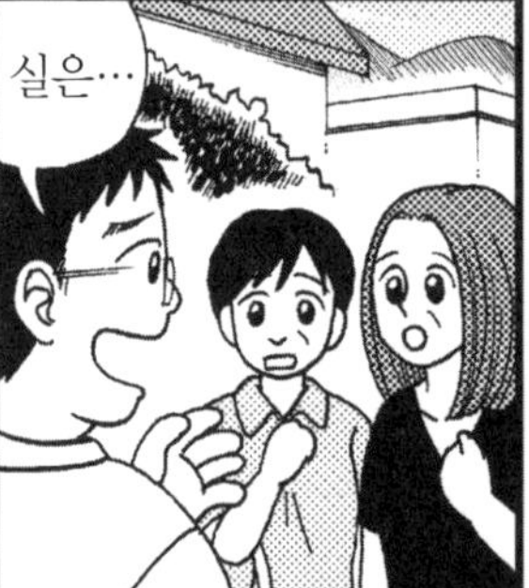
그래서 저는
마을 분들께
사정을
설명하고…
실은…

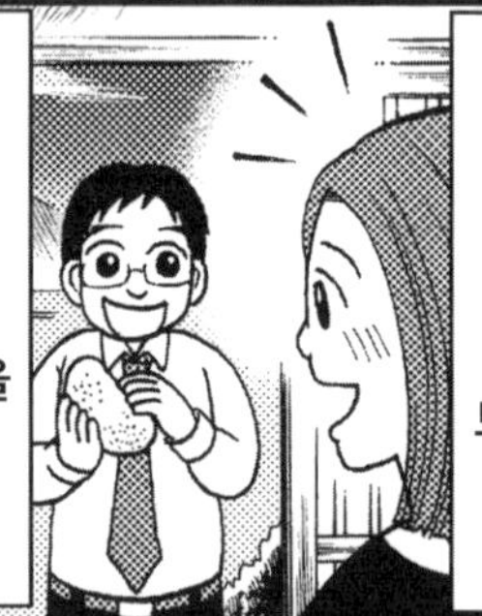
이분이
가져온
정원석을
나중에
살짝
돌려
드렸습니다

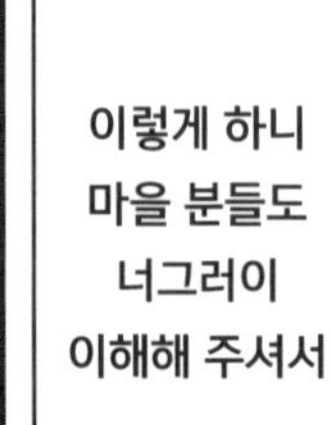
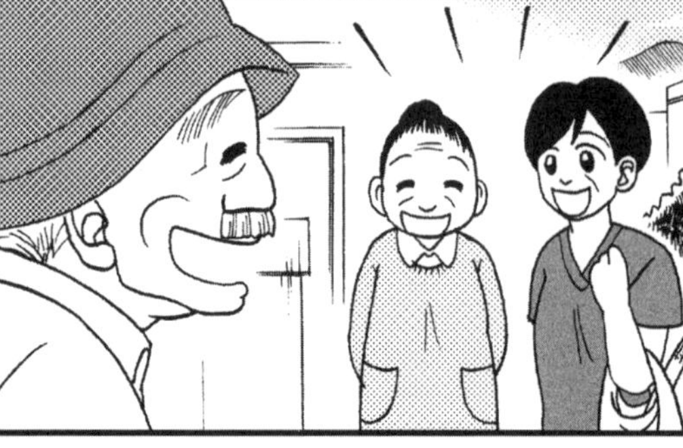
이렇게 하니
마을 분들도
너그러이
이해해 주셔서
정기범 씨는
본래 살아온
지역에서 계속
생활하실 수
있게 됐습니다

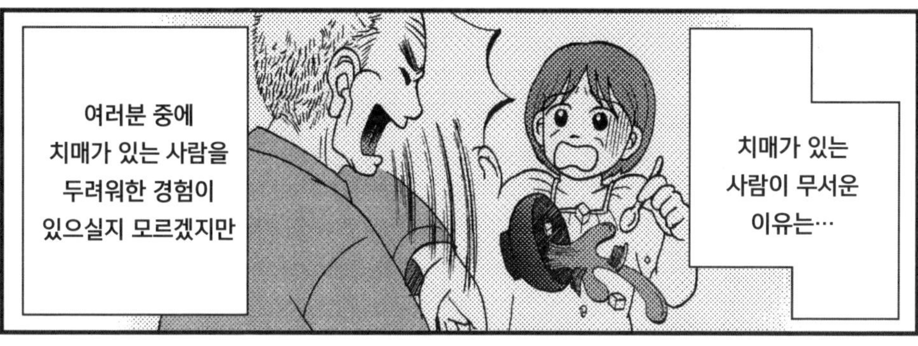
여러분 중에
치매가 있는 사람을
두려워한 경험이
있으실지 모르겠지만
치매가 있는
사람이 무서운
이유는…

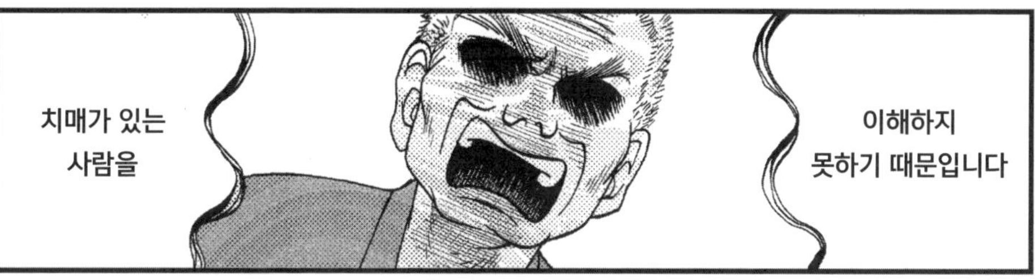
치매가 있는
사람을
이해하지
못하기 때문입니다

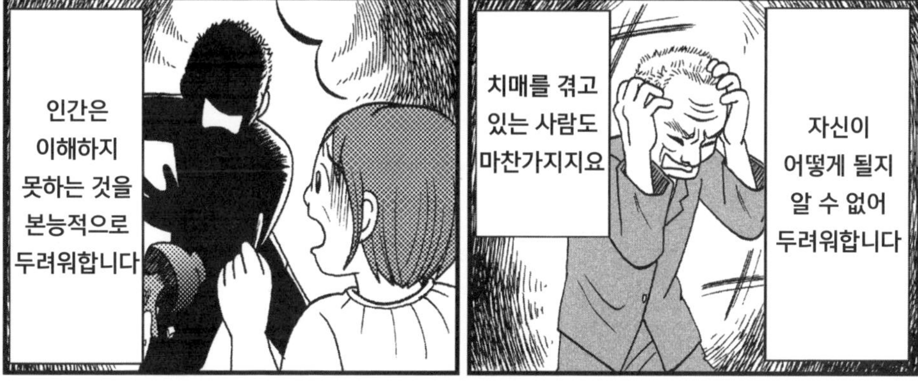
인간은
이해하지
못하는 것을
본능적으로
두려워합니다
치매를 겪고
있는 사람도
마찬가지지요
자신이
어떻게 될지
알 수 없어
두려워합니다

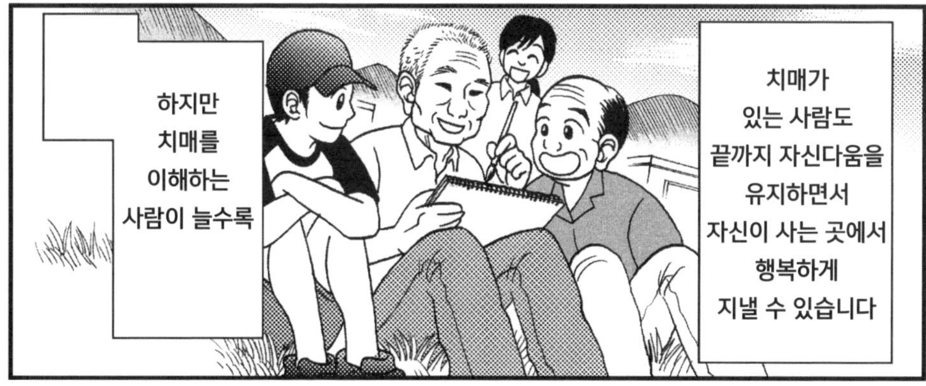
하지만
치매를
이해하는
사람이 늘수록
치매가
있는 사람도
끝까지 자신다움을
유지하면서
자신이 사는 곳에서
행복하게
지낼 수 있습니다

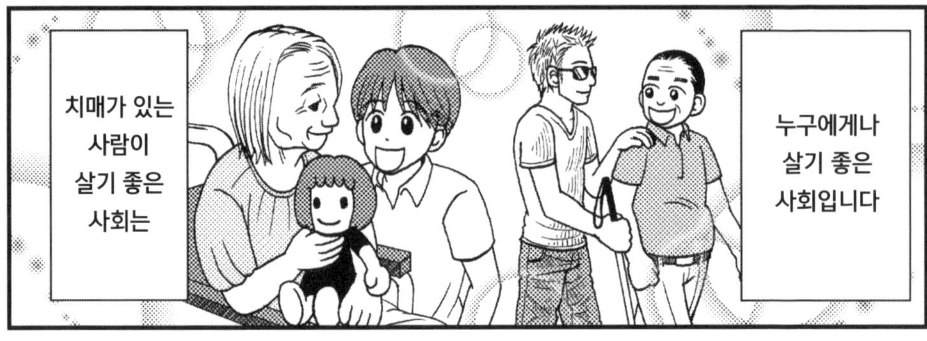

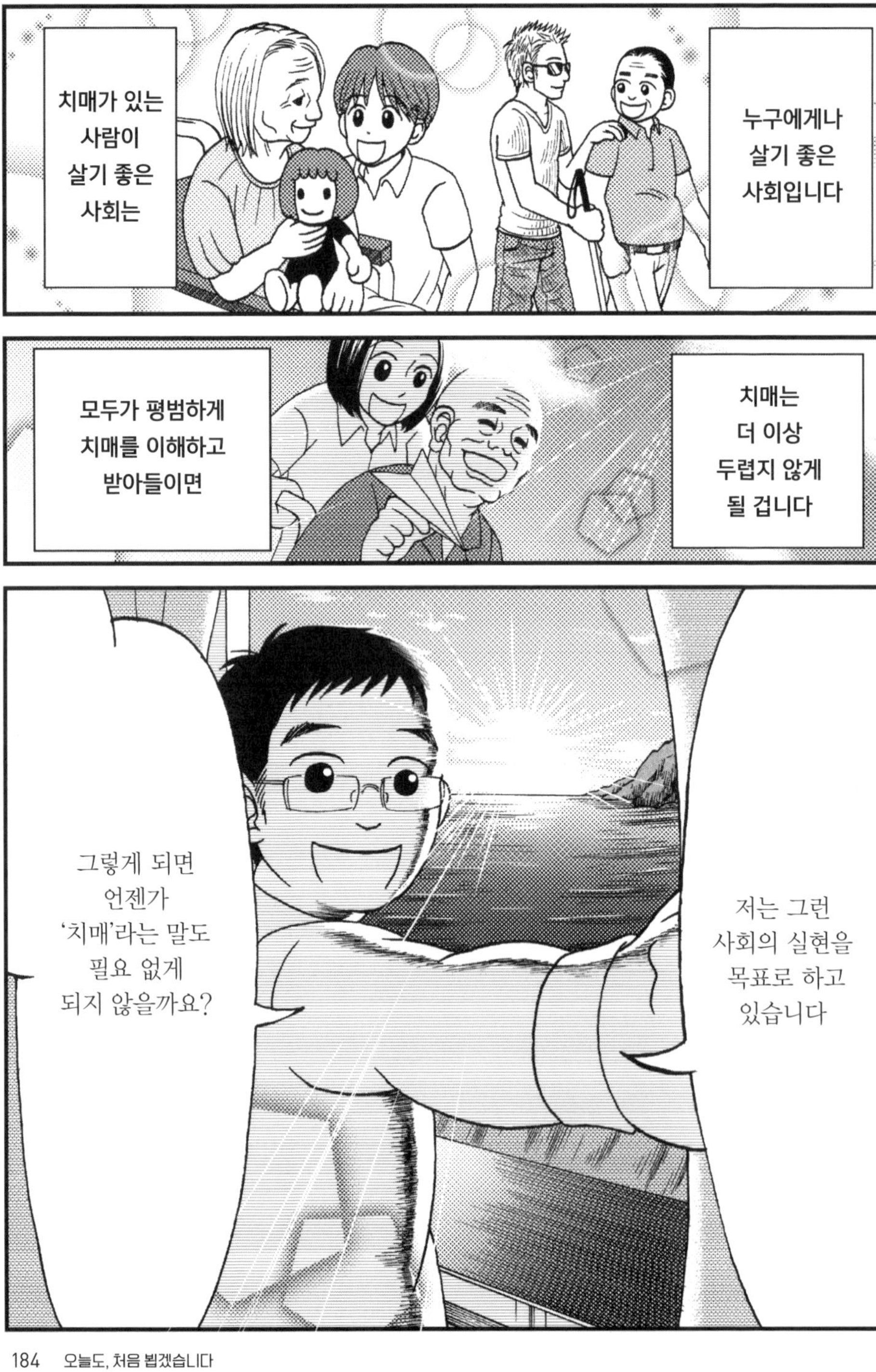

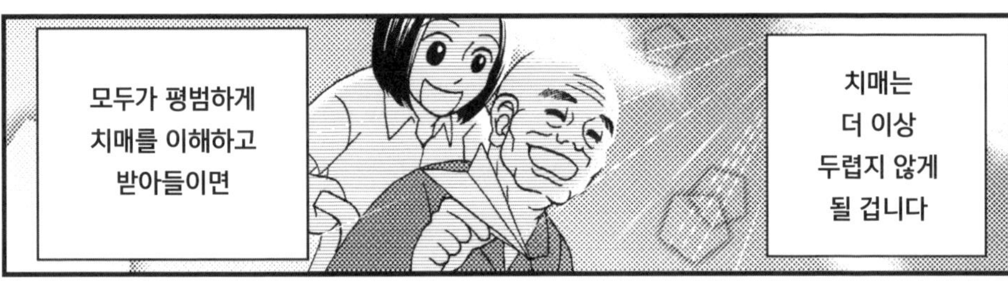

그렇게 되면
언젠가
'치매'라는 말도
필요 없게
되지 않을까요?

저는 그런
사회의 실현을
목표로 하고
있습니다

맺음말

저희가 운영하는 교류 센터는 치매 진단을 받은 분들이 많이 이용하고 있습니다. 그중 한 이용자가 어느 날 이런 이야기를 한 적이 있었지요.

"내 머릿속은 이제 인간이 아니야."

그분은 무척이나 강한 불안과 고독 속에 있었던 것 같습니다. 치매에 걸렸다고 해서 인간이 아니게 될 수 있을까요? 저는 그 말이 잊히지 않습니다.

치매는 인지기능에 문제가 생긴 결과입니다. 치매가 있는 사람의 마음을 알려면 그 사람이 보는 세계를 떠올리고 상상해야 합니다. 하지만 안타깝게도 치매 돌봄 현장에서도 그런 시각을 가진 사람이 많지 않습니다. 우리는 아직 치매를 모릅니다. 그렇다면 우리들이야말로 치매에 대해서는 치매가 아닐까요. 치매의 문제는, 그것을 받아들이지 않는 사회 분위기에 있지 않나, 하는 생각을 합니다.

책에서 이야기했듯, 치매가 있는 사람의 대부분은 불안·공포·고독을 느끼며 혼란 속에서 살고 있습니다. 그리고 그 혼란스러운 와중에도 '주위에 피해를 주지 말아야지' '잊지 말아야지'라고 생각하며 누구보다 더 기억하려고 노력을 하고 있습니다.

치매에 걸리면 기억이 없고, 지금 내가 있는 장소를 모르며, 눈앞에 있는 사람도 모른다는 현상이 겹쳐 일어납니다. 본인도 이상하다고 느끼고, 불안해하는 것도 당연하지요. 그 때문에 무슨 일이든 자연스럽게 하고, 쉽게 이해하던 과거의 제 모습을 되찾고 자존심을 유지하고 싶어 합니다. 그래서 여러 궁리를 하고, 당황하고, 실망하고, 화를 내면서도 어떻게든 '할 수 있고' '알 수 있던' 그때의 상태로 돌아가려 합니다. 그러는 가운데 가족과 요양보호사를 괴롭히는 불가사의한 행동, 폭언, 돌봄 거부 같은 행동·심리 증상이 나타나는 것이고요. 다만 그런 증상은 치매 당사자가 자신답게 살기 위해 계속 노력하고, 고뇌하기 때문에 생긴다는 것을 알았으면 합니다.

치매 문제의 본질은, 생활에 다양한 어려움이 생기는 것입니다. 노안이 진행돼 시력이 나빠지면 안경 등으로 교정할 수 있습니다. 거동이 불편해지면 지팡이를 짚거나 택시 같은 대중교통을 이용하기도 하지요. 치매가 있는 사람도 기억하고 이해하는 게 어려워지는 것이니, 그 부분을 조금씩 보완할 수 있도록 도와준다면 치매가 있는 사람도 자신답게 살 수 있는 사회로 만들 수 있을 것입니다.

치매가 있는 사람이 자신답게, 또 건강하게 지내면 가족과 요양보호사의 부담도 줄어듭니다. 바로 그런 곳이 누구에게나 살기 좋은 사회일 것이고요. 결코 허황된 이야기가 아니라 제가 활동 중인 일본의 일부 지역에서는 이미 실현되고 있습니다.

2020년 초부터 코로나19 감염 확산 때문에 제가 운영하는 교류 센터 활동도 자주 정지되었습니다. 사람과 만나지 않는 생활이 지속되어서인지, 인지기능 검사 점수가 절반까지 뚝 떨어진 사람도 늘었습니다. 새삼 사회와 연결되는 것이 얼마나 중요한지 통감했습니다. 새롭게 부각된 이런 문제에도 앞으로 대응해 가야 합니다.

마음의 병에는 사람과의 관계가 가장 좋은 약이라고 합니다. 마찬가지로 치매 당사자에게는 안심되는 사람이 다가서는 것이야말로 가장 효과적인 치료제라고 믿습니다.

2021년 4월 가와바타 사토시

감수 및 저자 엔도 히데토시遠藤 英俊

치매 전문의. 세이루카국제대학(세이루카고쿠사이대학)聖路加国際大学 임상 교수. 메이조대학名城大学 특임 교수. 이노쿠치패밀리클리닉 원장.
1982년 시가의과대학滋賀医科大学을 졸업하고 나고야대학名古屋大学 노년과에서 의학박사를 취득한 뒤 종합병원 나카쓰가와시민병원中津川市民病院 내과부장, 국립요양소중부병원(현 국립장수의료연구센터) 내과장 등을 거쳐 국립장수의료연구센터장, 장수의료연수센터장 및 노년내과부장으로 근무하다 2020년 3월에 퇴직. 현재 치매나 장기요양보험제도 전문가로서, 국가나 지역의 제도와 시책에 깊이 관여하고 있으며, NHK '클로즈업 현대' 등 방송 출연도 활발히 하고 있다.

저자 가와바타 사토시川畑 智

물리치료사. 주식회사 리가쿠Re学 대표.
구마모토현熊本県을 거점으로 병원이나 시설에서의 치매 예방과 치매 돌봄 실천을 위해 애쓰고 있다. 지자체의 치매 예방 프로그램 개발자로 일하면서 얻은 폭넓은 경험을 바탕으로 연간 200회 이상의 강연을 통해 건강수명을 늘리고, 치매나 노인성질환에 걸린 뒤에도 병의 악화를 늦추는 방법을 전파하고 있다. 2017년에는 치매 당사자와 그 가족을 지원하는 새로운 자격제도인 '브레인 매니저'를 창설했다. 2019년에는, 주식회사 리가쿠Re学 '제8회 건강수명 늘리기! 어워드' 후생노동성 장관 우수상을 수상했다.
https://www.brain-manager.jp/

만화 아사다 아사浅田アーサー
2013년 ≪혈통BOUT≫으로 하쿠센샤白泉社 영애니멀 신인상에 입상하여 상업지 데뷔. ≪영애니멀 아라시≫(하쿠센샤白泉社), ≪만화 오락 스페셜≫(니혼분게이샤日本文芸社) 등에서 단편 만화를 발표 했다.
https://a-arthur.jimdofree.com/

감수 김미령

대구대 명예교수. 골든에이지포럼 대표.
미국 위스콘신대학(매디슨) 사회복지학 석사, 박사 취득. 전공은 노인복지로, '삶의 질', '노인 정신건강', '돌봄노동' 등 다수의 노인 관련 논문을 발표했다. 2002년 3월부터 2023년 2월까지 대구대에 부임해 후학 양성에 힘쓰다가 은퇴 후 대구대 명예교수로 활동하고 있다. 미국세계노년학회의 펠로우이기도 하며 모교인 미국 위스콘신대학의 유일한 외국인 동문 이사로도 참여하고 있다.

역자 김동희

사회복지사. 사회복지법인 효은복지원 산하 효은노인요양원 원장.
중앙대 법학과를 졸업했다. 기자와 편집자로 일하다가 경남 통영에서 치매가 있는 분을 모시는 장기요양시설을 운영 중. 《비로소 이해되는 치매의 세계》《오늘도, 처음 뵙겠습니다》 등을 번역하며 치매가 있는 사람을 더 잘 이해하고 돕기 위한 공부를 꾸준히 하고 있다.

※ 본서는 《만화로 알 수 있는 치매가 있는 사람의 마음속이 보이는 책》(와카사숏판わかさ出版, 2019.)의 제목을 바꾸고, 가필 수정한 개정 증보판을 번역했습니다.

오늘도,
처음 뵙겠습니다

1판 1쇄 발행 2024년 4월 5일

저 자 | 가와바타 사토시 / 엔도 히데토시
감 수 | 김미령
역 자 | 김동희
발 행 인 | 김길수
발 행 처 | (주)영진닷컴
주 소 | (우)08507 서울특별시 금천구 가산디지털1로 128
STX-V 타워 4층 401호
등 록 | 2007. 4. 27. 제16-4189호

ISBN | 978-89-314-7237-0

YoungJin.com Y.
영진닷컴